中文翻译版

精准医疗
从愿景到现实

Personalizing Precision Medicine
A Global Voyage from Vision to Reality

原　著　Kristin Ciriello Pothier
主　译　王　磊　张　音

科学出版社
北京

图字：01-2018-4309 号

内 容 简 介

本书以通俗易懂的方式介绍精准医疗对科技及人类的影响，书中内容是基于 Pothier 在精准医疗领域数十年的经验，以及她对该领域的行业领导者、医生、护理人员和患者的 100 多次采访撰写的。全书分上中下 3 篇，分别从过去、现在和未来的角度阐述了精准医疗从愿景变为现实的过程中所取得的进展、在全球范围内获得的成功及面临的挑战。

本书适合对精准医疗领域感兴趣的商业领导者，从事精准医疗工作的各级决策部门人员，临床医生尤其是肿瘤科医生，制药企业、科研院所研究人员，对医疗复杂性有探索想法的教育工作者，以及关注精准医疗领域的其他人群阅读。

图书在版编目（CIP）数据

精准医疗：从愿景到现实 /（美）克里斯汀·奇列洛·波蒂埃（Kristin C. Pothier）著；王磊，张音主译. —北京：科学出版社，2020.2

书名原文：Personalizing Precision Medicine：A Global Voyage from Vision to Reality

ISBN 978-7-03-063736-9

Ⅰ. ①精⋯ Ⅱ. ①克⋯ ②王⋯ ③张⋯ Ⅲ. ①临床医学 Ⅳ. ①R4

中国版本图书馆 CIP 数据核字（2019）第 280422 号

责任编辑：马晓伟　盛　立 / 责任校对：张小霞
责任印制：赵　博 / 封面设计：吴朝洪

All rights reserved. This Translation publish under license. Authorized translation from the English language edition, entitled Personalizing Precision Medicine: A Global Voyage from Vision to Reality. ISBN 978-1-118-79212-4, by Kristin Ciriello Pothier. Published by John Wiley Sons. Responsibility for the accuracy of the translation rests solely with China Science Publishing & Media Ltd(Science Press). No part of this publication may be reproduced, stored in a retrieval system, or transmitted, in any form or by any means, electronic, mechanical, photocopying, recording or otherwise, except as permitted by law.

科学出版社出版
北京东黄城根北街 16 号
邮政编码：100717
http://www.sciencep.com

新科印刷有限公司 印刷
科学出版社发行　各地新华书店经销
*

2020 年 2 月第 一 版　开本：720×1000　1/16
2020 年 2 月第一次印刷　印张：13 3/4
字数：254 000

定价：68.00 元
（如有印装质量问题，我社负责调换）

译者名单

主　译　王　磊　张　音
译　者　李丽娟　刘　伟　陈　婷
　　　　　张雪燕　翟　菁

致 谢

如果没有我爱的家人——Bryan、Olivia和Luke,我的父母,我亲爱的朋友,以及安永会计师事务所(Ernst & Young LLP)的支持,这本书就不会完成。特别感谢公司帕特侬-安永(Parthenon-EY)事务所中本书的生命科学主编团队,主导人员有Mahala Burn、Brian Quinn、Joe Zaccaria、Jessica Lin和Jay Canarick。感谢为本书研究做出贡献的帕特侬-安永顾问团队,包括Alasdair Milton、Jay Buckingham、Jessica Bernheim、Alex Chen、Glenn Engler、Will Janover、Ankit Goel、Eric Haskel、Ryan Juntado、Hayley Kriman、Harish Kumar、Chen Liu、Melissa Maggart、Armelle Sérose、Hanu Tyagi、Eleonora Brero、Shushant Malhotra、Derek Matus、Amy McLaughlin、Will Poss、Melanie Gaynes、Chris Bravo、Gillian O'Connell、Jeremy Rubel、Hamza Sheikh、Mark Sorrentino、Yuan Wang、Maxine Winston、Gary Yin、Ike Zhang和Scott Palmer。此外,还要感谢安永会计师事务所全球领导团队,以及我的质量、法律、绘图和营销团队;我的封面设计者Diana Saville;文案编辑也是我长久以来最真诚的朋友——Kristin Walker Overman。同样十分感谢出版商Wiley及其由Jonathan Rose领导的团队耐心等待本书的完成。最后,感谢受到癌症影响的那些朋友、家人和值得信赖的同事,他们慷慨地投入时间,并支持帮助我完成本书。

关于作者

Kristin Ciriello Pothier 是安永（Ernst & Young LLP）旗下帕特侬-安永（Parthenon-EY）事务所的生命科学全球主管。她在生命科学（领域）商业战略和医学研究方面拥有20多年的经验。她是知名国际演讲家、研讨会组织者和生命科学作家。同时，作为一名临床实验室和医疗创新专家，她帮助投资者、企业和医疗机构在全球范围内制定和实施产品及服务战略。在加入安永之前，Kristin 是一家医疗保健咨询公司的合伙人，也是一家为"人类基因组计划"测序的商业公司的研究人员和诊断开发人员，并在健赞公司（Genzyme）开发创新性无创产前检测和许多其他基于精准医疗的诊断测试及算法。她拥有美国史密斯学院（Smith College）的生物化学学士学位和哈佛大学公共卫生学院的流行病学、健康管理及母婴健康硕士学位。她还是BalletNext公司的创办人，BalletNext是一家位于纽约的芭蕾舞团，旨在表演融合创新的舞蹈、音乐和艺术。Kristin 与丈夫和他们两个可爱的孩子现居住于马萨诸塞州。

前　言

"今天我又去做了扫描，看看肺部怎么样。"

吃完比萨后，我的老朋友希瑟[①]对我说。那天晚上，她向我讲述的是她患癌症这两年来的许多关键时刻之一。她的讲述像一扇窗口，我们可以从中窥见癌症患者的真实生活。

在她的脑海中，那一天定格在了一次诊断测试。

患癌症前，希瑟生活很忙碌，可以称之为成功人士——管理着自己的设计事务所，努力且精力充沛地奔波着。我们在大学时都很羡慕她的精力充沛，她也一直保持着，全身心投入到事业、爱人和生活中。

然而，轻微的乳房疼痛困扰着她，一直没有消失。她不得不去看医生。之前她甚至没有进行过常规乳房X线检查，因为她尚不足40岁，平时也没有时间。

希瑟原本计划周末去欧洲度假，与丈夫在国外会合（这是她需要从她的列表中勾除的20个约会之一）。可是接下来发生的事情使得欧洲之旅未能成行。

X线检查管理员的神态从平静到关注再到担心。管理员叫来了她的领导。她领导的脸上也透露着担心。希瑟被安排立即进行活体组织检查。

确诊之后，希瑟一直在研究病情并向相关领域的朋友寻求医学和心理方面的帮助。值得庆幸的是，希瑟的"智囊团"里有一位是美国一家顶级机构的癌症研究员，也是她的儿时旧交，能够帮她联系到她所在城市合适的医生。

接下来就是治疗。

在生病以前，希瑟会与客户会面讨论如何恢复他们的古宅，会与丈夫共进晚餐，会在动感单车上挥汗如雨……现在一切都改变了。等待测试结果，药物治疗导致身心俱疲，手术引起的疼痛，被周围亲朋好友绝境中的希望所包围。她每件事都按部就班。医生为她进行个体化治疗，使用对她所患癌症能够起作用的药物。癌症看似已经消失了。然而，随访扫描结果表明疑似复发，她的肺部看起来"受到了扩散"，一切又重新开始。

事实上，尽管这是希瑟个人的经历，但我们才刚刚开始真正意义上的个体化癌症治疗。"我做了一些努力来'隐匿'我本人特有的经历……既有医学方面的，

[①]所有先前未发表的患者姓名均已更改。

也有心理学方面的。但我知道，对于成千上万的患者而言，医生很难做到人人如此。"希瑟说。能够针对特定遗传密码制定药物方案，从而针对特定的DNA双螺旋真正实现个体化是研究人员、医生和患者一直以来的梦想。精准医疗的进展，特别是围绕基因组和其中嵌入的螺旋结构的研究，正在令这个梦想成为现实。

患者与"化疗"斗争时，这些药物会不加选择地杀死肿瘤中的细胞，毛囊、喉咙和胃部保护层等组织中的正常细胞，以及生殖系统中的精子和卵子。泌尿科医生、创新型膀胱癌药物研发公司Taris现任①首席医疗官——克里斯托弗·古蒂（Christopher Cutie）认为："任何未经患者终身测试的疗法，都有可能对患者的身体造成影响。身体渴望体内稳态。当身体暴露于损害时，即使能够对身体某一部分予以纠正，损害也可能在身体另一部分以不同方式显现出来。"

如今，直接与药物或人体内关键结果联系在一起的生物标志物使医生能够确定最有可能帮助患者的药物，并且这些药物可以仅针对靶向癌细胞，从而减少患者的副作用。2015年美国食品药品监督管理局（FDA）批准的所有药物中有28%具有生物标志物信息，还有更多药物即将出现。虽然精准医疗的新进展带来了如此巨大的希望，但在精准医疗能够为医疗保健带来真正变革之前必须克服许多挑战。例如，美国前总统奥巴马的精准医学计划（Precision Medicine Initiative），旨在收集至少100万人的基因学和代谢组织学概况、医疗记录和其他健康信息，这些丰富的数据将帮助研究人员增加对疾病的认识。"可穿戴装置"，一种佩戴在人身上的，如手表或胸部监视器等装置，有助于收集大量健康数据。然而，首先必须解决基本问题——如何存储这些敏感数据、如何共享数据，以及如何使用这些数据为患者创造价值。

此外，获取医疗保健仍然是一项全球挑战。靶向疗法是世界上最受欢迎也最昂贵的疗法之一，必须解决市场获取和支付问题，以确保精准医疗使所有患者受益，而不仅仅是精选的少数患者。美国建立了世界上一些最负盛名的癌症中心，诸如得克萨斯大学MD安德森癌症中心（the University of Texas MD Anderson Cancer Center）、纪念斯隆凯特琳癌症中心（Memorial Sloan Kettering Cancer Center）、麻省总医院（Massachusetts General Hospital）和梅奥诊所（Mayo Clinic）等，这些癌症中心向我们展示了精准医疗从愿景到现实的生动实例。尽管这些机构各自持续强化和扩大其覆盖范围，但是其服务仍不能保障美国境内人群的需求，更不用提世界范围内所有地区的需求，本书花费了大量篇幅来分析在尚不能获得这项医疗时我们所面临的全球挑战。

鉴于最先进的技术可以用来做的远不止治疗疾病，精准医疗的影响力也打开了争议的大门。许多人担心新技术将创造出经基因编辑的婴儿或者会消除基因多样性。虽然许多科学家已经讨论过对这类人体工程学进行限制，但生物医学研究

---

① "现任"是以原版书发行时为标准。

是全球性的,并不存在哪个权力机构能够一揽大权,限制技术的使用方式。

  本书探讨了精准医疗所取得的进展,并讨论了对于将精准医疗从愿景转变为现实的公司、支付方、研究人员、医生和患者而言的全球性影响。与全球精准医疗先驱者、日常护理者、患者及其支持者进行的研究和一对一讨论,为了解炒作背后的现实提供了第一手经验,展现了在建立一门全新学科时表现出的原始情感,这个学科不仅会为有需要的患者带来好处,同时也会带来许多挑战。我们真正开辟了一个新的前沿,而本书的目的是明确我们所取得的进步,就我们所面临的复杂情况和挑战展开讨论,并通过个性化精准医疗来激发新希望,亲手打造一个美好的未来。

研究方法

本书是基于笔者为诊断学、生命科学、治疗公司、投资集团和医疗机构等领域或机构的产品和服务制定精准医疗战略方面超过20年的经验、大量的次级研究，以及与全球关键利益相关者的100多次主要访谈撰写的。

次级研究包括开发当前和未来精准医疗药物，以及对精准医疗药物具有推动作用的诊断方法的研发，对精准医疗范围内现有和新兴技术的科学及临床文献综述，以及用以验证为该行业提供动力的前沿产品、服务而进行的网络检索。

初级研究包括与美国、欧洲、南美洲、中美洲、印度、中国、日本和中东的行业高管、实验室工作人员、医生、支付方、患者及其护理者进行的详细的一对一访谈，他们提供了旨在推动精准医疗的教育，并向全球范围内的广泛利益相关者和各个地区展示精准医疗的多样化影响的反馈、见解和详细意见。

目　录

前言 ··· i

研究方法 ·· v

上篇　过去 ··· 1

第1章　正确的药物，正确的患者，正确的时间：精准医疗的
基础 ·· 3

第2章　决策机器：精准医疗诊断 ·· 22

第3章　精准医疗遍及全球：欧洲 ·· 31

中篇　现在 ·· 43

第4章　当今现实：精准医疗的患者旅程 ·································· 45

第5章　迈向称之为"医学"的这一天：获取精准医疗 ············· 56

第6章　精准医疗遍及全球：日本 ·· 69

第7章　转变规则：精准医疗的监管和报销 ······························ 75

第8章　精准医疗遍及全球：拉丁美洲 ···································· 90

第9章　患者是最贫穷的"公主"：精准医疗中的支持护理 ······ 106

第10章　幕后的信息学：精准医疗中的信息 ·························· 114

第11章　精准医疗遍及全球：印度 ·· 124

下篇　未来 ·· 131

第12章　个体化的胃：精准医疗在癌症之外 ·························· 133

第13章　消费者至上：精准医疗的消费者应用 ······················ 151

第14章　精准医疗遍及全球：中东地区 ································ 164

第15章　科幻成为现实：CRISPR是精准医疗的下一新前沿 ···· 173

第16章　精准医疗遍及全球：中国 ·· 186

第17章　新希望：精准医疗的未来 …………………………………… 193

后记……………………………………………………………………… 203

上 篇

过 去

第1章

正确的药物，正确的患者，正确的时间

精准医疗的基础

8岁的迦勒·诺兰（Caleb Nolan）从一出生就面临着不确定的未来。他在3周岁时被诊断出患有囊性纤维化（cystic fibrosis，CF），这是一种无法治愈的毁灭性遗传疾病，会导致黏液在肺、胰腺、肝脏和肠道等各种器官内堆积。该病会导致体重增长缓慢、不孕不育，以及慢性肺部感染，进而引起呼吸衰竭。虽然能够用抗生素来治疗感染，但许多CF患者最终需要进行肺移植。在过去，患这种疾病的人很少能活到50岁以上。然而，迦勒·诺兰现在正过着充实的生活，他很可能会自然终老，而不是死于这种疾病[1]。

CF的病因是CF跨膜调节因子（CF transmembrane regulator，CFTR）基因的异常，导致氯离子无法跨细胞膜正常运动。目前，在美国约有3万名儿童和成年人（全球约有7万名患者）受到这种疾病的折磨[2]。像所有人一样，CF患者拥有两个*CFTR*基因拷贝，分别来自双亲，但患者的这两个拷贝都发生了有害突变。有一些人作为突变的"携带者"，拥有1个正常的拷贝和1个突变的拷贝，虽然他们没有CF的症状，但却可以把该基因传递给自己的子女。目前，美国约有1000万名突变的"携带者"。

引起CF的最常见突变之一是被称为 *ΔF508* 的缺失突变，它可以通过多种分子技术检测出来。就像建造一个橱柜，由于设计蓝图的错误，缺少了搁板支架——根据突变*CFTR*基因的蓝图制造出的CFTR蛋白因第508位编码被删除而出现缺陷（图1.1）[3]。这种突变可以通过DNA扩增来检测——制造某人DNA的*CFTR*基因部分的许多个拷贝，并从中寻找引起CF的突变的原因。CF的评估方法有3种：一是针对准父母或妊娠妇女进行"携带者筛查"，以确定他们的*CFTR*基因状态，并帮助家庭根据检测结果做好充分准备；二是对通过羊膜穿刺取得的羊水样本进行检测，直接评估未出生胎儿的CF状态；三是对新生儿进行筛查（美国50个州），以评估CF状态[4]。

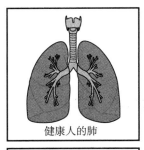
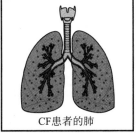
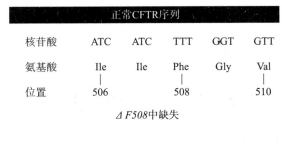

图1.1　囊性纤维化中的CFTR缺陷（引自Pothier等[3]的研究）

你知道吗?

　　DNA代表脱氧核糖核酸，它是人类和几乎所有其他生物体的遗传物质。DNA携带的信息以"编码"形式保存，这些编码由碱基的4种不同化学物质组成——腺嘌呤（A）、鸟嘌呤（G）、胞嘧啶（C）和胸腺嘧啶（T）。碱基的序列决定了该生物体如何产生，并且尽管人类具有大约30亿个碱基，但99.9%的序列在每个人身上都是相同的。

　　DNA碱基成对出现，其中A与T配对，G与C配对。在每个碱基上还附接有1个糖分子和1个磷酸盐分子，从而形成核苷酸，这些核苷酸继而排列成DNA双螺旋（图1.5）。DNA排列成46个结构，即染色体，这些染色体又被排列成23对，包括1对性染色体。女性性染色体对为2个X，而男性为1个X和1个Y。这46条染色体的集合称为核型。

　　DNA由称为核苷酸的模块构建组成；作为一种高动态和高适应性分子，它可以遭受许多类型的突变。有些突变无害，有些突变有益，还有一些突变可能会损害DNA，最终损害有机体。这些突变可能由于偶然，或者通过环境因素如暴露于化学物质而发生，并且可能发生在体细胞（非生殖细胞）或胚细胞（生殖细胞，如精子和卵子）中。像癌症这样的疾病很大程度上会影响体细胞，而胚细胞的突变则会导致遗传疾病，如CF。DNA存在着各种类型的突变：核苷酸取代，其中一个核苷酸被调换成另一个核苷酸；插入和缺失（插入缺失），其中有核苷酸被添加或发生缺失；移码突变，即不止一个核苷酸被插入或发生缺失，导致蛋白质的序列完全改变[6]。

然而，CF患者的治疗有了新的希望。2012年FDA批准了一种革命性治疗方法，药物Kalydeco是首例针对这一疾病遗传层面成因的药物。Kalydeco作为新一代药物之一，专门为个体量身定制，基于个体的基因组成来治疗疾病。在Kalydeco的治疗案例中，药物并不仅仅用于治疗疾病的症状，而是作用于缺陷CFTR蛋白坏死的"闸门"，从而帮助打开被阻断的氯离子通道（图1.2），这样就可以由内而外清除积聚的黏液。这些新一代药物构成了医学新时代的一部分，而这个新时代就是精准医疗，它致力于在正确的时间为正确的患者提供正确的治疗。

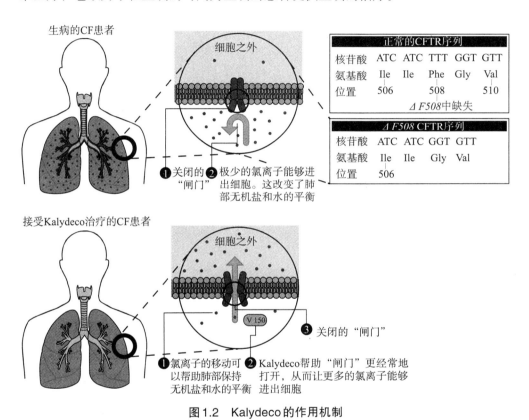

图 1.2 Kalydeco 的作用机制

药物作用能够打开调节细胞内外氯离子运动的蛋白质闸门（改编自 Kalydeco[7]）

精准医疗的起源

20世纪90年代是制药业的黄金时期。这是最初的"重磅炸弹"时代，当时的重点是开发广谱药物，用于治疗高胆固醇、哮喘和抑郁症等亟待普及治疗方法的适应证。采用这种"一刀切"的方法意味着企业可以通过瞄准最大的患者群体，耗费数亿美元开展营销活动，并将庞大的销售力量集中在医生群体，从而实现数十亿美元的销售额。即使是市场上排名第4、第5或第6的药物，都可以通过这种途径实现出色的销售业绩,而保险公司也愿意承保这些产品。

与当今相比,20世纪90年代,许多企业所采用的药物开发策略相当粗糙和初级。在寻找一种价值数十亿美元的新药时,企业会针对目标在庞大的化合物库里进行筛选,以寻找合适的候选药物,然后进行临床试验。在寻找的过程中,企业并不会评估是否有一些人会对药物没有反应,或者会发生不良反应。在某些情况下,研究人员甚至不完全了解这种化合物的作用机制。

这通常会导致治疗效益很小或者甚至没有效益,并且在某些情况下会引起严重的副作用甚至死亡。今天,在服用抗抑郁药的患者中,只有不到50%的人初次治疗后症状会有所缓解[8],而接受哮喘、2型糖尿病、关节炎和阿尔茨海默病治疗的患者对药物均有不同的反应[1],这可能导致治疗效果有限或者严重的副作用。总体而言,据估计,美国目前许多主要药物仅对1/25~1/4的患者有益[9]。

华法林是一种常用的抗凝血剂,由于患者受到个体之间不同的遗传变异驱动,对药物的反应方式不同,因此可能导致大出血和死亡。然而,2014年9月发表的针对一系列独立研究的分析表明,基于个体遗传分析的华法林剂量可以使大出血事件减少50%以上,因此指向个体化的药物治疗方法[10]。

如此僵化的药物开发方法导致许多化合物在临床试验后期不得不终止,因为企业未能发现治疗信号,甚至更糟糕的情况是发生重大安全问题。在许多实例中,其原因在于试验中采用的患者群体的异质性;在这些大规模人群研究中,研究人员从未完全了解可能对药物反应造成影响的遗传、环境或生活方式因素[9]。

这种药物开发方法的影响在2005年的Tysabri(那他珠单抗)事件上凸显了出来。Tysabri曾是一种成功用于治疗多发性硬化的免疫抑制药物,但在发生了3例进行性多灶性白质脑病(PML)这种罕见神经系统不良反应之后被剔除出市场。2名患者因此死亡[11]。

2006年,Tysabri伴随发布黑框警告(美国FDA要求发布的严重风险声明)及风险管理计划,得以重返市场。作为其中的一部分,该药物的制造商百健艾迪(Biogen Idec)公司与一所实验室合作开发出一项测试,根据体内是否特定存在可对免疫系统不健全患者造成PML的John Cunningham(JC)病毒,来帮助对患者进行风险分级。因此,百健艾迪公司开发出一种使用Tysabri进行治疗的精准方法。

这些例子凸显了药物反应的复杂性和多因素性。科学家所认为的与疾病有关的生物标志物或分子路径通常只关联疾病,而不是其根本原因(图1.3)。结果可能导致数十亿美元的研发经费被浪费,并且开发出的药物疗效有限,或在更糟的情况下,实际上可能对患者造成严重伤害。这就是为什么精准医疗有望在医学领域带来革命。

为个人量身定制药物的想法并不新鲜。西医之父希波克拉底(Hippocrates)

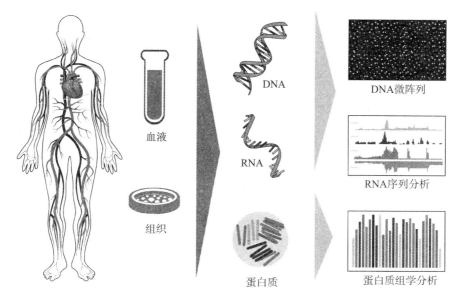

图1.3　分子诊断检查细胞内的分子,即DNA、RNA或蛋白质,以及其在人类生物学和疾病中的作用（引自Pothier等的研究[3]）

曾经说过"了解什么样的人得了病,比了解一个人得了什么病更重要"[12]。然而,到精准医疗成为现实,却经历了2500年之久。

精准医疗的科学基础始于19世纪60年代后期,当时瑞士化学家弗里德里希·米歇尔（Friedrich Miescher）在试图从白细胞中分离蛋白质时,偶然发现了一种新的分子。他没有成功地分离出蛋白质,而是在细胞核中发现了一种化学性质与蛋白质不同的物质。

他将这种新分子命名为"核素",推断它是由氢、氧、氮和磷组成,并且相信他发现了重要的东西;他说"我觉得很可能一整批这种略有不同的含磷物质将作为一组核素出现,相当于蛋白质"[13]。米歇尔去世后基本上被世人遗忘,但其实正是他发现了DNA（图1.4）。

在将米歇尔1869年的核素发现联系到詹姆斯·沃森（James Watson）和弗朗西斯·克里克（Francis Crick）于1953年宣布DNA存在三维双螺旋结构的过程中,俄罗斯科学家菲巴斯·利文（Phoebus Levene）、奥地利生物化学家欧文·查加夫（Erwin Chargaff）、美国科学家奥斯瓦尔德·埃弗里（Oswald Avery）和英国化学家罗莎琳德·富兰克林（Rosalind Franklin）发挥了重要作用（图1.5）。沃森和克里克因他们的发现,获得1962年诺贝尔生理学或医学奖。虽然同样在发现联系的这项研究中付出努力,但罗莎琳德·富兰克林时常被世人遗忘。富兰克林是一位化学家,她也是取得这项发现的团队中的一员,但在诺贝尔奖颁奖之前因卵巢癌去世。很遗憾,诺贝尔奖不授予已去世的人。

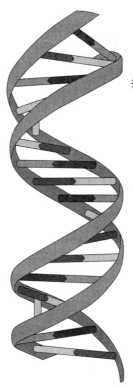

1902
埃米尔·费歇尔研究表明氨基酸相连并形成蛋白质

1929
菲巴斯·利文在核酸中发现脱氧核糖

1944
奥斯瓦尔德·埃弗里、科林·麦克劳德和麦克林·麦卡蒂研究表明细菌的遗传物质是DNA而不是蛋白质

1952
莫里斯·威尔金斯和罗莎琳德·富兰克林拍摄出DNA的X线图像

1961
马歇尔·尼伦伯格研究发现3个核苷酸编码1个氨基酸,从而破解出遗传密码

1983
凯利·穆利斯发明PCR

1987
第一台自动化DNA测序仪问世

1990
人类基因组计划公布

1869
弗里德里希·米歇尔发现了DNA,将其命名为核素

1911
托马斯·亨特·摩尔根研究表明基因沿着染色体线性分布

1941
乔治·比德尔和爱德华·塔特姆发现基因制造蛋白质

1950
欧文·查加夫发现胞嘧啶与鸟嘌呤互补,腺嘌呤与胸腺嘧啶互补

1953
詹姆斯·沃森和弗朗西斯·克里克揭示了DNA的三维螺旋结构

20世纪70年代
发明DNA测序

2003
人类基因组计划完成

图1.4　DNA发现史

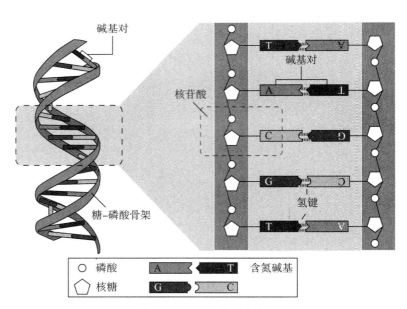

图1.5　DNA双螺旋结构

DNA分子包含碱基的4种不同化学物质——腺嘌呤(A)、鸟嘌呤(G)、胞嘧啶(C)和胸腺嘧啶(T),以及糖-磷酸骨架。腺嘌呤总是与胸腺嘧啶结合(A-T),鸟嘌呤总是与胞嘧啶结合(C-G)(改编自《大英百科全书》)[5]

尽管他们已经发现了人类的"蓝图",但在20世纪50年代,科学家们尚不知道DNA中保存的信息如何被翻译成20种氨基酸。这些氨基酸是蛋白质的基本组成部分,而蛋白质是最终驱动细胞过程的功能单元。1939年,另一种核酸RNA的作用就已经被关联到蛋白质合成,但直到20世纪50年代,人们才发现在DNA编码转化为蛋白质过程中起重要作用的各种类型的RNA。现在人们知道,当DNA被复制时,它被翻译成单链信使RNA(mRNA),其中胸腺嘧啶碱基(T)被尿嘧啶(U)取代。将mRNA转化为蛋白质的过程发生在名为"核糖体"的分子上。还有另一种称为转移RNA(tRNA),它可以与游离氨基酸结合并将它们带到核糖体,在那里tRNA读取mRNA编码,并开始构建蛋白质。马歇尔·尼伦伯格(Marshall Nirenberg)在1961年发表的开创性论文中展示了一项实验的结果,表明3种核苷酸编码1种氨基酸。有了这一发现,基因密码终于得以破解(图1.6)[15]。

20世纪70年代,一项技术的发明彻底改变了分子生物学领域,并被证明对

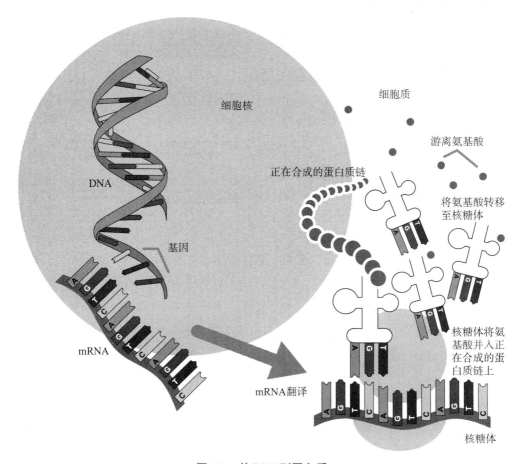

图1.6 从DNA到蛋白质

DNA复制时产生单链mRNA。mRNA继而在核糖体上翻译成蛋白质,其中tRNA读取mRNA中的三字母密码(或密码子),在合成的蛋白质中每个密码子编码一种不同的氨基酸(改编自 *What is protein synthesis* [14])

精准医疗的未来至关重要，这项技术就是DNA测序技术。在DNA测序出现之前，分子生物学家只能通过蛋白质或RNA测序来间接检测DNA[16]。科学家们缺乏对生命构建模块进行测序、分析和探询的技术，从而定位基因序列及识别遗传密码中的突变。

紧随测序而来的是1983年引入的聚合酶链反应（PCR），它使研究人员能够对特定的靶序列进行快速扩增[17]。PCR现在被认为是分子诊断领域的主力工具，凯利·穆利斯（Kary Mullis）因这项发明于1993年获得诺贝尔化学奖。PCR是用于定位基因短片段的强大工具，基因短片段中已知的关键突变或变异可导致与疾病相关的细胞功能改变。PCR可检测具有已知碱基序列的DNA部分的存在，其利用与自然DNA复制相同的酶促过程，快速扩增或复制该序列，直到产生数千个或数百万个拷贝（图1.7）[4]。

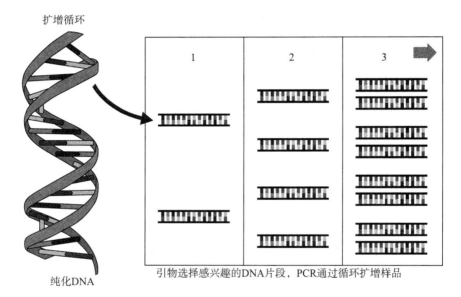

图1.7　PCR过程

PCR 通过反复循环来扩增 DNA，每个循环都复制 DNA 链特定区域中的碱基序列[18]

你知道吗？

PCR过程简单而精妙。该过程有4个组成部分——模板（待扩增的DNA序列）、DNA聚合酶（为不断增长的DNA链添加新核苷酸的酶）、引物（结合靶DNA两侧特定区域并在该位置开始DNA复制的DNA小片段），以及稳定反应组分的盐溶液（称为缓冲液）。通过加热至90℃以上使DNA变性（保持双螺旋结构的氢键断裂，产生单链DNA）。当混合物冷却至40～60℃时，引物与模板上的靶序列结合。然后将反应加热至约72℃，这是DNA聚合酶起作用的最佳温度。聚合酶延伸引物，基于模板的序列以正确的顺序将核苷酸添加到引物上。这个过程继而被反复重复。由于在前一个循环中产生的DNA也可以充当模板，因此DNA的扩增是指数式的[3]。

引入PCR后不久，第一台自动化DNA测序仪Applied Biosystems 370A于1987年问世。这套系统在精准医疗发展的紧要关头——人类基因组计划（HGP）中证明了它的价值。1985年，罗伯特·辛希莫（Robert Sinsheimer）在加利福尼亚大学圣克鲁兹分校（University of California-Santa Cruz）组织了一次题为"我们能对人类基因组进行测序吗？"的研讨会[19]。同年，美国能源部（Department of Energy，DOE）资助了第一届圣达菲会议，该会议由查尔斯·德利西（Charles DeLisi）和大卫·A·史密斯（David A. Smith）委托举办，旨在讨论人类基因组倡议的可行性[20]。

1990年，美国能源部和美国国立卫生研究院（National Institutes of Health，NIH）向美国国会提交了一份绘制人类基因组图谱的计划。这项国际合作最终历时13年完成，耗资30亿美元。历史上的这段时间，不仅是科学的特殊时期，而且对我个人而言也是如此，我和丈夫是在一家名为Genome Therapeutics的公司工作时认识的，这家公司是HGP美国测序团队的一部分。诚然，在我们职业生涯的早期，我们更感兴趣的是策划实验室的聚会，研究我们的"吸液管"，并思考"科学的每日一词"，而不是创造历史，但尽管如此，我们也成了HGP当中的一部分。

虽然该项目被称为人类基因组计划，但科学家们还打算测序其他的一些生物，如老鼠、蠕虫、果蝇、酵母和细菌。1998年，一家私营公司Celera Genomics宣布计划使用全基因组测序（WGS）法对人类基因组进行测序，使得这场竞赛升温。WGS通过利用更新颖的自动测序方法，如新一代测序（NGS），而不是称为Maxam-Gilbert和Sanger测序的手动方法，使得有机体的完整基因组能够在单一步骤中得到测序。2001年，HGP和Celera Genomics公司各自发布了整个人类基因组序列的草案版本。虽然这场竞赛打成了平局，但Celera Genomics公司的WGS方法在3年内就实现了HGP花11年才实现的结果，并且仅耗资3亿美元，是公共支持倡议成本的1/10[20, 21]。

重要的是，人类基因组计划还推动了多种NGS系统的引入，这些系统来自现已解散的454公司、Life Technologies公司［现为赛默飞世尔公司（Thermo Fisher）］和Illumina公司，它们能够比Sanger法的系统产生更大数量、更快、更便宜的数据。在这些NGS平台不断发展的同时，来自PacBio和Oxford Nanopore新的"第三代"平台（3GS）现在可以产生长达数千个碱基的DNA读码，而不是NGS生产的数百个碱基。这就产生了一种权衡。与3GS相比，NGS可以进行更准确的读取，但是当需要将DNA拼图碎片重新组合在一起时，来自3GS增加的读取长度可以减轻研究人员的负担。然而，NGS仍然是当今的主流，因为它的成本更低，且准确度更高。

DNA技术发展中另一同样重要的事件发生在20世纪90年代，但却由于人们对HGP和自动DNA测序的发明感到兴奋而几乎被忽略，那就是DNA微阵列的引入。在20世纪80年代末，DNA微阵列（或DNA芯片）最初由斯蒂芬·福多尔（Stephen Fodor）和他在Affymax的同事发明，用于测量基因表达水平。这项技术利用核酸结合的互补性质（A与T结合，以及G与C结合）来"探测"荧光标记的"靶标"。DNA探针附着于玻璃或硅等固体表面，并且添加标记的靶标。然后，可以将来自结合靶标的信号强度与对照进行比较，从而允许在不同条件下对信号进行相对量化。

微阵列（DNA和RNA）使研究人员能够量化基因表达，确定DNA转录因子（与DNA结合并帮助将其转化为mRNA的蛋白质）的结合位点，而且至关重要的是确定单核苷酸多态性（SNP）。SNP是基因中单核苷酸的变化，通常与疾病和药物反应相关[22, 23]。尽管NGS和3GS技术已在许多方面取代了微阵列，但它仍然是分子生物学家现有工具包中的一个关键部分，这在很大程度上是因为它比NGS成本低。

技术工具包就位：过渡到具有临床意义

本章读到这里，你可能对科学的光辉、荣耀已经佩服得五体投地，或者看到有这么多科学家获得过诺贝尔奖而好奇地去查看奖金金额，或者已经快要睡着了。遗传学的技术基础对人们产生了影响，但令人兴奋的部分还没有到来。这些研究人员已经具备研究人类和（或）其肿瘤的分子结构，并识别其核心特征的能力，为使用这些特征操纵基因组，并为患者修正基因组铺平道路。与此同时，这些技术正在向临床实践过渡。

让我们来谈谈其中的一个故事，即为患有乳腺癌的女性带来新希望的药物——赫赛汀（Herceptin）。赫赛汀的故事始于20世纪80年代早期，距其最终问世有近20年，当时科学家们发现了一种与表皮生长因子受体（EGFR）有关的名为*HER2*的基因[24]。EGFR是参与一系列生物过程，包括细胞增殖（细胞生长和分裂导致的细胞数量增加）、血管新生（血管形成）和抑制细胞凋亡（细胞死亡）的表面蛋白。

随后发现，*HER2*基因在高达25%的乳腺癌病例中被错误调控，导致产生的蛋白质拷贝过多，并导致这些患者预后不良[24]。作为直接涉及乳腺癌发生的分子，HER2蛋白是这种疾病的生物学标志物或生物标志物。

生物标志物是健康和病理过程的可测量指标，并且可以来源于各种类型的分子，包括身体DNA、RNA、蛋白质或脂质[25]。WHO将生物标志物定义为"任何可以在身体或其产物中测量的，影响或预测结果或疾病发生率的物质、结构或过程"[26]。为了能够治疗患者的疾病，首先必须确定其疾病状态所特有的特定分子靶标，然后就可以设计一种疗法来调节那个特定的分子靶标。

> **你知道吗？**
>
> 用一个非常简单的比喻，癌症发生发展的机制与汽车油门和刹车类似。当细胞不受控制地分裂，移动（转移）到身体的其他部位，在那里不断生长，直到对周围的组织施加压力时，就会造成癌症。某些称为肿瘤抑制因子（刹车）的蛋白质阻止不受控制的细胞分裂，但其他一些称为"癌蛋白"（油门）的蛋白质却会驱动不受控制的细胞生长。当编码肿瘤抑制因子（刹车）或癌蛋白（油门）的基因发生突变时，就可能发生癌症。

基于这一发现，赫赛汀（曲妥珠单抗）在1998年获得FDA批准时，成为首个基于个体遗传学的靶向治疗药物。赫赛汀的靶标是过量产生HER2蛋白的转移性乳腺癌细胞。赫赛汀也成为第一种与名为HercepTest的测试共同开发的药物，该测试同时获得批准，用于帮助识别*HER2*基因阳性患者（图1.8）[28]。

赫赛汀随后向世界展示了精准医疗的潜力。在2014年10月发表的一项研究

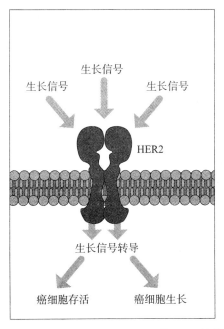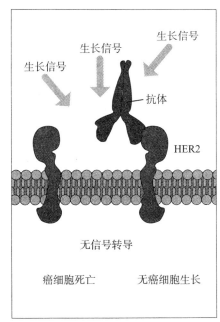

图1.8 赫赛汀的作用机制

赫赛汀是一种与细胞表面蛋白HER2结合的药物，而HER2在某些癌症中过度表达。通过阻断其下游作用，赫赛汀阻止HER2导致的癌细胞存活和生长（改编自Nichols[27]）

中，在接受化疗的同时服用赫赛汀的乳腺癌患者的10年总生存率为84%，而仅接受化疗的患者的10年总生存率则为75%[29]。虽然距离实现"在正确的时间为正确的患者提供正确的药物"这一目标仍有一段路要走，但赫赛汀等靶向药物的出现，使我们坚定地走向2500多年前始于希波克拉底的个体化医疗之旅。

然而，治疗选择仅仅是精准医疗的一部分；实际上，精准医疗涵盖了从评估个体患病风险到筛查、诊断、预后、风险评估、治疗选择，以及最终对可能的疾病复发进行监测的所有内容。这就是我们所说的"诊断连续体"（图1.9）。

	风险评估	筛查	诊断	分期和预后	处方治疗选择	监测
说明	·诊断检测，对传统风险因素加以补充	·适用于高危患者的早期疾病诊断	·用于确诊 ·可能告知患者需要进行侵入性手术	·评估严重程度和（或）复发风险	·用于预测特定处方治疗的疗效或安全反应	·复发监测 ·治疗效果监测
临床意义	·主动实施健康计划	·早期治疗将疾病扼杀在萌芽状态	·咨询相应的专家	·确定是否有必要进行治疗	·避免无效治疗造成的浪费	·通过改变治疗方案来控制疾病进展

图1.9　诊断连续体（引自Pothier等[3]）

在"风险"水平上，我们可以评估特定人群患上某种疾病的可能性。例如，*BRCA1*和*BRCA2*基因中存在的遗传突变占遗传性乳腺癌的20%～25%[30]。识别具有这些突变的个体可以让医生了解患者的患病风险，并为患者提供更多的主动权，让患者能够决定是否要进行强化筛查或预防性手术。

生物标志物还可以用于无症状高危患者的疾病筛查。一个例子是来自GeneNews的EarlyCDT-Lung测试，这是一种基于血液的测试，是测量7种已知与肺癌相关的自身抗体。这项测试让医生能够对曾经吸烟的人群等高危患者进行筛查，以便在疾病发展到可见于CT扫描之前就被发现。

当疾病被诊断后，有一系列生物标志物可以为医生提供进一步的诊断见解，以及有关患者可能的预后信息。这包括诊断测试，如Rosetta Genomics miRview，可以利用术前活检来区分4种主要肺癌亚型；以及预后测试，如来自Genomic Health公司的Oncotype DX系列癌症测试，可以通过分析一组已知疾病相关基因的表达水平来评估复发风险。预后标志物通常有助于避免不必要的手术或疾病的进一步干预。

正如我们已经讨论过的，分析某些基因组生物标志物可以指寻治疗选择，如HER2过度表达与使用赫赛汀的情况。在连续体的最后"监测"阶段，最好的例子是糖尿病患者,他们为了控制病情而持续评估血糖水平。

正如我们所看到的,生物标志物在诊断连续体的各个部分都至关重要,但鉴于人类生物系统的高度复杂性,有超过 20 000 个基因编码,大约 30 000 种蛋白质,因此生物标志物的识别和验证可能颇具挑战性[31]。

生物标志物的发现通常是"基于假设"或"基于发现"。基于假设的模型的驱动力在于我们对疾病潜在机制的了解日益增多,如以糖尿病为例,研究发现这种疾病导致血糖水平持续升高[32]。基于发现的模型是通过识别在统计学上与所关注疾病紧密相关的分子的存在或相对丰度的变化来驱动的。发现模型的一个例子是 BRCA1,它最初是在被定位到在乳腺癌中经常发生缺失的 17 号染色体区域时被识别出来的[32]。

基因谱分析方法,如微阵列和实时 PCR(在 PCR 过程进行期间而不是结束之后量化靶标的扩增)等,已被证明可用于识别某些生物标志物,但预测能力有限。全基因组关联研究也得到了应用,并发现了许多与疾病相关的变异。然而,在已经确定的突变中,有许多特征被证实是罕见的,因此只会为少数人带来受益,而一些更常见的特征仅与疾病风险的小幅度增加有关,因此临床实用性有限[33]。

目前最有前途的生物标志物识别技术之一是 NGS,与研究人员现有的其他任何工具不同,它允许对完整基因组或外显子组进行分析(WGS 和全外显子组测序)。外显子组是由最终编码蛋白质的外显子(表达区域)形成的基因组的一部分。NGS 平台在速度、输出和生成供科学家分析大数据的能力等方面持续发展。实际上,NGS 面临的挑战之一是将 DNA 拼图碎片重新组合在一起(即"生物信息学"步骤)所需的时间、精力和成本。

然而,NGS 由于其灵活性,正在迅速改变生物标志物识别领域,并且可以放大观察基因组内某些感兴趣的区域或提供完全覆盖[33]。或许这并不奇怪,NGS 的影响在癌症研究领域最为明显,科学家们现在已经能够评估癌症基因组的主要结构变化,包括易位(DNA 片段从一条染色体移到另一条染色体)、缺失(DNA 碱基缺失)、插入(碱基插入)和拷贝数变异(基因组的整个部分发生重复)。该技术还可以用于查看单核苷酸多态性(SNP)。SNP 是 DNA 序列内的单核苷酸变化。举例来说,99% 的人口可能在某个位置携带"C",而其余 1% 的人口则携带"T"。如果这种变化发生在基因的编码区域,那么它最终可能会改变所得蛋白质的功能。SNP 是我们发现的最常见的遗传变异类型,在人类基因组中的发生率大约为每 300 个核苷酸就有 1 次,并且已知与一系列疾病有关,还决定着个体之间药物反应的差异。因此,NGS 在着眼"大局"的同时,还可以用于详细观察基因组变异。

赫赛汀的上市是精准医疗的一个里程碑,从那时起,越来越多的靶向药物获得FDA批准,仅在2014年就有9种新的个体化药物获批[34]。最近FDA的很多批准还利用了该机构一个或多个加速项目,如突破性疗法、快速通道、优先审批和加速批准[35]。

最近批准的靶向治疗药物包括针对丙型肝炎的Harvoni(2014年)、针对戈谢病的Cerdelga(eliglustat)(2014年)、针对Morquio综合征的Vimizim(2014年),以及针对纯合子家族性高胆固醇血症的Repatha和Praluent(2015年)。

尽管在传染病、心血管疾病和罕见疾病等领域已经推出了一些药物,肿瘤学继续走在精准医疗领域前列,但这也反映出这种疾病强大的潜在遗传因素。这一点在图1.10中可以凸显。图中显示了1980~2017年识别出的肺腺癌突变数量的爆发式增加。这些突变中的每一个都有可能成为药物靶点。

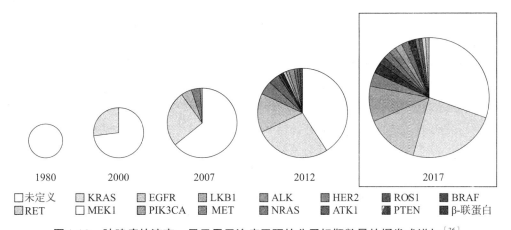

图1.10 肺腺癌的演变,显示用于治疗干预的分子标靶数量的爆发式增加[36]

根据FDA报告,标签上含有药物基因组学信息的药物中有1/3用于癌症治疗[37]。塔夫茨大学(Tufts University)最近的一份报告指出,在涉及个体化医疗的企业中,在其处于所有阶段的肿瘤治疗化合物中有73%与生物标志物相关联[38]。FDA还批准了15种与伴随式诊断联用的癌症药物,而据塔夫茨大学研究人员预计,这一数字在未来将会显著增加,未来5年推出的抗癌新药中,50%~60%有望附带伴随式诊断[38]。

塔夫茨大学接受采访的高管们表示,在未来5年,平均每家公司在个体化医疗上的投入预计将增加33%[39]。这项投资正在推动诊断、生物制药和生物信息公司之间的一系列交易。2015年11月,赛默飞世尔公司与诺华公司(Novartis)和辉瑞公司（Pfizer）达成交易，约定共同开发基于NGS的多标记伴随诊断测试并推动其商业化，这些测试将用于上述公司的非小细胞肺癌（NSCLC）治疗组合[40]。

其他还包括Exosome Diagnostics公司和礼来公司（Eli Lilly）就发现基于血液的生物标志物的合作，默克公司（Merck & Co）和路明克斯公司（Luminex）就阿尔茨海默病伴随诊断的合作，以及Biodesix公司和布鲁克公司（Bruker）就质谱诊断的合作[39, 41, 42]。此外，一种帮助推动精准医疗的全新类型的企业也正在兴起。DNAnexus公司（业务为基于云的生物信息学）和Cypher Genomics公司（业务为用于生物标志物开发的NGS数据自动化基因组解释）等企业正在通过提供先进的基因组注释服务和数据集成平台来帮助推动这一领域的发展[43, 44]。

在2015年1月的美国国情咨文演讲中，时任美国总统奥巴马宣布了一项新的精准医疗计划。2016年预算中政府支出将划拨2.15亿美元给美国国立卫生研究院（NIH）、国家癌症研究所（NCI）、FDA和国家协调员办公室（ONC）用于该计划。这其中有1.3亿美元划拨给NIH用于一个收集100多万名志愿者基因数据的项目，7000万美元划拨给NCI用于鉴定癌症的基因组驱动因素，1000万美元划拨给FDA用于建立可供处理NGS数据的基础设施，500万美元划拨给ONC以促进临床数据互用性[45]。

来自世界各国政府的各种其他举措证明了精准医疗领域已成为一项全球性的运动，这其中包括欧盟为项目，如NGS-PTL，一项旨在鉴定白血病预后生物标志物的NGS计划，以及致力于无症状冠心病高危患者的生物标志物发现和精准医疗发展的RiskyCAD，提供的资助[25]。

中国政府也宣布将个体化医疗纳入国内临床试验的意向。2015年3月，中国召开首次个体化医疗会议，在会上科技部承诺在2030年前向该领域提供95亿美元（600亿人民币）的资金[46]。

这些举措共同发出了一个清楚的信号，即精准医疗现已成为全球范围内的政治问题和科学问题。为个体化医疗投入大量资金的不仅有政府。2015年11月，卡夫家族基金会（Kraft Family Foundation）承诺向哈佛商学院（Harvard Business School）提供2000万美元，用于推进靶向治疗。哈佛大学将与博德研究所（Broad Institute），以及波士顿包括投资者、研究人员和临床医生在内的其他利益相关者开展合作，为个体化治疗的发展提供资助[47]。

或许最重要的是，卡夫家族的这一举措凸显了当今个体化医疗所面临的挑战。2011年，罗伯特·卡夫（Robert Kraft）因妻子患上卵巢癌而了解到精准医疗。然而，他妻子在经历了多轮化疗后，仍不幸离世。他认为，尽管靶向治疗展现出惊人的前景，但仍有太多的利益相关者在"孤岛"中工作。

哈佛商学院宣布卡夫家族捐赠的新闻稿中总结了这一问题，表示"科学发现与针对公共利益的医疗解决方案的开发和商业化之间存在鸿沟,阻碍了行业(精准医疗)的成长。临床试验成本的上升,以及科学家、制药行业和投资者之间缺乏合作,也是阻碍行业成长的因素"[48]。

基于我们在精准医疗方面取得的初步成功,需要所有利益相关者——生物医学研究人员、公共和私人投资者、政策制定者、支付机构、生物制药行业,以及愿意提供基因数据以推进这一领域的个体患者的协同努力。此外,由于这些利益相关者的背景不同而会选择不同的视角,因此必须更强有力地推动精准医疗教育。麻省总医院(Massachusetts General Hospital)病理学战略合作与发展部主任南·多伊尔(Nan Doyle)表示:"我在精准医疗领域已经工作了20多年。除了科学以外,教育永远是关键!……当每个利益相关者都了解精准医疗能做什么,不能做什么(至少现在还不能),如何从预防角度考虑健康,以及在解决问题时如何适应许多不确定因素时,我们就会达成这个目标。为什么?因为我们需要持续的基础支持,而且我们需要希望。要做到这一点,一种办法是增加硕士级别遗传咨询培训课程的培养人数。该学位将深层次医学遗传学和如何与每一个潜在受众进行相关谈论相结合,是在临床之外具有巨大价值的技能。它确实是精准医疗的MBA,并且同样需要普遍存在"。

如果这个不同利益相关者组成的群体在拥有精准医疗MBA学位的同时,能够以正式或非正式的方式相互推动并为对方提供知识信息,那么在未来,像本章开头真实的CF患者迦勒·诺兰这样的成功案例应该会变得更加普遍。

参 考 文 献

1 McMullan D. What is personalized medicine? [Internet]. Genome; [cited Aug 23, 2016]. Available from: http://genomemag.com/what-is-personalizedmedicine/#.VkDXBk3lvIU

2 What is cystic fibrosis? [Internet]. Cystic Fibrosis Foundation; [cited Aug 23, 2016]. Available from: https://www.cff.org/What-is-CF/About-Cystic-Fibrosis/

3 Adapted from: Pothier KC, Woosley R, Fish A, Sathiamoorthy T, et al.Introduction to molecular diagnostics [Internet]. DxInsights/AdvaMedDx;2013 [cited Aug 23, 2016]. Available from: https://dx.advamed.org/sites/dx.advamed.org/files/resource/advameddx_dxinsights_pdf.pdf

4 Pothier KC, Woosley R, Fish A, Sathiamoorthy T, et al. Introduction to molecular diagnostics [Internet]. DxInsights/AdvaMedDx; 2013 [cited Aug 23,2016]. Available from: https://dx.advamed.org/sites/dx.advamed.org/files/resource/advameddx_dxinsights_pdf.pdf

5 Adapted from: Encyclopædia Britannica [Internet]; 2007 [cited Aug 23, 2016].Available from: https://www.britannica.com/event/Human-Genome-Project

6 DNA is constantly changing through the process of mutation [Internet].Nature; 2014 [cited Aug 23, 2016]. Available from: http://www.nature.com/scitable/topicpage/dna-is-constantly-changing-through-the-process-6524898

7 Adapted from: Kalydeco patient education materials [Internet]. Kalydeco;[cited Aug 23, 2016]. Available from: http://www.kalydeco.com/how-kalydecoworks/treating-a-cftr-protein-defect

8 Kovacs D, Gonda X, Petschner P, Edes A, Eszlari N, Bagdy G, et al.Antidepressant treatment response is modulated by genetic and environmental factors and their interactions. Ann Gen Psychiatry [Internet];2014 [cited Aug 23, 2016];13:17. Available from: https://www.ncbi.nlm.nih.gov/pmc/articles/PMC4106212/

9 Schork NJ. Personalized medicine: time for one-person trials [Internet]. Nature;Apr 29, 2015 [cited Aug 23, 2016]. Available from: http://www.nature.com/news/personalized-medicine-time-for-one-person-trials-1.17411#/imprecision

10 Franchini M, Mengoli C, Cruciani M, Bonfanti C, Mannucci PM. Effects on bleeding complications of pharmacogenetic testing for initial dosing of vitamin K antagonists: a systematic review and meta-analysis. J Thromb Haemost. Jul 2014;12(9):1480-1487.

11 Hitti M. FDA lets MS drug Tysabri return [Internet]. WebMD; Jun 6, 2006 [cited Aug 23, 2016]. Available from: http://www.webmd.com/multiplesclerosis/news/20060605/fda-lets-ms-drug-tysabri-return

12 Egnew TR. Suffering, meaning, and healing: challenges of contemporary medicine [Internet]. Ann Fam Med Mar 2009 [cited Aug 23, 2016];7(2):170-5.Available from: https://www.ncbi.nlm.nih.gov/pmc/articles/PMC2653974/

13 Pray LA. Discovery of DNA structure and function: Watson and Crick. Nat Educ [Internet]; 2008 [cited Aug 23, 2016];1(1):100. Available from: http://www.nature.com/scitable/topicpage/discovery-of-dna-structure-and-function-watson-397

14 Adapted from: What is protein synthesis [Internet]. Protein Synthesis; Feb 11,2013 [cited Aug 23, 2016]. Available from: http://www.proteinsynthesis.org/what-is-protein-synthesis/

15 Fredholm L. How the code was cracked [Internet]. Nobelprize.org; Jul 7, 2004 [cited Aug 23, 2016]. Available from: http://www.nobelprize.org/educational/medicine/gene-code/history.html

16 Alberts B, Johnson A, Lewis J, Raff M, Roberts K, Walter P. Molecular biology of the cell. 4th ed. New York: Garland Science; 2002.

17 Saiki RK, Gelfand DH, Stoffel S, Scharf SJ, Higuchi R, Horn GT, et al. Primerdirected enzymatic amplification of DNA with a thermostable DNA polymerase. Science. Jan 29, 1988;239(4839):487-491.

18 What is PCR? [Internet]. Roche Molecular Diagnostics; [cited Aug 23, 2016].Available from: https://molecular.roche.com/innovation/pcr/what-is-pcr/

19 Porterfield A. The key to genome sequencing came from geysers [Internet].UA Magazine; Feb 2013 15 [cited Aug 23, 2016]. Available from http://www.ua-magazine.com/the-key-to-genome-sequencing-came-from-geysers/

20 Sinsheimer RL. To reveal the genomes. Am J Hum Genet Aug 2006;79(2):194-196.

21 Hutchison CA. DNA sequencing: bench to bedside and beyond. Nucleic Acids Res. Sep 2007;35(18):6227-6237.

22 History of genome sequencing-the Sanger method [Internet]. 454 Life Sciences; [cited Aug 23, 2016]. Available from: https://www.scribd.com/document/53971660/History-of-Genome-Sequencing-FINAL

23 Bumgarner R. DNA microarrays: types, applications and their future. Curr Protoc Mol Biol. 2013 Jan;0 22:Unit 22.1.

24 Pucheril D, Sharma S. The history and future of personalized medicine.Managed Care [Internet]; Aug 2011 [cited Aug 23, 2016]. Available from:https://www.managedcaremag.com/archives/2011/8/history-and-future-personalized-medicine

25 Kumar GL, Badve SS. Milestones in the discovery of HER2 proto-oncogene and trastuzumab (Herceptin™) [Internet]. Dako; 2008 [cited Aug 23, 2016].Available from: http://www.dako.com/28827_2008_conn12_milestones_discovery_her2_proto-oncogene_and_trastuzumab_kumar_and_badve.pdf

26 Personalized medicine, the right treatment for the right person at the right time [Internet]. European Parliament Briefing; Oct 2015 [cited Aug 23, 2016].Available from: http://www.europarl.europa.eu/RegData/etudes/BRIE/2015/569009/EPRS_BRI(2015)569009_EN.pdf

27 Adapted from: Nichols CA. Why elephants almost never get cancer-and why that might save human lives [Internet]. Genetic Literacy Project; Nov 29, 2015[cited Aug 23, 2016]. Available from: https://www.geneticliteracyproject.org/2015/11/29/elephants-almost-never-get-cancer-might-save-human-lives

28 Biomarkers in risk assessment: validity and validation [Internet]. Inchem.org;2001 [cited Aug 23, 2016]. Available from: http://www.inchem.org/documents/ehc/ehc/ehc222.htm

29 Herceptin (Trastuzumab) development timeline [Internet]. Genentech; [cited Aug 23, 2016]. Available from: http://www.gene.com/media/productinformation/herceptin-development-timeline

30 Perez EA, Romond EH, Suman VJ, Jeong JH, Sledge G, Geyer Jr CE, et al.Trastuzumab plus adjuvant chemotherapy for human epidermal growth factor receptor 2-positive breast cancer: planned joint analysis of overall survival from NSABP B-31 and NCCTG N9831. J Clin Oncol. Nov 20, 2014;32(33):3744-3752.

31 BRCA1 and BRCA2: cancer risk and genetic testing [Internet]. National Cancer Institute; Apr 1, 2015 [cited Aug 23, 21016]. Available from: http://www.cancer.gov/about-cancer/causes-prevention/genetics/brca-fact-sheet

32 Shen B. Bioinformatics for Diagnosis, Prognosis and Treatment of Complex Diseases. Dordrecht: Springer; 2013.

33 McDermott JE, Wang J, Mitchell H, Webb-Robertson BJ, Hafen R, Ramey J, et al.Challenges in biomarker discovery: combining expert insights with statistical analysis of complex omics data. Expert Opin Med Diagn. Jan 2013;7(1):37-51.

34 Lee D. Next-generation sequencing for disease biomarkers [Internet].American Laboratory; Dec 15, 2014 [cited Aug 23, 2016]. Available from:http://www.americanlaboratory.com/914-Application-Notes/169217-Next-Generation-Sequencing-for-Disease-Biomarkers/

35 More than 20 percent of the novel new drugs approved by FDA's Center for Drug Evaluation and Research in 2014 are personalized medicines [Internet].Personalized Medicines Coalition; 2014 [cited Aug 23, 2016]. Available from:http://www.personalizedmedicinecoalition.org/Userfiles/PMC-Corporate/file/2014-fda-approvals-personalized-medicine2.pdf

36 Pothier K, Gustavsen G. Combatting complexity: partnerships in personalized medicine. Pers Med. Jun 2013;10(4):387-396.

37 Woodcock J. FDA continues to lead in precision medicine [Internet]. FDA;Mar 23, 2015 [cited Aug 23, 2016]. Available from: http://blogs.fda.gov/fdavoice/index.php/tag/personalized-medicine/

38 Table of pharmacogenomic biomarkers in drug labeling [Internet]. FDA; Jul 11, 2016 [cited Aug 23, 2016]. Available from: http://www.fda.gov/Drugs/ScienceResearch/ResearchAreas/Pharmacogenetics/ucm083378.htm

39 Merck and Luminex Corporation enter agreement to develop companion diagnostic to support investigational BACE inhibitor clinical development program for Alzheimer's disease [Internet]. Merck; Mar 13, 2013 [cited Aug 23, 2016]. Available from: http://www.mercknewsroom.com/press-release/ research-and-development-news/ merck-and-luminex-corporation-enter-agreement-develop-co

40 Shaffer AT. Personalizing cancer drugs: the next front in diagnostics [Internet]. OncLive; Oct 28, 2015 [cited Aug 23, 2016]. Available from: http://www.onclive.com/publications/oncology-live/2015/october-2015/personalizing-cancer-drugs-the-next-front-in-diagnostics/1

41 Thermo Fisher inks companion Dx deal with Novartis, Pfizer [Internet].GenomeWeb; Nov 18, 2015 [cited Aug 23, 2016]. Available from: https://www.genomeweb.com/sequencing-technology/thermo-fisher-inks-companion-dx-deal-novartis-pfizer

42 Exosome diagnostics enters collaboration agreement with Lilly for exosome blood-based biomarker discovery [Internet]. Exosomedx; Sep 19, 2013 [cited Aug 23, 2016]. Available from: http://www.prnewswire.com/news-releases/exosome-diagnostics-enters-collaboration-agreement-with-lilly-for-exosomeblood-based-biomarker-discovery-224386351.html

43 Biodesix inks deal with Bruker for mass spec support; closes on $8.8M in Series D financing [Internet]. GenomeWeb; Apr 11, 2013 [cited Aug 23, 2016].Available from: https://www.genomeweb.com/proteomics/biodesix-inks-deal-bruker-mass-spec-support-closes-88m-series-d-financing

44 DNAnexus [Internet]; [cited Aug 23, 2016]. Available from: https://www.dnanexus.com

45 Cypher genomics [Internet]; [cited Aug 23, 2016]. Available from: http://cyphergenomics.com

46 Quinn B. White House details $215M initiative in precision medicine [Internet]. Discoveries in Health Policy; Jan 30, 2015 [cited Aug 23, 2016].Available from: http://www.discoveriesinhealthpolicy.com/2015/01/whitehouse-details-215m-initiative-in.html

47 Salvacion M. China to begin R&D on precision medicine [Internet]. Yibada;Nov 2, 2015 [cited Aug 23, 2016]. Available from: http://en.yibada.com/articles/80433/20151102/china-begin-r-d-precision-medicine.htm

48 Robert and Myra Kraft Family Foundation establish $20 million endowment at Harvard Business School [Internet]. Harvard Business School; Nov 18, 2015[cited Aug 23, 2016]. Available from: http://www.hbs.edu/news/releases/Pages/kraft-family-foundation-establishes-endowment.aspx

第 2 章

决策机器

精准医疗诊断

大卫·亨格福德（David Hungerford）32岁时第一次见到白血病患者的白细胞。在慢性粒细胞白血病（chronic myelocytic leukemia，CML）中白细胞既是疾病的标志，也是疾病的破坏工具。在健康的身体里，这些特定类型的白细胞是感染、受伤或受到寄生虫攻击的第一反应者；亨格福德的样本来自患者体内，就像所有CML患者的细胞一样，这些细胞失控地增殖，占据新产生的和成熟的骨髓（也称为骨髓组织）。亨格福德32岁那一年是1959年，在那时无论是CML还是其他任何癌症，成因都还是个谜。

亨格福德第一次见到的那些白血病患者的白细胞是宾夕法尼亚大学（University of Pennsylvania）的病理学家彼得·诺维尔（Peter Nowell）带给他的。诺维尔在自己实验室的培养液中培养这些细胞，看着它们复制，研究它们的生长和增殖特点，并寻找可供他或其他人利用的任何弱点。在诺维尔的调查结束后，正如他多年后所说的那样，他觉得扔掉这些样品很可惜，因此他把这些样品分享给了亨格福德[1]。诺维尔当时并不怎么清楚他要寻找的是什么，亨格福德也是一样。作为一名低年级研究生，亨格福德专注的是最基本的科学问题，即寻找自己的论文课题。

当亨格福德在光学显微镜下研究细胞时——在技术上，他的仪器和笔者在高中生物课上使用的没什么区别——他关注到细胞的染色体，这23对结构（父母各提供一半）几乎携带着我们所有的DNA①。在1959年，科学家们刚刚开始弄清楚究竟存在多少条染色体；DNA本身的结构1953年才发表在《自然》杂志不足一页的版面上。通过使用新技术对染色体进行着色或染色使之显现时，亨格福德注意到一件奇怪的事，即在白血病患者的细胞中，22号染色体的一部分缺失了（图2.1）[3]。事实上，这条染色体有一半都消失了[2]。

---

① 还在另一不同细胞结构——线粒体中发现了完全遗传自母亲的少量DNA。

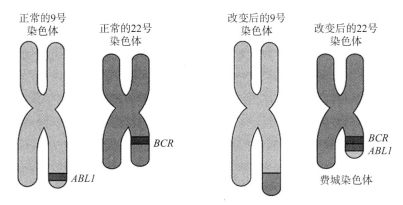

图2.1 改变后的9号和22号染色体[2]

通过进一步扫除其中的错误，并把细胞置于更高的分辨率下可阐明亨格福德的发现。例如，亨格福德错误地将"空缺"染色体识别为21号，而不是22号。此外，22号染色体缺失的部分并没有真的消失，它最终被发现其实附着在9号染色体上。反过来讲，9号染色体将其末端的一部分丢失在了22号染色体上，这是一种交换，在本领域称为易位。然而，亨格福德的发现使他成为第一个发现癌症决定性证据的人——癌症作为一个绵延几千年的可怕的谜，从根本上说是一种遗传性疾病。这也标志着CML众多第一中的首次。这种疾病不仅让20世纪50年代的科学家得以知晓关于癌症的基本事实，也成为精准医疗最早的胜利者之一。

在亨格福德博士发现断裂的染色体14年后（他的确及时完成了自己的博士论文），珍妮特·罗利（Janet Rowley）博士发现了9—22易位的一个重要局限[4]。大多数遗传性疾病本质上是可遗传的。一个人身上的DNA突变从他还是单个细胞时就已存在，并且单个细胞经过无数次分裂成为完整成形的人而永久存在于身体的每个细胞中。由于是存在于"每个细胞"，在这种情况下，包括卵子和精子，因此突变也会传递给这个人的子女。但是，易位（为了纪念费城宾夕法尼亚大学亨格福德和诺维尔实验室，后来被称为费城染色体）却与此不同。这种突变自发地发生在快速分裂的骨髓细胞中，其中一组祖细胞，即注定分化成特定种类的细胞，响应来自身体的各种信号而不断转化成特定的血细胞，即红细胞或白细胞。在新生的白细胞中（显然只有在这些细胞中），费城染色体才会出现。

起初，人们并不清楚为什么突变的染色体会引起白血病（白血病的英文名为leukemia，其后缀-emia是指在血液中发现的物质，因此leukemia这个词只是指血液中的白细胞；血液是白细胞应该存在的地方，但这个词意味着它们的数量过多）特有的白细胞疯狂、失调地生长。1982年，研究人员发现了在9号和22号染色体易位部分携带的特定基因。当9号染色体上的ABL基因与22号染色体上的BCR基因相结合时，就产生了一个新的杂合基因，而它产生出一种新的杂合蛋白（图2.2）[3, 5]。

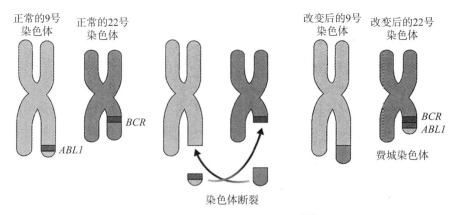

图2.2 ABL与BCR基因结合[3]

  这种杂合是灾难性的，几乎是制造混乱的完美设计。ABL本身就是一种被称作酪氨酸激酶的蛋白，它对身体中几乎所有细胞的大部分活动都至关重要。把你身体的每个细胞想象成一套完整的、完全被包装好的机器，在其中同时发生着一系列极其复杂的平衡与对抗。细胞会发生分裂吗？它需要停止分裂吗？它需要增加或减少新陈代谢吗？或者更多或更少地产生它所能产生的人们可以想象的到的无数蛋白质中的一种吗？大多数细胞能以上述任何一种方式对同样不计其数的刺激做出反应，这些刺激包括来自身体其他部位的信号（本身就是由其他细胞对其他信号做出反应而产生的蛋白质）。为了具有如此的灵活性，一个令人眼花缭乱、错综复杂的机器不断运动，加速或减速，平衡或对抗。在每个细胞内都使用酪氨酸激酶来控制，在任何一秒，在你自己的身体里，酪氨酸激酶都在发挥着数百万次甚至数十亿次的作用。

  但酪氨酸激酶本身需要得到控制。如果它们起到使"踏板"加速的作用，就需要在踏板上踏上一只敏感的"脚"，以调节它的作用强度。在这种情况下，这只"脚"也是信号转导网络的一部分。

  像大多数酪氨酸激酶一样，ABL具有一系列的作用，并且除费城染色体的情况外，它是完全可控的。但是，BCR改变了一切。BCR-ABL杂合或融合蛋白是无法控制的，就像加速踏板一直被踩到底。细胞内受ABL控制的许多过程都被加速，最终结果是细胞分裂速度比原本正常情况下要快得多。更糟糕的是，细胞在复制时检测和修复错误的能力大幅降低。当细胞自我复制，从而复制DNA时，错误是不可避免的，甚至是持续的，但是已有一个多重冗余的系统可随时停止组装线。但是在最糟糕的情况下，如果细胞无法修复某个错误，那么细胞就会自毁，以防止受损的DNA被释放到体内。这个过程被称为细胞凋亡，其英文名为apoptosis［第二个"p"是不发音的，就像"pterodactyl"（翼手龙）中的"p"一样］。BCR-ABL破坏了整个系统的质量控制机制，而受损的、发育不良的白细胞涌入骨髓（图2.3）[6]，就导致CML。

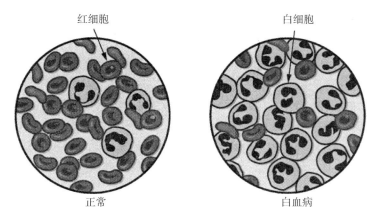

图2.3　白血病患者体内异常的白细胞计数[6]

在患者身上，CML的第一个迹象通常是血液中存在数量异常的白细胞。在这时，患者甚至似乎感觉不到有什么问题。证实这一诊断的过程很像亨格福德所做的那样——对染色体进行着色，并在显微镜下研究，这称为细胞遗传学测试（样本通过骨髓活检提取）。

从20世纪90年代到21世纪初，这是任何人都需要得到的唯一诊断，因为治疗的选择是如此无力和贫乏[7]（表2.1）。一种选择是患者可以接受细胞毒性化疗，本质上这意味着需要使用一系列药物来毒化分裂细胞；由于白血病中失调细胞的分裂比任何正常细胞都要快，因此它们受到的影响也会不成比例，但患者全身的附带损害十分严重。在实践和大众想象中，与化疗相关的剧烈恶心和呕吐很大程度上来自这种细胞毒性。另一种选择是被称为α干扰素的蛋白，它可以集结人体

表2.1　用于CML慢性期治疗的化疗药物[7]

药物	剂量	不良反应
羟基脲	口服0.5～2.0g/d	红细胞减少，皮疹，恶心
白消安	口服0.5～2.0g/d	红细胞减少，皮疹，骨髓再生不良
α干扰素	皮下注射500万U/（m²·d）	发热，肌痛，皮疹，抑郁，血小板计数减少
α干扰素与阿糖胞苷联用	α干扰素经皮注射500万U/（m²·d），阿糖胞苷20mg/（m²·d）；每个月10次	发热，肌痛，皮疹，抑郁，血小板计数减少，恶心，呕吐，腹泻，黏膜炎，消瘦

注：根据患者外周血计数变化，基于个人情况修改剂量（数据来自随机临床试验）。

自身的免疫系统进行防御，但不精确；患者通常感觉自己像是患上了持续、严重的流行性感冒。一方面，细胞毒性化疗和α干扰素都不能治愈白血病，它们所能实现的最佳作用只是在白血病细胞不可避免地死灰复燃之前，暂时耗尽它们的数量。另一方面，骨髓移植即破坏患者身体骨髓中的每一个细胞，并用捐献者的骨髓取而代之，这是一种治愈方法，但却十分危险和困难[8, 9]。总而言之，即使采取非凡和英勇的措施，被诊断患有CML的患者平均也只有5年的寿命。这种情况为患者带来痛苦，并且对照护他们的医生而言也意味着沮丧和受挫。"慢性粒细胞白血病的病因成谜，也是治疗中结果令人沮丧的根源"，传奇的肿瘤学家理查德·T·西尔弗（Richard T. Silver）写到[10]。

保罗（Paul）在2006年的一天收到了他的诊断结果，他时年34岁，作为一名心理学博士在医学院任教。他的医生打电话告诉他，他的白细胞计数高得惊人，敦促他不要犹豫，赶紧到医院去做检查。保罗打电话给他的父母帮他照看孩子，然后他开车去了急诊室。那天晚上，一名肿瘤科负责人告诉他，他患上了CML[11]。

那时，保罗的一个优势在于，直到几年前，历史上还没有人用过一种名为格列卫（Gleevec）的药物。1993年，波兰特的一位名叫布莱恩·德鲁克（Brian Druker）的年轻肿瘤学家决定，他不能再忍受眼前看到的职业前景，即告诉CML患者他们只剩5年或更短的寿命，于是开始着手开发抗击和抑制BCR-ABL的药物。1996年，德鲁克有一个竞争者，即新成立的瑞士诺华制药公司推出格列卫这种药物，并对患者进行临床试验。格列卫的通用名为伊马替尼（imatinib），它穿透骨髓中的骨髓细胞，并锁定在活性BCR-ABL上，从而阻止其在细胞内造成严重破坏。当屏蔽BCR-ABL后，细胞恢复正常的分裂速度，从而修复DNA中存在的缺陷，并在需要时为了健康通过细胞凋亡进行自毁破坏。对患者而言，效果十分明显。格列卫"在相当高比例的慢性粒细胞白血病患者中产生完整的血液和细胞遗传学反应"[12]。曾经只剩5年生存期的患者开始享受正常的生活。平均预期寿命男性患者为72岁，女性患者为78岁[13]，这基本上与从未患过白血病的人相同。所有这一切都要归功于这种每天在家口服1次，而且只造成轻微副作用的药物——格列卫。哈罗德·瓦尔穆斯（Harold Varmus）博士（时任纪念斯隆凯特琳癌症中心主席）[14]在《人物》（People）杂志将这种药物称为是一次"巨大的胜利"。

保罗在确诊后不久就开始接受格列卫治疗。在接下来的一年里，他发现自己经历了一系列广泛的诊断测试。这些诊断测试是大卫·亨格福德通过显微镜第一次观察到CML后的几十年发展起来的，是用于了解CML的手段。通过观察保罗的治疗之路，越来越清楚的是，"诊断"一词在很多这些测试中是不恰当的，或者至少是不够完整。保罗的医生不仅使用实验室测试来诊断他的疾病（这是最初血细胞计数和细胞遗传学测试的任务），而且还监测他个人对治疗的反应，并据此调整治疗方案。CML是实现医疗规范化、个体化和精准化的首批疾病之一。

从一开始，保罗经历的监控测试就表明他处于正轨。保罗需要达到的第一个里程碑被称为血液学缓解，即他血液中的白细胞数量已经达到稳定的迹象。在2周内，他所患白血病的快速进展不仅被减缓，而且完全停止。在6个月的时候，保罗自确诊患病以来首次接受了骨髓活检，表明他已达到第二个里程碑，即完全细胞遗传学缓解（CCyR）。这里的"完全"一词有些误导，但却给出了精确定义，即根据他骨髓的细胞遗传学测试发现，他骨髓中的所有细胞，费城染色体的数量减少了99%。

在生活的大多数方面，99%相当于非常好的表现。但对于白血病来讲，病变细胞的数量有数百万个之多，99%只是刚刚开始。要更精确地测量对格列卫的反应，需要更精确的工具包，即被称为PCR的扩增技术（具体见第1章）。

通过使用PCR，实验室可以将极少量的DNA扩增到实际可测量的数量。对于CML，扩增的靶标基因是*BCR-ABL*和另一种称为参考基因的基因。参考基因通常是与*BCR-ABL*相互排斥的基因，也就是说，如果*BCR-ABL*存在，参考基因就不会存在。通常情况下，*BCR*或*ABL*本身以未融合的形式用作参考基因。在扩增步骤之后，使用其他技术来量化每个基因的数量，并且相对于参考基因的水平报告*BCR-ABL*的数量。在21世纪的前10年，当保罗开始接受治疗时，最先进的实验室能够通过PCR检测到99.9%，或1000倍的*BCR-ABL*减少。用CML治疗的语言讲，这将会是MR3，其中MR表示分子反应，3表示对数标度的减少（1-log表示减少至1/10，2-log表示减至1/100，依此类推）。

在6个月时，与99%的细胞遗传学缓解相对应的分子反应为2-log，或减少至1/100。但是，其目标更具雄心壮志。达到MR3的患者被称为已经获得了主要分子反应。对于保罗而言，使这成为最有意义的里程碑的是，那些在12～18个月内达到这个目标的，即所谓处在治疗快车道上的患者，从长远来看比那些未能在此期间达到这个目标的患者前景要好得多。他们遭遇严重白血病细胞复发（强烈且难以治疗的突发，称为爆发危象）的可能性较低，而这种较低的可能性就转化为更长、更健康的预期寿命。多年的临床数据已在全球范围内建立并验证了这些里程碑。事实上，这些里程碑非常关键，以至于研究人员会确保MR3在任何地方都具有完全相同的含义。对保罗而言，与他自己的初始水平相比，*BCR-ABL*并未减少至1/1000；相反，初始参考点是国际公认的样本。在2002年格列卫推出后不久，澳大利亚的一个团队召集了30名未经治疗的患者，将他们的*BCR-ABL*平均水平设为MR0。到目前为止，相对于那30名患者，MR3反应减少至1/1000，而且实现MR3的每个人都有（或多或少）完全相同数量的 *BCR-ABL* DNA 在其骨髓中循环。

在保罗刚开始接受格列卫治疗后的第18个月，刚好处于治疗快车道，保罗设法达到了MR3。但是就像其他CML患者一样，他并没有被治愈。他患的是一种终身疾病，需要在余生每天接受治疗以抑制白血病细胞。但这已经是最好的情况。因为患者最终可能对格列卫产生抗药性，事实上，每10个人中就有多达3个人会产生抗药性。

对于这些患者，结果类似于保罗在治疗过程中错过任何一个里程碑将会发生的情况，即他们的治疗方法将会改变，如格列卫的剂量可能增加，或者患者可能完全换用另一种药物。在21世纪10年代中期，CML治疗领域已经从代谢毒物和摧毁骨髓走了很长一段路。针对BCR-ABL的另外2种治疗药物接连出现，2006年出现Sprycel［或称达沙替尼（dasatinib）］，2007年出现Tasigna［或称尼罗替尼（nilotinib）］，而且这3种药物被合称为一类：酪氨酸激酶抑制剂（TKI）。今天，患者可以从这3种药物中选择任何一种开始治疗，如果治疗未能步入正轨，就换成另一种［另外2种TKI——Bosulif或称博苏替尼（bosutinib），以及Iclusig或称帕纳替尼（ponatinib），可用于多种TKI治疗无效的患者］。换句话说，CML的治疗就是精准医疗，不是让每位CML患者都遵照相同的处方，而是让患者及其医生可以迅速避开那些看起来无法实现疗效的治疗。

随着治疗方法变得越来越先进，用于指导治疗的诊断和监测工具也逐渐成熟。最新广泛使用的诊断方法能够检测到MR4.5，即BCR-ABL减少32 000倍。一些仍在进行中的研究表明，达到MR4.5并持续一段时间的患者可能已经彻底抑制了BCR-ABL，使得他们可以无限期地暂停治疗。这样的反应水平称为无治疗缓解（TFR），但它仍然不能被恰当地称为治愈，但却为CML的治疗树立了一个新的标准。

但是很明显的是，如果未定期或经常监测患者的BCR-ABL水平，那就无法达到这种理想状态。美国和欧盟的医学协会都发布过指导方针，对前4年的治疗中应当进行的最佳测试及其间隔[15]提出过建议。在这些由顶级肿瘤学家工作小组编写的建议中，几乎没有患者会连续超过3个月不进行检查（美国指南建议，总共在4年内进行大约14次BCR-ABL PCR检测；欧洲指南要求进行11次）。支持这种方法的证据相当明显：如果一组患者每年接受3～4次测试，而另一组根本不进行测试，那么到第3年结束时，根本不进行测试的那组会有高达8倍的发病率或死亡率[15]。

当然，仅希望接受测试或测试自己的患者本身是不够的。在一些国家或地区，能够开展准确的BCR-ABL测试的实验室可能位于数百英里之外——穿过沙漠、越过海洋或者穿越人迹罕至的森林才能到达。即使有实验室可供使用，测试本身却未必如此：许多BCR-ABL测试成本为每个样本100～300美元，即使一些快速发展的市场（特别是巴西和俄罗斯）也会让没有私人保险的患者几乎完全自己支付账单。因此，CML不仅突显了精准医疗的成功，也突显了它的困境：任何患者，如果不能接受测试，那么就谈不上从中受益。

尽管如此，在TKI诞生之后，CML仍然是少数几种能让清醒、谨慎的肿瘤学家不约而同地说出像"奇迹"这样词语的疾病之一。举例来说，保罗最近刚刚庆祝了自己达到MR3的第10年。毫无疑问，CML堪称精准医疗的伟大成功故事之一。大卫·亨格福德是没机会目睹了。他在1993年死于癌症，但不是白血病。就在同一年，被现代医学的无力所激怒的那位肿瘤学家布莱恩·德鲁克在俄勒冈州开设了他的实验室。即使到今天，我们也只能期望每一种癌症都有一种"格列卫"，并且每种"格列卫"都有相应的测试。

参 考 文 献

1 Altman LK, David A. Hungerford dies at 66; found genetic change in cancer [Internet]. New York Times; Nov 5, 1993 [cited Dec 7, 2016]. Available from: http://www.nytimes.com/1993/11/05/obituaries/david-a-hungerford-diesat-66-found-genetic-change-in-cancer.html

2 Adapted from: Chronic myelogenous leukemia treatment [Internet]. National Cancer Institute; [cited Dec 7, 2016]. Available from: http://www.cancer.gov/types/leukemia/patient/cml-treatment-pdq

3 History [Internet]. Philadelphia Chromosome; [cited Dec 7, 2016]. Available from: http://pubweb.fccc.edu/philadelphiachromosome/history.html

4 Rowley JD. A new consistent chromosomal abnormality in chronic myelogenous leukaemia identified by quinacrine fluorescence and giemsa staining. Nature. Jun 1, 1973;243(5405):290-293.

5 de Klein A, van Kessel AG, Grosveld G, Bartram CR, Hagemeijer A, Bootsma JR, et al. A cellular oncogene is translocated to the Philadelphia chromosome in chronic myelocytic leukaemia. Nature. Dec 23, 1982;300(5894):765-767.

6 What does a low white blood cell count indicate? wiseGEEK; [cited Dec 7, 2016]. Available from: http://www.wisegeekhealth.com/what-does-a-lowwhite-blood-cell-count-indicate.htm

7 Adapted from: Sawyers CL. Chronic myeloid leukemia. N Engl J Med. April 29, 1999;340(17):1330-1340.

8 Negrin RS, Schiffer CA. Overview of the treatment of chronic myeloid leukemia [Internet]. UpToDate; 2015 [updated Nov 4, 2016; cited Dec 7, 2016]. Available from: http://www.uptodate.com/contents/overview-of-the-treatment-of-chronic-myeloid-leukemia

9 Cortes JE, Silver RT, Khoury HJ, Kantarjian HM. Chronic myeloid leukemia [Internet]. Cancer Network; Jun 1, 2016 [cited Dec 7, 2016]. Available from: http://www.cancernetwork.com/cancer-management/CML

10 Silver RT. Chronic myeloid leukemia. Curr Opin Oncol. Feb 1992;4(1):66-72.

11 Gershon J. Jon's CML Diary [Internet]. Jon's CML Diary; 2010-2016 [cited Dec 7, 2016]. Available from: http://jongershon.blogspot.com

12 Druker BJ. Imatinib and chronic myeloid leukemia: validating the promise of molecularly targeted therapy. Eur J Cancer. Sep 2002;38(Suppl 5):S70-S76.

13 Verma D, Kantarjian H, Strom SS, Rios MB, Jabbour E, Quintas-Cardama A, et al. Malignancies occurring during therapy with tyrosine kinase inhibitors (TKIs) for chronic myeloid leukemia (CML) and other hematologic malignancies. Blood. Oct 20, 2011;118(16):4353-4358.

14 Charles N. The miracle worker. People; Feb 19, 2001.

15 Goldberg SL, Chen L, Guerin A, Macalalad AR, Liu N, Kaminsky M, et al. Association between molecular monitoring and long-term outcomes in chronic myelogenous leukemia patients treated with first line imatinib. Curr Med Res Opin. Sep 2013;29(9):1075-1082.

第3章

精准医疗遍及全球

欧洲

在距巴黎市区5英里（约8千米）开外一栋坐落于店铺和餐馆之间的不起眼的玻璃建筑里，一场抗击癌症的战争正在悄然开展。在这栋玻璃建筑内，法国国家癌症研究所（INCa）正在由28个分子遗传学平台构成的网络之间协调"战斗"计划和部署资源（图3.1）。国家癌症研究所运转良好，为每一名法国人提供免费的创新护理，并在癌症研究、筛查和治疗方面取得了巨大进步。

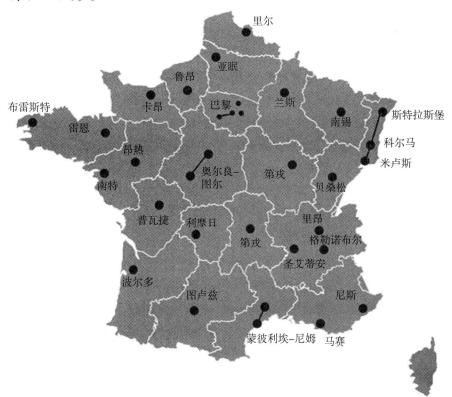

图3.1　法国INCa平台分布[1]

法国是当今在精准医疗领域表现出色的几个欧洲国家之一，而这些国家都在进行着无声的竞争以求脱颖而出（图3.2）。几年前，由英国牵头将新一代测序（NGS）产品整合到多个强大的实验室中。在意大利，NGS已经可供使用，但报销问题有时还不甚完善，因此阻碍了医生的订购测试；而法国在报销方面走在了前列，其中INCa为分子检测中心提供资金（尽管是临时性的）并且确保一旦有新药出现，就有与之搭配的伴随式诊断可供使用并获得资助。在整个欧洲（甚至是全球），罗氏/基础医学公司（Roche/Foundation Medicine）正在为各国建立流程，供这些国家在提供各种形式测试的主要实验室之外，获得罗氏/基础医学公司的FoundationOne®基因组测试产品，这带来了额外竞争，并且为每个国家重新评估其临床实验室环境铺平道路。

欧洲概况

人口（2015年）：7.38亿

GDP（2016年）：19万亿美元

癌症发病人数（2012年）：345万

地图：

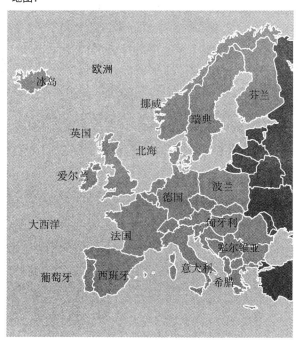

图3.2　欧洲人口概况

在法国、意大利、德国和英国，平均每10万人中有3.8名肿瘤学家。然而如果按国家划分则存在着很大差异，其中法国更接近于美国（每10万人中有1.3名），意大利则以每10万人中有7.4名而拥有最高比例。与许多其他国家，如巴西（1.2名）或者中国（0.6）[2-7]相比，欧洲提供了更多的肿瘤学家。

总体而言，欧洲在精准医疗方面取得了巨大进步。这不仅体现在科学进展上，也确保了欧洲大部分人口能够相对实惠和公平地获得个人化医疗。本章将探讨法国、英国和德国的精准医疗进展，这些国家不仅拥有欧洲最多的人口和最高的GDP（在本书撰写期间，英国退出欧盟的"英国脱欧"计划仍在进行当中），而且也是在该领域取得重大进展的引领力量。

法国

法国在癌症研究的筛选、生物标志物检测、治疗和持续投资方面付出的努力，将其推向了精准医学进步的最前沿。

初步癌症筛查增加

通过持续的筛查计划，INCa已将乳腺癌筛查参与率从2004～2005年的43%提高到2014年的52%。目标人群（即50～74岁女性）每2年通过邮件收到免费筛查邀请，并且如果没有在首次邀请后的3个月内拜访全科医生，还会收到第2次邀请[8]。自2005年以来，法国的乳腺癌死亡率每年下降1.5%，很大程度上归功于早期诊断、靶向治疗和其他治疗护理的进展[9]。

关注生物标志物检测

筛查后，癌症患者可以接受额外的生物标志物检测，这对患者免费，并可通过各机构在装备精良的INCa实验室内随时进行。随着更多针对各种基因突变的疗法获得批准，病理学家必须使用少量的组织，如来自患者肺部的肿瘤组织，来测试多种基因变异。在获得足够量的组织样品的基础上，确保快速的测试周转时间和降低针对多种基因变异的测试成本仍然充满挑战性。NGS有潜力解决所有这些挑战。就NGS等新型技术的实施和纳入医保而言，法国在整个欧洲居于领先地位。INCa通过成功在全国范围内提供分子检测，以及快速实施针对新的肿瘤生物标志物的分子检测，来帮助确保在正确的时间为正确的患者带来靶向治疗。

增加治疗机会

在法国，对有靶向治疗可供使用的生物标志物检测呈阳性的患者可以获得靶向治疗，并且无须支付费用。对于患有晚期难治性恶性肿瘤且无治疗方案可供选择的患者，法国通过AcSé计划提供临床试验药物治疗的机会。例如，虽然克唑替尼（crizotinib）仅被批准用于ALK阳性的非小细胞肺癌患者，但AcSé计划已向100多名患者提供机会，通过临床试验获得克唑替尼。在这些患者中，有39人患有的肺癌具有*ROS1*基因突变。虽然克唑替尼尚未批准用于*ROS1*基因突变患者，但最近的数据表明，在治疗12个月后，在携带*ROS1*基因的39名AcSé计划的患者中有72%获得肿瘤缓解，并且44%无疾病进展。如果没有AcSé计划，这些已经别无选择的患者将无法获得任何治疗方法来控制肺癌。

INCa的努力对法国癌症死亡率产生了重大的影响。自INCa于2004年成立以来，法国的死亡率已从欧盟5国（EU5，即法国、德国、意大利、西班牙、英国）的第二高位降至第二低位（图3.3）[10]。

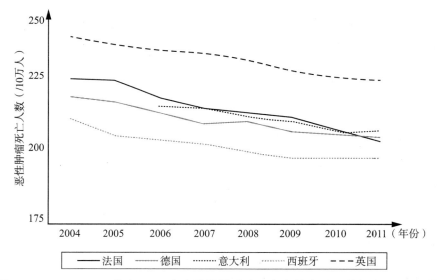

图3.3 2004～2011年每10万人中的恶性肿瘤死亡人数（对于所有欧盟5国，最后一年的数据均来自OECD）[10]

为了确保精准医疗的持续成功，法国已经为诸如法国领先生物技术和生物治疗集群Genopole等中心的发展做出了贡献。笔者曾前往其在巴黎南部的设施参观，虽然在旅途中辗转3次火车并且要靠一杯特浓咖啡来提神，但能够目睹已建成的设施还是十分值得的。在占地面积超过100万平方英尺（1平方英尺＝9.29×10^{-2}平方米）的区域内拥有多达81家生物技术企业和20个学术研究实验室，Genopole将产业界、学术界和政府机构汇聚在一起，从而加速了精准医疗的发展。笔者与管理团队会面，大家一起共享了一顿夏日午餐，并讨论了Genopole在多项举措中取得的进展。面对欧洲和全球范围内对研究经费和人才的激烈国际竞争，这里的团队认为必须特别重视和支持INCa，并为创新、专业技术和知识转移建立起一个独立的最先进的基准中心。该团队解释说，法国面临的最大挑战在于，让全国所有在整个职业生涯中都以一种方式治疗患者的相关人士了解，其实还有其他方法，而所需的技术和疗法在他们自己的国家就能获得。为了满足这一需求，Genopole正在开发名为CRefIX的卓越中心。CRefIX被设计用于容纳实验室，以测试创新平台、储存流行病学数据，并为法国的研究人员、医生和测序中心开展教育计划。Genopole创始CEO皮埃尔·唐布兰（Pierre Tambourin）表示，"作为法国领先的生物集群，Genopole正在进入个体化医疗时代，并将推动基准、创新和专业技术中心CRefIX在协助开发和监督法国Médecine Génomique 2025的12个测序单元的所有相关研发方面发挥作用。"

除了将个人聚集在一起分享信息和提供培训，Genopole的另一部分价值定位在于能够提供共享资源。虽然初创企业可能单独负担不起昂贵的设备，但Genopole为其成员提供了共享的测序和成像平台。通过借助Genopole社区和设施，Genopole成员自2009年以来已申请1000多项专利，并且已在开发涵盖临床前到商业发布阶段的38种产品[11]。

虽然有好几个欧洲国家为开发和实施最先进的精准医疗展开竞争，但法国为通过INCa网络提供临床诊断机会的投入使其能够脱颖而出。法国已建立起一个快速跟踪精准医疗进展，并提供平等获取医疗保健机会的环境。尽管癌症和其他疾病仍然是法国和其他国家的重大死亡原因，但法国通过INCa、Genopole和其他组织取得的成就表明，通过有效实施精准医疗投资能够获得巨大的收益。

英国

在距离法国仅20英里（约32.2千米）的英吉利海峡对岸，英国正在为使自己"成为精准医疗行业的国家和国际领导者和召集者"的目标而努力[12]。在20世纪，英国一直处于基因组发现的最前沿。正是英国的克里克（和美国的沃森一起）因发现了DNA双螺旋结构而获得诺贝尔奖。在此之后，英国科学家弗雷德里克·桑格（Fred Sanger）随后发现如何对DNA进行测序。在2003年，英国科学家与众多国际合作者成功对整个人类基因组的所有30亿个碱基对进行了测序，这是前文所提到的人类基因组计划，历时13年并耗资超过30亿美元取得的成就[13]。

在对一个人类基因组完成测序的基础上，英国的Genomics England公司已经开始通过10万人基因组计划（100 000 Genomes Project）对另外10万个基因组进行测序。该计划于2012年启动，是目前同类计划中规模最大的国家测序计划。顾名思义，该计划的目标是到2017年完成对10万个全基因组的测序。幸运的是，对一个基因组测序不再需要30亿美元的费用和13年的时间；全基因组测序的成本已降低到每一个基因组不到1500美元，并且仅需几天即可完成。利用来自10万人基因组计划的基因组数据，科学家们可以研究基因数据与疾病之间的联系，最终目标是开发新的更有效的治疗方法[13]。

10万人基因组计划的重点是罕见病和癌症，因为这些疾病经常与基因组相关。至少80%的罕见病被认为是基因组相关疾病。鉴于大多数罕见病是遗传性的，10万人基因组计划旨在对患有罕见病的人士及其2名最近血亲进行基因组测序，以查明该疾病的基因组原因。癌症也是一个重点领域，因为癌症的产生是由于原本正常的细胞内的基因发生改变。一个人的DNA可能产生造成肿瘤生长和扩散的突变或改变，而分析这些基因突变，研究人员能够更多地了解癌症，查明其潜在原因，甚至开发潜在的治疗方法[13]。

英国特别适合领导10万人基因组计划。由于英国通过国家医疗服务体系（NHS）提供全民医疗，因此有能力大规模获取终身医疗记录，并将其与来自10万人基因组计划的基因组数据联系起来。在医疗记录较不全面的国家，以及健康记录分散在多家公共和私人保险公司的国家，这项计划的可行性将会大打折扣。

10万人基因组计划已初见成效。莱斯利·赫德利（Leslie Hedley）是10万人基因组计划的一名志愿者，他有终身高血压病史，并因此造成肾衰竭。其他家庭成员，如他的父亲、兄弟和叔叔，全都因同样的情况去世。赫德利先生选择参与10万人基因组计划以便能够更多地了解自己的病情，并且希望已经出现肾损害早期迹象的女儿能够避免肾衰竭和他所经历的其他健康问题。通过对他的基因组进行测序，研究人员发现赫德利先生的肾衰竭是由一种基因变异引起的，而幸运的是，这可以通过已有的药物得到有效控制。通过10万人基因组计划做出的诊断不仅对赫德利先生本人，而且对他的女儿特丽（Terri），甚至有可能对他的外孙女凯蒂（Katie）的健康状况带来显著改善[14]。

10万人基因组计划是英国开展的许多精准医疗举措之一。英国公共部门和慈善机构已经资助了400多个基础设施资产，其中包括89个致力精准医疗的研究和培训中心。鉴于英国精准医疗涉及的大量实体，协调是关键。创新英国（Innovate UK）及其计划协调组致力发现在功能和疾病领域上开展类似工作的团体，这些团体在英国持续推动其基因组探索的同时能够发挥减少重复和增进合作的作用[15]。创新英国已经成立若干个名为弹射器中心（catapult centre）的组织，意在谋求科学家、工程师和市场机遇之间的协同，从而促进研究和开发[16]。在这当中，专门针对生命科学的弹射器包括位于伦敦的盖伊医院（Guy's

Hospital）的细胞和基因治疗中心，以及位于剑桥的精准医疗弹射器[17]。精准医疗弹射器旨在加速促进精准医疗成为"主流"医疗保健解决方案，试图在推动英国经济增长的同时，帮助精准医疗更快地发展和成长，从而为患者和生命科学行业带来收益。其最终目标是开展精准医疗创新，使之能够供所有患者随时使用[12]。另一项类似计划是位于伦敦的诊断依据合作组织（Diagnostic Evidence Co-operative，DEC），其旨在帮助研发性企业顺利度过所谓的"死亡谷"时期。DEC是帝国理工学院医疗保健NHS信托基金与伦敦帝国理工学院之间的合作项目，旨在开发新方法，产生依据，并将体外诊断整合到临床实践中[18]。DEC已经开发出一种诊断研究工具盒，用于有效产生诊断测试依据，以确保这些过程的准确性、可用性和安全性，从而对患者护理产生积极的影响[19]。

2016年10月，国家健康与护理卓越研究所（The National Institute for Health and Care Excellence，NICE）和英国NHS联合发布了一项简化和加快技术鉴定过程的提案，旨在加快创新产品的获取速度。按照新提案，将会为最有前途的新技术设置新的NICE技术鉴定"快速通道"，以便让患者能更快接受这些治疗。尽管考虑到质量，但这些创新产品仍必须降到低于每质量调整生命年（QALY）10 000英镑的增量成本效益比[20]。在提出这一"快速通道"过程中，新技术将在NICE颁布其最终指南后的30天内获得英国NHS资助，比目前的90天等待时间要快得多[21]。

此外，期待已久的部长级加速获取审查（Accelerated Access Review，AAR）终于在2016年10月底颁布，它提供了关于精准医疗的一些见解。AAR详细阐述了简化新产品市场转化以增加有需要的患者在市场上获取产品能力的必要性[22]。其中阐明的许多事项之一是承诺建立一个新的加速获取合作（Accelerated Access Partnership，AAP）主体，该主体被描述为一个"汇聚了国立卫生研究院、药品和保健品监管机构、NICE、英国NHS、卫生部和NHS改善部各项活动的低干涉型联盟组织"。这项合作将使机构的各项创新相关功能均能够围绕"加速患者获取关键产品"这一使命[22]。AAP将寻求发现具有重要战略意义的产品并对其进行优先化处理，向创新者清楚表达医疗保健系统的优先需求，并通过投资帮助关注转化医学和设计[22]。这一新的跨部门合作将支持集中化投产，从而提供新的激励措施，如提高预算能力、寻找新的资金，以及提供培训和教育[22]。总部位于英国的生命科学咨询公司Healthcare Strategies Group创始人伊恩·米勒（Iain Miller）博士表示："最近的加速获取审查提案高度重视精准医学，解决了英国转化和投产方面长期公认的几个挑战，并有可能巩固英国（在这个领域）的领导地位。"

> **你知道吗？**
>
> 欧洲个体化医疗协会（EPEMED）是一家非营利组织，是由一群具有诊断工具、分层医学应用与开发背景和专业知识的欧洲领导者于2009年创立。EPEMED是一个专注于欧洲个体化医疗行业问题的独立协会[23]。它与监管机构、支付机构和政府开展互动，以推动个体化医疗在整个欧洲大陆的采用和获得。EPEMED的使命是在欧洲推进个体化医疗，并充当独立的声音和催化剂以促进诊断和相关药物伴随诊断技术在改善患者治疗效果方面的作用[23]。EPEMED的短期目标包括发现促进个体化治疗发展的方式并确保个体化治疗能够快速和经济地被患者所获得，为诊断测试和个体化药物治疗的发展建立明确的监管指导，以及改善整个欧洲市场对高价伴随诊断的获取能力[24]。2013年，EPEMED开始与包括EuroBioForum、EuroMeDiag、Eurobiomed、La Charite等在内的多个其他欧洲组织进行合作，以开展有关欧洲个体化医疗患者获得能力的主要市场研究。该团队自成立以来举办了多场年度国际会议，并发布多项研究，如于2016年欧洲个体化医疗协会-卫生经济学办公室（EPEMED-OHE）研究发布的"了解的重要性与了解其中的价值：改善补充诊断的卫生技术评估"（The value of knowing and knowing the value: improving health technology assessment of complementary diagnostics）[25]。

随着新的靶向治疗的发展，英国必须确保患者能够获得这些救命的治疗药物，以及患者在有资格获得这些疗法之前进行诊断测试。在英国，NICE的积极推荐意味着为NICE推荐药物及其相关伴随诊断提供强制性资金，但却不会向地方预算持有者提供额外资金。因此，即使药物是由NICE推荐，预算约束可能会限制或延迟药物的获取。为了确保患者从英国的诸多精准医疗进展中受益，NICE推荐药物的强制性资金也必须延伸到相关的伴随诊断，这是下一个需要克服的挑战[26]。

事实上，在全球各个国家，不仅仅是在英国，促进靶向治疗及其伴随诊断纳入医保和获取仍是一项重要挑战，并且随着越来越昂贵的治疗和伴随诊断的出现，有可能会形成越来越严峻的问题。幸运的是，成本可能会随着时间的推移而急剧下降，就像基因组测序成本从2003年每一全基因组300万美元大幅下降到现在的不到1500美元。这充分说明，不仅需要专注于使用技术来开发全新疗法，还需要开发和使用技术来降低成本，以便所有人都能更容易地受益于医学的进步。

德国

德国是欧洲最大的医药市场[26]，并且在人类基因组计划中发挥着重要作用。

现在，基因测序的相关成本和时间已经大幅下降，获得基因数据不再是主要的挑战，而德国已将挑战重点转向对患者数据的跨学科评估。德国个人化医疗中心（德语为Zentrum für Personalisierte Medizin，ZPM）成立于2015年1月，汇聚了图宾根大学（University of Tübingen）医学系的23个部门和学院，以寻求改善疾病诊断并为各种疾病领域的患者开发个体化治疗。虽然德国还有少数其他中心专注于精准医疗，但其中大部分只关注精准医疗领域内的某一个特定主题，而ZPM汇集了包括遗传学、影像学、计算机科学和工程学在内的许多研究领域。这使得ZPM在做出诊断和治疗决策时能够全面考虑遗传物质（基因组学）、蛋白质（蛋白质组学）、代谢过程（代谢组学），甚至影像学数据[27]。

ZPM主任尼萨尔·马利克（Nisar Malek）博士表示："个体化医疗将会导致成本急剧上升的普遍观念绝对是不正确的。只要想想效果不佳或者没有疗效的药物和治疗的可怕成本；根据个体患者需求来量身定制的治疗方法将会避免这样的费用……诸如胰腺癌等癌症涉及大量不同的细胞，而我们基本上需要在分子水平上同时治疗多种疾病。因此，需要整合来自不同研究领域的知识和经验，以便开发新的、个人化的治疗方法。"[26] 如果ZPM和类似的举措取得成功，精准医疗可能不仅能够改善健康状况，而且还可以降低整体医疗成本。

德国许多实验室还发现了另一种降低成本的方式。德国实验室的病理学家经常注意到，即使已经有伴随诊断检测试剂盒可供使用，但开发他们自己的测试［称为实验室开发测试（LDT）］仍可能成为进行分子检测的一种更具成本效益的方法。虽然实验室需要花费时间和金钱来开发LDT，但是具有足够高测试量的实验室最终可以通过使用LDT而不是从诊断制造商处购买试剂盒来节省资金[10]。因为德国的分子诊断规定通常是指所使用的测试方法（如扩增或测序）或所检测的生物标志物，不使用经批准的试剂盒的德国实验室可以为进行测试获得报销[28]。

尽管LDT在许多德国实验室的使用情况良好，但并非所有国家都信奉使用LDT。在美国，LDT已经遇到了严重的监管和报销问题，这将在后面的章节详细介绍。使用经过批准的配套诊断试剂盒有助于确保所有患者的样本均以标准化方式进行测试。如果该试剂盒得到批准（例如，在欧洲获得CE标记或在美国获得FDA批准），那么由该试剂盒产生的患者测试结果预计会相对可靠。然而，使用LDT会降低标准化程度，并且可能导致假阴性结果（即可能无法鉴定出生物标志物阳性的患者）或假阳性结果（即生物标志物阴性的患者可能被错误地鉴定为生物标志物阳性，并因此接受对他们没有什么作用的靶向治疗）。虽然经批准的伴随诊断试剂盒也可能导致一些假阳性或假阴性结果，但对LDT的有限监督可能会导致更大比例的不准确结果[29]。

德国在单个实验室层面也在不断创新,为德国医学工程带来新的气象。德国的创新不只限于其诊断实验室或大学。Qiagen于1984年在德国杜塞尔多夫成立,是伴随诊断开发和商业化的全球领导者,年销售额超过12.5亿美元[30]。Qiagen的首席执行官皮尔·沙茨(Peer Schatz)认为,他们成功的关键在于创新,而创新又是由对员工的选拔、培训和鼓励所推动的。正如沙茨先生在Qiagen赢得他们多年来获得的众多创新奖项之一后所评论的那样,"我们非常自豪能够获得今年的'最佳创新者'奖,因为整个奖项表彰了我们通过创新引领该领域的努力。我们一直致力于进一步扩大和巩固我们的市场和技术领先地位。在生物技术行业,成功的关键只能是创新。我们获得成功的主要因素在于我们将员工的选拔、培训和鼓励置于我们创新管理战略的中心"[31]。德国对创新的不懈努力,以及在降低成本的同时改善医疗保健的雄心,为其他国家发展精准医疗能力提供了宝贵的经验。

欧洲国家,特别是法国、英国和德国,在精准医疗领域的技术创新和开发促进获得这些创新机制方面表现出色。在这些国家,我们看到了诸如Genopole、Genomics England和ZPM等创新中心。此外,这些国家都在通过INCa平台、全民医疗保健和LDT来着手克服获取精准医疗方面的挑战。各国,实际上还包括瑞典和冰岛等欧洲其他国家都已展示出其在精准医疗领域取得的进展,并且各自设定了展现精准医疗美好未来的目标。

参 考 文 献

1 Adapted from: Nowak F, Calvo F, Soria J. Europe does it better: molecular testing across a national health care system-the French example [Internet]. ASCO University; 2013 [cited Jan 3, 2017]. Available from: http://meetinglibrary.asco.org/content/121-132

2 United Nations, Department of Economic and Social Affairs. World population prospects: the 2015 revision, key findings and advance tables [Internet]. United Nations; 2015 [cited Jan 3, 2017]. Available from: https://esa.un.org/unpd/wpp/publications/files/key_findings_wpp_2015.pdf

3 World economic outlook database [Internet]. International Monetary Fund; [cited Jan 3, 2017]. Available from: http://www.oecd-ilibrary.org/content/data/ data-00540-en

4 Ferlay J, Steliarova-Foucher E, Lortet-Tieulent J, Rosso S, Coebergh JWW. Comber H, et al. Cancer incidence and mortality patterns in Europe: estimates for 40 countries in 2012. Eur J Cancer. 2013;49(6):1374-1403.

5 Eurostat. Cancer related healthcare personnel and equipment, 2008 and 2013 (per 100,000 inhabitants) [Internet]; 2015 [cited Apr 6, 2017]. Available from: http://ec.europa.eu/eurostat/statistics-explained/index.php/Cancer_statistics

6 Goss P. The Lancet Oncology: commission shows good progress in cancer care in Latin America. EurekAlert [Internet]. AAAS; Oct 28, 2015 [cited Apr 6, 2017]. Available from: https://www.

eurekalert.org/pub_releases/2015-10/tl-tlo102715.php
7 Garfield D, Brenner H, Lu L. Practicing Western Oncology in Shanghai, China: one group's experience. J Oncol Pract. 2013 Jul; 9(4):e141-e144.
8 Chevreul K, Brigham KB, Durand-Zaleski I, Hernández-Quevedo C. Health systems in transition: France health system review [Internet]. The European Observatory on Health Systems and Policies; 2015 [cited Jan 3, 2017]. Available from: http://www.euro.who.int/__data/assets/pdf_file/0011/297938/ France-HiT.pdf
9 Le programme de dépistage organisé [Internet]. Institut National Du Cancer; Sep 25, 2015 [cited Dec 7, 2016]. Available from: http://www.e-cancer.fr/ Professionnels-de-sante/Depistage-et-detection-precoce/Depistage-ducancer-du-sein/Le-programme-de-depistage-organise
10 OECD. Health Status [Internet]. Paris: Organisation for Economic Cooperation and Development; Oct 2016 [cited Dec 7, 2016]. Available from: http://www.oecd-ilibrary.org/content/data/data-00540-en
11 Gauvreau D. Some thoughts on clusters staying connected to R&D expertise and feeding innovation but no solutions [Internet]. Genopole; Dec 10, 2015 [cited Dec 7, 2016]. Available from: http://www.lifescience-cluster-innovations. space/wp-content/uploads/2015/10/Global-Cluster-Hub-Genesis-Genopole.pdf
12 Catapult Precision Medicine. Vision and mission [Internet]. Catapult Precision Medicine; [cited Jan 4, 2017]. Available from: https://pm.catapult. org.uk/about-us/vision-and-mission/
13 Genomics England. The 100,000 genomes project [Internet]. Department of Health; [cited Jan 5, 2017]. Available from: https://www.genomicsengland. co.uk/the-100000-genomes-project/
14 Genomics England. First patients diagnosed through the 100,000 genomes project [Internet]. Department of Health; Mar 11, 2015 [cited Jan 5, 2017]. Available from: https://www.genomicsengland.co.uk/first-patients-diagnosed-through-the-100000-genomes-project/
15 Mapping the UK precision medicine landscape [Internet]. Knowledge Transfer Network; [cited Jan 4, 2017]. Available from: http://pmlandscape.ktn-uk.org/
16 Amos J. Plan to "Catapult" UK space tech [Internet]. BBC News; Jan 4, 2012 [cited Jan 12, 2017]. Available from: http://www.bbc.com/news/science-environment-16409746
17 The Catapult Programme [Internet]. Catapult; [cited Jan 12, 2017]. Available from: https://catapult.org.uk/
18 Diagnostic Evidence Co-operative London [Internet]. NHS Diagnostic Evidence Co-operative London; [cited Jan 12, 2017]. Available from: http://london.dec. nihr.ac.uk/
19 About us [Internet]. Diagnostic Evidence Co-operative London; [cited Jan 12, 2017]. Available from: http://london.dec.nihr.ac.uk/about-us/
20 Consultation on changes to technology appraisals and highly specialised technologies [Internet]. National Institute for Health and Care Excellence; [cited Jan 12, 2017]. Available from: https://www.nice.org.uk/about/what-wedo/our-programmes/nice-guidance/nice-technology-appraisal-guidance/consultation-on-changes-to-technology-appraisals-and-highly-specialisedtechnologies
21 Patients to get faster access to the most cost effective treatments under proposed changes to NICE process [Internet]. NHS England; [cited Jan 12, 2017]. Available from: https://www.england.nhs.uk/2016/10/proposed-changes/

22 Accelerated access review: final report [Internet]. Wellcome Trust; Oct 24, 2016 [cited Jan 12, 2017]. Available from: https://www.gov.uk/government/publications/accelerated-access-review-final-report

23 Huriez A. Make personalised medicine and diagnostics a reality for European patients [Internet]. EPEMED; [cited Jan 12, 2017]. Available from: http://www.epemed.org/online/www/content/79/80/ENG/index.html

24 Near term goals [Internet]. European Personalised Medicine Diagnostics Association (EPEMED); [cited Jan 12, 2017]. Available from: http://www.epemed.org/online/www/content/79/81/ENG/index.html#ribbon

25 Release of EPEMED OHE Study 2016 [Internet]. European Personalised Medicine Diagnostics Association (EPEMED) and Office of Health Economics; Jul 5, 2016 [cited Jan 12, 2017]. Available from: http://www.epemed.org/online/www/content2/104/105/ENG/5115.html

26 Pharmaceutical industry [Internet]. Germany Trade & Invest; [cited Jan 5, 2017]. Available from: http://www.gtai.de/GTAI/Navigation/EN/Invest/Industries/Life-sciences/pharmaceuticals.html

27 Centre for Personalised Medicine in Tübingen—developing tailor-made treatments for patients [Internet]. BIOPRO Baden-Württemberg; Jun 15, 2015 [cited Jan 5, 2017]. Available from: https://www.gesundheitsindustrie-bw.de/en/article/news/centre-for-personalised-medicine-in-tuebingen-developingtailor-made-treatments-for-patients/

28 Bücheler M, Brüggenjürgen B, Willich S. Personalized medicine in Europe - enhancing patient access to pharmaceutical drug-diagnostic companion products [Internet]. European Personalised Medicine Diagnostics Association (EPEMED); Nov 2014 [cited Jan 5, 2017]. Available from: http://www.epemed.org/online/www/content2/104/107/910/pagecontent2/4339/791/ENG/EpemedWhitePaperNOV14.pdf

29 Ray T. FDA holding off on finalizing regulatory guidance for lab-developed tests [Internet]. GenomeWeb; Nov 2016 [cited Jan 5, 2017]. Available from: https://www.genomeweb.com/molecular-diagnostics/fda-holding-finalizing-regulatory-guidance-lab-developed-tests

30 History [Internet]. QIAGEN; [cited Jan 6, 2017]. Available from: https://www.qiagen.com/be/about-us/who-we-are/history/

31 QIAGEN. QIAGEN selected as the company with the best innovation management strategy in Germany [Internet]. PRNewswire; Jun 9, 2011 [cited Jan 6, 2017]. Available from: http://www.prnewswire.com/news-releases/qiagen-selected-as-the-company-with-the-best-innovation-managementstrategy-in-germany-123553644.html

中篇

现在

第4章

当今现实

精准医疗的患者旅程

迄今为止,精准医疗领域中一些最重大的进展发生在癌症行业。在实体瘤方面,或者在皮肤、器官或骨骼内生长的肿瘤方面,尤其体现出肿瘤学的这些发展。这些类型的肿瘤不同于血液肿瘤或血液系统恶性肿瘤,因此在考虑针对实体肿瘤的精准医疗时,需要了解不同且重要的细微差别。

从技术角度讲,肿瘤是体内的癌性细胞团块。这团细胞与体内正常的细胞不同,因为它以极快的速度生长[1]。这样生长的动力来自化学反应,以及脂肪和碳水化合物供应,这也是为什么癌症发展的一个早期指标是患者体重减轻。当肿瘤刚刚开始生长时,它通常会在一个位置发展。这个位置可能是前列腺、肝、皮肤、大脑内,或者体内的其他地方。当肿瘤位于一个孤立的位置时,可以被认为是"局部的"或1期。随着肿瘤继续生长和扩张,肿瘤细胞可以扩散到初始部位以外,并在体内其他地方出现。根据肿瘤发生扩张的剧烈程度,癌症被"分期",其中癌症4期表明最严重的全身扩散肿瘤[2]。这些额外的肿瘤,也称为增生或病变,被认为是额外的转移(远离起源肿瘤处的生长),这就是为什么晚期病症被称为"转移性"癌症。癌症的发展有许多重要因素,但现在我们只需知道,1期是早期和局部性的,4期是晚期和转移性的。

为了更好地介绍和理解肿瘤学(领域),很重要的一点是概述和描述患者在整个疾病过程中的经历。通常,这被称为"患者旅程"。笔者在前两章通过概述旅程的诊断部分(诊断连续体)介绍过这个过程,但"患者旅程"远不止诊断。通过更多地了解"患者旅程",我们能够更多地知晓患者从疾病的初始检测和诊断到癌症的治疗、监测和潜在缓解等所经历的所有这些医疗步骤。

不幸的是,由于癌症属于一种广泛性疾病,几乎在身体各处都有可能发生癌变,因此下文将会专注于讨论两个具体病例以向读者介绍"患者旅程"。为了更清楚明了地说明这一旅程,以及过去几十年精准医疗如何对它的进展产生影响,下文将从最常见的肿瘤学领域之一——乳腺癌开始。

乳腺癌

2000年，在乳腺癌领域取得若干发展，以及许多女性因乳腺癌失去生命之后，FDA和其他行业监管机构制定了指导方针，通过一种新兴的医疗程序，即数字乳房X线检查对早期检测进行指导[3]。这些数字乳房X线检查在当时是用于筛查和诊断乳腺癌的新型系统，在检测增生或肿块方面超过了物理检查的范围。乳房X线检查程序还包括X线部件——一种先进影像诊断技术，用于分析受压迫乳房的肿瘤生长情况。推荐的使用频率随着时间的推移而有所改变，美国预防服务工作组（USPSTF）最近提出的指南建议，乳腺癌患病风险处于平均水平的女性只需从50岁起每2年进行1次检测[4]。获得乳房X线片的过程十分简单，通常在基础影像中心完成，并且检查时间不到15分钟[5]。在诊断程序结束后不久，分析X线片和其他影像测试的专业放射科医生就会对结果进行解读。结果通常在几周内即可给出。

对于乳房X线检查呈阳性的女性，下一个影像检查过程是更详细的诊断性乳房X线检查和超声检查，以便更好地评估肿块并了解乳腺组织或周围组织和器官内是否有额外的生长[6]。如果诊断性乳房X线检查结果为阳性或可疑，那么下一步是让其接受附加的影像学检查，如MRI。该程序也是由放射技师完成，并且可以在医院、门诊诊所或影像中心进行[7]。

随后，如果更全面的诊断性乳房X线检查结果为阳性并且仍然可疑，就有必要知道乳腺组织内的生长物究竟是癌性（恶性的），还是尚未立即构成威胁（良性的）[8]。从乳房移取组织的过程称为活检，可以用针进行（称为穿刺活检），或者用传统刀片或手术刀进行（手术活检）。根据可疑生长物的位置，医生会推荐其中一种方法。如果需要进行手术活检，则有必要让外科肿瘤学家介入，或者配备医学肿瘤学家进行核芯针穿刺活检[9]。活检使用先进的影像学技术，并且通常在超声或MRI引导下进行，以确保其直接采自异常组织，从而减少从乳房取出的多余组织。

随后，需要实验室诊断测试来评估生长物是否为癌性。为了进行这些测试，在进行活检后，医生需要确保样本被保存以供测试。为此，一旦从患者身上采集活检样品，外科医生就会将样品送到实验室以便尽可能长时间地保存。一旦样品进入实验室，一位在组织保存和分析方面接受过专门培训的医生（称为病理学家）会取出一部分样品放在显微镜下检查。这个过程被称为病理解剖或肿瘤检查，旨在确定该组织样品是恶性还是良性[10]。在初步检查之前或之后，病理学家将通过用被称为石蜡的蜡质物质覆盖样品来进行保存，以防止组织干燥[11]，使病理学家能够在以后需要时还可进行其他测试。

如果病理学家在显微镜下检查后确定组织为癌性,那么这时患者就会正式被诊断患有癌症。在此之前,细胞群都有可能是良性的,或者根本没有危害。这就是为什么对于许多女性来说,进行活检的过程经常被误解为做出了癌症诊断,但其实直到在显微镜下观察细胞之前,都还没有确诊癌症。

现在,如果病理学家确定细胞确实是癌性的,那么通常会对样品进行3项测试[12]。这些额外的测试或初步物理检查后的下游分析是病理学家在初步病理学测试中仅使用一小部分样品的原因。对样品进行的前2项测试是增加2种不同类型的激素受体[雌激素受体(ER)和孕激素受体(PR)]的活性[13]。病理学家将使用涉及染色组织的专业测试,并再次在显微镜下检查,以进行该项分析。这种方法称为免疫组织化学法,英文称"immunohistochemistry"。把这个词分解来讲,"immuno-"指的是与特定抗原结合从而产生染色过程中使用的颜色的抗体,而"histo-"是指组织[14]。

病理学家所进行的第3项测试是HER2/neu测试。该测试可寻找特定蛋白质或参与该特定蛋白质表达的基因。所评估的基因的正式名称为人表皮生长因子受体2基因,负责制造HER2蛋白[15]。

根据这3项测试的结果,病理学家向医学肿瘤学家反馈的报告可能有所差异,这取决于3项测试的阳性(+)或阴性(-)表达情况(表4.1)。因此,基于基因测试有8种不同的可能性。

表4.1 ER、PR和HER2测试可能出现的不同结果

ER	PR	HER2	概率(%)
+	+	+	75～80
+	+	-	
+	-	+	40～50
+	-	-	
-	+	+	25～30
-	+	-	
-	-	+	<10
-	-	-	

这些测试的重要之处在于,它们将帮助医学肿瘤学家确定要对患者采取何种治疗方案。但是,基因检测并不是在推荐治疗方案时考虑的唯一的测试形式。另外还需要影像学测试来表明(现已确定为癌性的)异常组织的存在位置。这种癌症扩张程度的分析还涉及其他3个变量——肿瘤大小(T)、肿瘤是否扩散到其他

淋巴腺或淋巴结（N），以及癌细胞是否已发生转移（M）（表4.2）[16]。这3个变量的组合决定了癌症的严重程度或分期。

表4.2 乳腺癌不同分期的定义

分期	肿瘤大小（T）	淋巴结受累（N）	转移
Ⅰ期	-2cm	否	否
Ⅱ期	2～5cm	否或乳房同侧	否
Ⅲ期	>5cm	是，乳房同侧	否
Ⅳ期	不适用	不适用	是

可以看出，被诊断患有乳腺癌并不能真正告诉患者什么。为了让医生就患者的最佳治疗方案做出决定，需要仔细权衡每一个因素以便做出适当的诊断。由于我们有4种肿瘤大小、3种不同的基因标志物、2个淋巴结受累选项及2个转移程度选项，因此会产生近200种可能的"乳腺癌"鉴别诊断。此外，如果存在潜在的乳腺癌家族史（有时即使没有），医生也可能要求患者进行不同类型的测试（血液或唾液测试），以明确该名女性是否携带2个BRCA肿瘤抑制基因之一的BRCA突变，以进一步评估这名女性所患癌症的严重程度或可能的严重程度；BRCA突变导致乳腺癌和卵巢癌的风险显著增加。2013年，女演员安吉丽娜·朱莉（Angelina Jolie）在得知自己的BRCA测试结果后，选择接受预防性乳房切除术，使这些突变和测试变得广为人知。她患乳腺癌的风险为87%，患卵巢癌的风险为50%，从而导致她选择预防性乳房切除术，并在2年后又切除了卵巢和输卵管[17, 18]。

一旦医生对患者所患乳腺癌的类型做出适当诊断，下一步就要考虑治疗方案。治疗的过程几乎都包括一个或多个要素的外科手术（切除）和药物（用药）治疗（表4.3）[19]。

表4.3 乳腺癌患者的6种不同治疗方案

方案	方法	描述
手术治疗	乳房肿瘤切除术	外科手术清除癌变细胞
	乳房切除术	外科手术切除整个乳房
药物治疗	放疗	利用高能粒子摧毁癌细胞
	化疗	输注以杀死癌细胞并阻止其生长
	激素疗法	使ER＋或PR＋肿瘤缩小并防止复发
	靶向疗法（精准医疗）	减缓和阻止HER2＋肿瘤或其他基因突变肿瘤的生长；患者必须患有特定的突变肿瘤才能产生反应

我们现在已经确定2种不同类型的手术治疗方法和4种不同类型的药物治疗方法，所有这些都可以单独使用或者与其他治疗联合使用。这意味着至少有64种不同的潜在治疗方案可以用于治疗乳腺癌，而这还不考虑药物的类型及药物的使用量。

为了帮助医生对方案进行分类和选择，美国临床肿瘤协会（ASCO）和国家综合癌症网络（NCCN）与大多数主要的医疗中心一起，已开发了在人群中最成功的治疗方法。大多数医生会参考一两组不同的途径来指导患者选择自己的治疗方法，并再次借助诊断来使决策更加清晰。现在美国有一种由Genomic Health公司提供的名为Oncotype DX的标准测试，它利用21种不同基因的肿瘤特征来确定手术后女性复发的风险，以及增加化疗是否将会降低这种风险。对女性进行复发评分，分为低风险（1～<18分）、中等风险（18～30分）和高风险（31分或以上）。低风险时可以选择不接受化疗，而高风险时则必须接受化疗。中等风险是一个需要与医生具体讨论化疗获益的区域，而在我最好的朋友正好被分到该区域后，我称之为"令人愤怒的混乱区"。其他因素，如患者年龄、患者关注和偏好、并发症、可能增加化疗相关毒性风险的状况、肿瘤大小和分级及ER表达程度等都要考虑在内[20]。我的朋友在双乳切除术后选择了积极化疗路线，因为她年纪轻，整体健康状况良好（除了她被诊断患有浸润性乳腺癌）。更为复杂的是用最新、最全面的方法来诊断患者及其潜在的治疗过程，而那就需要通过全面基因组分析（CGP）。CGP，如由罗氏制药FoundationOne®的分析范围涵盖315个癌症相关基因的整个编码序列，外加来自经常在实体肿瘤中发生重排或改变的28个基因的选择内含子[21]，从而允许获得关于患者肿瘤所有突变的最完整信息，以及这些突变对多种靶向治疗的响应。对于患有三阴性（ER阴性、PR阴性和HER2阴性）乳腺癌的患者，额外的测序可以发现其他信息以更好地指导治疗。在一定比例的三阴性患者中，她们实际上具有一个使HER2阴性状态变为HER2阳性的碱基突变，因此能够通过赫赛汀靶向疗法进行治疗，而在进行额外测序之前却别无选择[22]。

一旦诊断连续体完成，患者将经历其治疗旅程周期。如前所述，根据肿瘤、分期和医生遵循的指导原则，存在多种治疗组合。此外，患者可能有资格参与使用仍处于测试阶段的药物的临床试验，这使得治疗模式更加复杂；除此之外还有可能出现新的治疗方法，如免疫疗法——迄今仅作为治疗乳腺癌的最后手段。图4.1是医生和患者在决定乳腺癌治疗过程时所面临的诸多选择的简化版本。

乳腺癌是最常被诊断和治疗的癌症之一，这也是为什么已经有好几代药物被

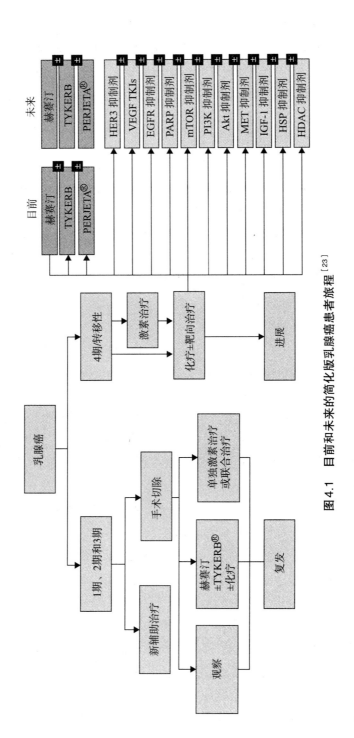

图 4.1 目前和未来的简化版乳腺癌患者旅程[23]

开发出来用于治疗处于不同疾病阶段的乳腺癌患者的原因。然而,并不是所有癌症都是这样。不幸的是,当患者在疾病晚期被诊断出来时,可选择的疗法变得更少。一种通常无法被早期诊断的癌症是皮肤癌晚期,也称为转移性黑色素瘤。尽管被诊断患有转移性黑色素瘤的患者比例较低,仅占全部黑色素瘤患者的2%,但这个数字正随着时间的推移而持续增加,因此需要更好的治疗方法[24]。

转移性黑色素瘤

这本书首批访谈人物之一是我父母的一位好友,她的丈夫几年前死于转移性黑色素瘤。汤米(Tommy)是我父亲在老邻居中最好的朋友之一,他的生活丰富多彩,他似乎总是去做任何他想做的事,并且能找到办法让自己成功。他的妻子莫莉(Molly)跟他十分般配,他们每隔几年就会带着孩子搬到美国另一个地方生活,尝试不同的新鲜事物。黑色素瘤的诊断令他们大吃一惊,但并没有让他们感到伤心和失望。他们的旅程就此开始。

转移性黑色素瘤的诊断路径可能通过两种方式进行。患者可能较早得到诊断,随后疾病可能进展到转移(4期)阶段,或者患者可能初诊就是4期(如汤米)。新诊断出的转移性黑色素瘤是一种非常危险但真实存在的疾病。转移性黑色素瘤的诊断始于自我观察到有奇怪形状的痣在皮肤上生长。虽然许多人会忽视这样的生长,但当这些痣越长越大,发生形状改变,或者引起疼痛和刺激时,人们常寻求医生的医疗建议[25]。最常咨询的医生是皮肤科医生,他们除了处理美容皮肤问题以外,还是转移性皮肤癌的第一道防线。皮肤科医生将进行体检以记录该区域的大小、形状和质地,并检查附近的淋巴结以寻找可能的生长。

一旦完成体检并且皮肤科医生怀疑其生长可能是癌性的,那么医生将会进行皮肤活检。该过程通常并不十分复杂,因为如与肺肿瘤或肾肿瘤相比,从皮肤提取活检样本要容易得多。对于皮肤活检,在进行活检之前要使用局部止痛剂或麻醉剂。医生可能是通过使用特定的圆形切割工具钻孔活组织检查,或者是通过切取活组织以取得活检样本,其中医生将切入皮肤较深处以了解痣是否已穿透皮肤表面。从这里开始,活组织检查将以与其他肿瘤类型相同的方式进行处理,在显微镜下进行物理检查以确定细胞是癌性还是良性。

对于许多新诊断出患有转移性黑色素瘤的患者,皮肤科医生进行物理检查时还会发现淋巴结生长或转移,并且也会对其进行活检。与早期乳腺癌实例相似,这些活检比较难以操作并具有侵入性,因此需要更高的精确度。另外,一旦检测到转移性黑色素瘤,需使用同样的影像学技术来了解肿瘤在体内的扩散程度。

因此,对于转移性黑色素瘤,分期很简单。癌症已扩散到单个部位以外,手术切除对患者无益。虽然这十分不幸,但还是有一些医疗手段可以阻止或减缓体内肿瘤的扩散。在2011年之前,只有两种药物被批准用于治疗皮肤癌的转移形式:达卡巴嗪(Dacarbazine)(1975年批准),一种仅有13%的概率使肿瘤缩小的化疗药物,以及高剂量的白介素-2(IL-2)(1998年批准),一种高剂量免疫增强疗法,在约4%的患者中发现有疗效,但具有非常严重甚至可能致命的副作用[26]。这些药物虽然看起来如此有限和疗效不佳,但它们在超过10年的时间里是转移性黑色素瘤患者仅有的两种选择。莫莉拿出她的旧笔记向我回顾汤米的旅程,这发生在20世纪90年代末和21世纪初。她眼含泪水,向我真实地还原了当时的情况,她告诉我他们是如何尝试典型治疗方法,然后寻求临床试验,以及汤米如何坚持工作(当时作为一名教师)直到他的双腿肿胀以至于无法再去上课。但最终,他没有得到康复的机会。

时光飞逝,转眼到了2011年。此时,针对$V600E$基因发生$BRAF$突变(BRAF+)的转移性黑色素瘤患者的第一种靶向疗法获批,完全颠覆了转移性黑色素瘤的治疗指南。这种药物[后来被命名为威罗菲尼(Zelboraf)]的一项关键性Ⅲ期试验显示,48%的患者可以获得积极反应,而达卡巴嗪(1975年批准)仅有5%的患者可以获得积极反应[27]。这一药物的批准为成千上万名转移性黑色素瘤患者带来了希望,并使靶向治疗成为转移性黑色素瘤治疗的最前沿。到2016年,我们已经拥有可用于治疗转移性黑色素瘤的更多选择,并且可以单独使用或组合使用(表4.4)[28]。

表4.4 用于治疗转移性黑色素瘤的各种药物

药物	批准年份(年)	类型
达卡巴嗪	1975	化疗,非靶向
阿地白介素	1998	高剂量IL-2
Zelboraf(威罗菲尼)	2011	BRAF抑制剂
Yervoy(易普利单抗)	2011	抗CTLA-4免疫检查点抑制剂
Tafinlar(达拉菲尼)	2013	BRAF抑制剂
Mekinist(曲美替尼)	2014	MEK抑制剂
Keytruda(派姆单抗)	2014	程序性死亡1(PD-1)蛋白抑制剂
Opdivo(纳武单抗)	2014	程序性死亡1(PD-1)蛋白抑制剂
Cotellic(考比替尼)	2015	MEK抑制剂

让我们想象一下,1975~2011年,我们在转移性黑色素瘤的治疗上几乎没有任何改进。但是在短短的5年时间里,我们见证了7种改变生命的新疗法进入

市场。这是如何发生的？功劳完全在于精准医疗。这一切都归功于最终了解疾病的基因源头，并且开发药物和治疗方法来专门针对这些问题，而不是使用广泛化疗来杀死癌细胞（化疗也会同时杀死重要的活细胞）。我们现在刚刚触及精准医疗的表面，每年投入数亿美元来更好地了解导致肿瘤生长的基因，以及确定哪些患者应该接受哪种药物组合。正如笔者在前言中提到的，2015年FDA批准的所有药物中有28%在标签上标有生物标志物信息[29]。对开发中的药物进行分析表明，这一百分比在未来几年将会显著上升，并且这些靶向药物中的每一种都具有伴随诊断，可以打开通向正确药物的大门。不幸的是，对于汤米，或者对于我的祖母——她在被确诊为癌症晚期前的多年里一直隐藏着自己手臂上的"雀斑"，没有得到任何帮助，或者对于在精准医疗时代到来之前过早结束旅途的所有其他患者，这一切进步都来得太迟了。从根本上说，无论身在世界任何地方，精准医疗的核心都在于在整个疾病过程中更好地了解患者。了解这些患者，从诊断到治疗到监测，贯穿整个患者诊断、治疗和服务旅程，是个体化精准医疗的中心主题。

参 考 文 献

1 What are tumors? [Internet]. The Sol Goldman Pancreatic Cancer Research Center at Johns Hopkins Medicine; [cited Dec 6, 2016]. Available from: http://pathology.jhu.edu/pc/BasicTypes1.php?area=ba

2 Staging [Internet]. National Cancer Institute; Mar 9, 2015 [cited Dec 6, 2016]. Available from: https://www.cancer.gov/about-cancer/diagnosis-staging/staging

3 FDA permits marketing of first direct-to-consumer genetic carrier test for Bloom syndrome [Internet]. U.S. Food & Drug Administration; Feb 19, 2015 [cited Nov 22, 2016]. Available from: http://www.fda.gov/NewsEvents/Newsroom/PressAnnouncements/ucm435003.htm

4 Final update summary: breast cancer: screening [Internet]. US Preventive Services Task Force; Sep 2016 [cited Dec 6, 2016]. Available from: https://www.uspreventiveservicestaskforce.org/Page/Document/UpdateSummaryFinal/breast-cancer-screening1

5 Screening mammogram [Internet]. Memorial Hermann; [cited Nov 22, 2016]. Available from: http://www.memorialhermann.org/imaging-and-diagnostics/screening-mammogram/

6 Mammogram [Internet]. National Breast Cancer Foundation; [cited Dec 6, 2016]. Available from: http://www.nationalbreastcancer.org/diagnostic-mammogram

7 Breast MRI [Internet]. Cancer.Net; Sep 2016 [cited Dec 6, 2016]. Available from: http://www.cancer.net/navigating-cancer-care/diagnosing-cancer/tests-and-procedures/breast-mri

8 Breast biopsy [Internet]. American Cancer Society; [cited Dec 6, 2016]. Available from: http://www.cancer.org/treatment/understandingyourdiagnosis/examsandtestdescriptions/forwomenfacingabreastbiopsy/

9 Bennett M. Breast core biopsy [Internet]. InsideRadiology; Nov 11, 2016 [cited Dec 6, 2016]. Available from: http://www.insideradiology.com.au/breast-core-biopsy/

10 Anatomic pathology [Internet]. Lab Tests Online; Jul 22, 2014 [cited Dec 6, 2016]. Available from: https://labtestsonline.org/understanding/features/anatomic-pathology/

11 Preserving breast tissue samples for pathology [Internet]. Susan G. Komen®; Oct 19, 2016 [cited Dec 6, 2016]. Available from: http://ww5.komen.org/BreastCancer/Preserving-Breast-Tissue-Samples-for-Pathology.html

12 IHC tests (ImmunoHistoChemistry) [Internet]. Breastcancer.org; Oct 23, 2015 [cited Dec 6, 2016]. Available from: http://www.breastcancer.org/symptoms/testing/types/ihc

13 Estrogen and progesterone receptor testing for breast cancer [Internet].Cancer.Net; Apr 19, 2010 [cited Dec 5, 2016]. Available from: http://www. cancer.net/research-and-advocacy/asco-care-and-treatmentrecommendations-patients/estrogen-and-progesterone-receptor-testing-breast-cancer

14 Ramos-Vara JA, Miller MA. When tissue antigens and antibodies get along revisiting the technical aspects of immunohistochemistry—the red, brown, and blue technique. Vet Pathol. Jan 2014;51(1):42-87.

15 Moynihan TJ. HER2-positive breast cancer: what is it? [Internet]. Mayo Clinic; Mar 25, 2015 [cited Dec 6, 2016]. Available from: http://www.mayoclinic.org/breast-cancer/expert-answers/faq-20058066

16 The American Cancer Society medical and editorial content team. How is breast cancer staged? [Internet]. American Cancer Society; Jun 1, 2016 [cited Dec 6, 2016]. Available from: http://www.cancer.org/cancer/breastcancer/detailedguide/breast-cancer-staging

17 Jolie A. My medical choice [Internet]. The New York Times; May 14, 2013 [cited Dec 6, 2016]. Available from: http://www.nytimes.com/2013/05/14/opinion/my-medical-choice.html

18 Angelina Jolie Pitt's story highlights BRCA testing and personal health decisions [Internet]. LabTestsOnline. Apr 9, 2015 [cited Dec 6, 2016]. Available from: https://labtestsonline.org/news/150409brca/

19 Cancer.net Editorial Board. Breast cancer: treatment options [Internet]. Cancer.Net; Jun 25, 2012 [cited Dec 6, 2016]. Available from: http://www. cancer.net/cancer-types/breast-cancer/treatment-options

20 The Recurrence Score report [Internet]. Intermediate Oncotype DX; [cited Dec 6, 2016]. Available from: http://intermediate.oncotypedx.com/en-US/The-Recurrence-Score-Result

21 FoundationOne® website [Internet]. FoundationOne®; [cited Dec 6, 2016]. Available from: http://www.comprehensivegenomicprofiling. com/#increase-role

22 Palma NA, Chalmers Z, Li Y, Bailey M, Ross JS, Balasubramanian S. A U.S.-based prospective, multi-center, non-interventional study of the role of comprehensive genomic profiling in the clinic. J Clin Oncol 2015;33(15_suppl):e22183.

23 Adapted from: Pothier K, Gustavsen G. Combatting complexity: partnerships in personalized medicine. Pers Med. 2013;10(4):387-396.

24 Cancer Research UK. Skin cancer incidence statistics [Internet]. Cancer Research UK; May 15, 2015 [cited Dec 60, 2016]. Available from: http://www. cancerresearchuk.org/health-professional/cancer-statistics/statistics-bycancer-type/skin-cancer/incidence

25 The American Cancer Society Medical and Editorial Content Team. Tests for melanoma skin cancer [Internet]. The American Cancer Society; May 19, 2016 [cited Dec 5, 2016]. Available

from: http://www.cancer.org/cancer/skincancer-melanoma/detailedguide/melanoma-skin-cancer-diagnosed

26 Smyth EC, Carvajal RD. Treatment of metastatic melanoma: a new world opens [Internet]. Skin Cancer Foundation; [cited Dec 5, 2016]. Available from: http://www.skincancer.org/skin-cancer-information/melanoma/melanomatreatments/treatment-of-metastatic-melanoma

27 Rebecca VW, Sondak VK, Smalley KS. A brief history of melanoma: from mummies to mutations. Melanoma Res. Apr 2012;22(2):114-122.

28 FDA approved drugs for melanoma [Internet]. AIM at Melanoma Foundation; [cited Dec 6, 2016]. Available from: https://www.aimatmelanoma.org/melanoma-treatment-options/fda-approved-drugs-for-melanoma/

29 Abrahams E. Personalized medicine in brief. Pers Med Coalit. 2016 Fall;7:2.

第 5 章

迈向称之为"医学"的这一天

获取精准医疗

在一次商务旅行中，我参观了一所位于加勒比海快乐小岛上的医院。仿佛突然穿越了时间隧道，我被深深地震撼了。这家医院建于 20 世纪 60 年代，自那以后几乎没有什么变化。在参观中，我注意到走廊里吹来的海风干净凉爽。这得益于户外走廊促进了空气流动，除了在飓风季节，这一点绝对是令人惊叹的。我还注意到基本的设备、简陋的实验室设施，甚至路过的护士们依然保持着 20 世纪 60 年代干净利落但略显过时的风格。尽管医院不断对基本设备，特别是最常见的核心临床诊断仪器和病床监控设备进行升级，但管理层却解释说，从专业手术到心脏并发症，从重大事故到癌症护理和精准医疗，所有这些"特殊"的项目都离开了这座小岛。他们根本没有资源或合格的员工来支持这些项目。作为新英格兰本地人，在我生命中的某个时段也曾考虑搬到加勒比地区，享受温暖的阳光，但医院之旅后，我立即回到现实，在发达国家我们认为理所当然的医疗在这个很多方面充满神奇色彩的地方仅仅是一个梦。

放眼世界，和本书描述的很多区域一样，医疗服务的不足都是一个主要的问题，更不用说精准医疗了。超过 10 亿人（几乎占世界人口的 15%）缺乏有效和负担得起的医疗保障[1]。这 10 亿人更多集中在发展中国家。低收入和中等收入国家承担着全球 93% 的疾病负担，但医疗支出只占全球的 11%，不到全球收入的 20%[2]。此外，在发展中国家提供医疗服务的医生数量更少。在过去的几十年里，由于医生的总人数是稳定的，美国的医生与患者的比例一直在增加或保持稳定[3]。但即使在美国，每 10 万人中也只有 3.7 名肿瘤医生[4]。考虑到目前需要进行癌症评估的人口数量，在接下来的几十年由于人口日益增长，老龄化加剧，甚至会有更多的人有此需求，而我们无法通过改变生活方式来显著减少这些数字，肿瘤医生数量的缺口会越来越大。然而，与在世界其他地区看到的情况相比，美国医生短缺数量简直是微不足道的（后面的章节将分国别进一步讨论）。再加上在全球范围内提供个性化护理的复杂性，我们面临着获取医疗服务的终极挑战。

在全球范围内，存在多重获取医疗服务的障碍，这限制了精准医疗的提供。其中4个关键问题——预防保健、成像、体外诊断（IVD）和治疗，是全球在获取标准化精准医疗和提供护理方面迫切需要解决的问题（图5.1）。

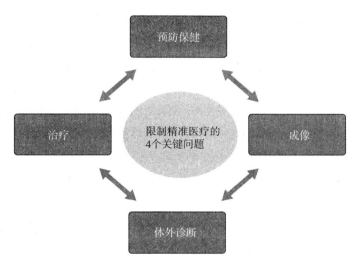

图5.1 限制精准医疗的4个关键问题

在探讨这4个关键问题之前，我想先解决一个显而易见的问题。全球获取医疗保健方面存在着许多问题，但这些问题并不直接与精准医疗相关。超过10亿人无法获得安全的饮用水[5]。大部分发展中国家城市人口居住（环境）空气质量达不到国家标准[6]。世界上还有不到30%的人口无法使用卫生设施，如抽水马桶和带盖公厕[7]。许多发展中国家缺乏道路和运输基础设施，无法向农村地区提供充足的医疗服务。药品的报销和支付是一个主要的全球性问题，这个问题将在下一章讨论。本章主要关注的是精准医疗，即在正确的时间为正确的患者提供正确的治疗。

获取预防护理

小儿麻痹症、麻疹、天花这些疾病有什么共同之处呢？被称为疫苗的药物已被开发出来，用于防止人群感染这类疾病。疫苗的工作原理是将稍加修饰的病毒或细菌引入血液中（在这种情况下，病毒或细菌将被称为病原体）。这一过程激活了免疫系统，免疫系统能够利用无害的病原体来抵御未来可能在人的一生中进入血液的有害病原体。如果针对这些疾病已有预防疾病传播的疫苗，那么为什么

2015年非洲仍然出现了4万多例麻疹确诊病例[8]？自20世纪80年代以来，尽管全球脊髓灰质炎病例下降了99%以上，但为什么2015年巴基斯坦仍有300多例脊髓灰质炎确诊病例[9]？

这是因为，在全球资源匮乏的地区，人们（主要是儿童）无法获得预防性药物，尤其是疫苗。以肺炎球菌疫苗为例，它可以保护儿童免受致命疾病的侵害，如败血症（血液感染）、细菌性脑膜炎和肺炎，但全球每年仍有100多万儿童死于肺炎球菌病[10]。虽然已有公司开发出针对这种疾病的疫苗，每个孩子的疫苗成本约为50美元，但许多发展中国家的儿童和家庭根本无法负担预防保健的高昂费用。虽然在资源匮乏的国家降低疫苗价格听起来可能很简单，但一家主要生产疫苗的生产商发言人表示，疫苗是"先进而复杂的，需要大量的前期资本投入来生产和供应"[11]。许多重要疫苗以极低的折扣被提供给资源匮乏的国家，价格比发达地区低90%，但即便如此，广泛接种和采用疫苗的机会仍然很低[11]。向资源匮乏的国家提供低成本疫苗需要在研发支持、为投资者创造价值和制药公司基金会部门的慈善捐赠之间取得微妙的平衡，但不可能总是通过在全球范围内提供几乎免费的疫苗来达到这一平衡。

除了获取疫苗的资金因素，在资源贫乏的发展中国家，预防医学还面临着其他挑战。在疫苗方面，有限的基础设施和匮乏的储存设施使得当地很难保存需要冷藏以维持药物有效性的疫苗[12]。还有一个更大的问题是，新兴市场的患者普遍无法获得预防保健。已有广泛的证据表明，在充分推广预防保健的国家，人们能够更好地控制常见慢性病和与生活方式有关的疾病[13]。除了慢性病的管理之外，定期的预防保健和初级保健也有助于更早地诊断传染性疾病（传染病）及非传染性疾病（癌症）。此外，预防保健通常是通过家庭医生或初级保健医生提供的，并且已经证明完善的初级保健有利于提高自我评价、改善心理健康，以及减少发达社区和不发达社区在总体健康评分中的差距[14]。

获取体外诊断

从了解风险，到早期发现疾病，再到为患者确定正确的治疗方案，诊断的价值已经一次又一次地得到证明。然而，只有当患者有能力获得这些技术时，才能出现与利用诊断检测有关的积极结果。在新兴市场，无法进行体外诊断是精准医疗无法被广泛采用的一个主要因素，而且并不局限于一种疾病或一个国家——这是一个广泛存在的制约因素，因此有许多重大障碍需要克服。

在许多国家和地区，特别是非洲国家，人类免疫缺陷病毒（HIV）感染［或称之为艾滋病（AIDS）］的患病率更高，那里会对新生儿进行筛查，以便早期发现这种可能危及生命的疾病。在美国，90%以上感染HIV的妇女在分娩前就知道自己感染HIV的情况[15]。这一情况至关重要，因为所有出生时携带HIV的婴儿，如果不接受适当的治疗，约50%会在2岁前死亡。而如果不知道是否携带HIV，就不可能提供适当的治疗。在非洲，携带HIV的妇女所生的孩子，只有42%在出生后接受了诊断测试[16]。这意味着近3/5的新生儿将无法获得可能挽救生命的药物，仅仅是因为医生不知道新生儿已经感染了HIV。

诊断不仅对筛查和早期发现AIDS等疾病至关重要，也可被广泛用于疾病管理。携带HIV的患者之所以痛苦，是因为HIV继续利用他们的细胞复制和传播，导致疲劳和对其他疾病的易感性。随着HIV治疗药物的研发进展，出现了被称为抗反转录病毒疗法的新药物类别，这类药物极大地限制了HIV在患者体内的复制，有利于患者过上相对健康的生活。为了了解患者血液中的病毒浓度（也称为病毒载量）是否得到了控制，有一种非常有用的体外诊断测试，名为病毒载量测试，它能够帮助患者了解他们正在使用的药物是否有效。这一点尤为重要，因为在某些情况下，病毒能够适应某些药物形成耐药性。通过定期监测HIV病毒载量，可以指导患者使用替代药物并保持健康。但问题是，接受治疗的人中只有25%能够获得病毒载量测试[16]。这意味着有75%的患者可能在为对自己没有效果的药物付费，并承受着不必要的额外治疗费和可怕的副作用。

有针对性的治疗，即对具有特定基因特征的患者更有效的药物，只有在这些患者被识别出来的情况下才会奏效。我们常用的2种肺癌疗法，Gilotrif（阿法替尼）和Tarceva（厄洛替尼），已被证实可以增加表皮生长因子受体（EGFR）基因突变的非小细胞肺癌（NSCLC）患者的生存率，同时能够降低治疗成本。这些EGFR阳性的患者约占所有NSCLC患者的10%，占从未吸烟患者的近50%，因此与其他基因改变相比，这种情况并不罕见[17]。由于新药的疗效越来越好，医生开始对更多的患者进行测试，检测他们是否符合这种新药的高反应性基因特征。2015年，在发达国家（美国、韩国及欧洲国家等）对超过80%的新诊断的NSCLC患者进行了*EGFR*突变检测，以更好地识别可能对这种有效药物产生反应的患者[18]。然而，获得*EGFR*检测的机会因地区而异，发展中国家和新兴市场的检测率尤其低。中国是全球非小细胞肺癌发病率最高的国家之一，但也是全球检测率最低的国家之一。只有26%的中国医院定期提供*EGFR*检测服务，只有6%的中国患者定期进行*EGFR*突变检测[19]。

获取成像

仅仅因为患者的检测结果是阳性，并不意味着诊断过程就结束了。对于许多患有某种疾病的患者，尤其是癌症患者来说，了解和观察皮肤表面下和身体内部发生的事情是至关重要的。想要提供适当的癌症治疗，需要对体内肿瘤的大小和形状进行识别、分级和监测，因此需要使用先进的成像技术。这些技术主要是磁共振成像（MRI）和计算机断层扫描（CT），已经在发达国家癌症和其他疾病的治疗范例中已得到公认。尽管MRI技术早在几百年前就被发现，但是直到20世纪70年代才发表了第一篇关于MRI检测的文章[20]。成像技术的不断发展，为癌症的鉴别诊断提供了更高的特异性和敏感性。然而，这项技术革命的好处只有在患者能够获得成像技术的情况下才能实现。

全球每年进行超过36亿例诊断性X线检查[21]，然而不幸的是，世界上近2/3的人口无法获得诊断成像检测，如X线、MRI、CT、正电子发射断层扫描（PET）或超声波。这对孕产妇保健、中枢神经系统（CNS）疾病，尤其是肿瘤学领域产生了关键性的影响。泛美卫生组织/世界卫生组织（PAHO/WHO）放射学和辐射保护区域顾问帕布洛·吉米尼兹（Pablo Jiminez）解释说："获得诊断成像服务对公共卫生有很大影响，如可能降低婴儿死亡率或对某些癌症提供早期检测。不幸的是，目前人力资源短缺，设备陈旧或破损，因此在拉丁美洲越来越难以提供充分的检测机会和高质量的检测。"[22] 尽管有70%～80%的诊断问题可以通过基本成像技术解决，但如果由于成本、基础设施限制或缺乏训练有素的放射技术人员而无法获得这些技术，诊断支持和挽救生命的可能性将永远无法实现。

获取治疗

鉴于预防保健、体外诊断和成像检测的不足，能够以医疗干预（外科手术、精神治疗等）和药物的形式获得充分治疗的患者数量也减少了。不幸的是，随着研究的进展，情况并没有变得更加乐观，发展中国家获得治疗的难度，即使不比获得诊断和成像的难度大，也被证明同样是具有挑战性的。

基本药物已成为发达国家治疗的主要支柱，但对于全球大部分人口来说，这些药物依然遥不可及。困扰药物获取的主要问题之一与药物定价有关。在美国标准HIV治疗中，3种抗反转录病毒治疗方案的费用超过10 000美元，而这对于一个普通的非洲AIDS患者来说是不可能负担得起的，这些药物在非洲的市场仅占全球收入的1%[23]。在美国，保险公司承担了大部分的药品费用，因此获得治疗（在某种程度上）更为容易，但对于非洲这样以自费为主的市场，这些药物是不可能获得的。

除了传染病之外，在全球范围内获得慢性病药物也是非常令人关注的问题。从自身免疫性疾病到呼吸系统疾病，再到糖尿病，所有这些疾病都受到了类似的影响，患者没有能力服用最佳药物以治疗自身疾病。当我们了解到非传染性疾病具有最高的死亡率和几乎最低的经济援助或支付门槛时，这一问题就进一步放大了[24]。因此，尽管资金获取问题对HIV/AIDS和其他传染病尤为突出，但其他治疗领域（特别是非传染性疾病）也需要加以考虑并开展更广泛的宣传。

全球获取精准医疗的负担问题不可能轻易得到解决，但一些利益相关者正在做出巨大努力，希望将这艘大船驶向正确的方向。这些利益相关者包括联邦政府本身、非营利组织和基金会，以及行业的私营/公共联盟。在此让我们关注一些全球领导者。

在南非，HIV/AIDS的负担绝大多数由政府承担。政府发起了一项大规模的转变行动，通过实施国家健康保险向所有公民提供全民医疗保健。该计划涉及与项目管理相关的几个方面，但预期受益最大的领域还包括基础设施资本重组和改善，以及技能开发和认证[25]。

在由政府主导的提高精准医疗可及性的行动中，中国也是领导者之一。2013年，卫生部与国家人口和计划生育委员会合并后，努力改进药物的合理使用，如推出基本药物清单。这一举措将使农村地区能够零加价使用基本药物，使中国贫困农村地区的患者能够获得更富裕的城市居民使用的药物。今后的发展将集中关注医疗服务合理化，通过未来的政策决定影响药物定价[25]。

非营利性组织也高度重视改善医疗保健的可及性，从而提高了精准医疗的使用率。比尔及梅琳达·盖茨基金会（BMGF）和克林顿健康拓展行动（CHAI）是改善医疗保健可及性方面最有影响力的两个团体。

BMGF成立于2000年，是目前世界上最大的透明运作的私人基金会。其400多亿美元的捐赠资金主要用于改善和均衡教育、医疗及技术[26]。在过去10年中，BMGF资助了数百项计划，包括各种提高精准医疗可及性的项目。BMGF已经承诺为该计划提供超过25亿美元的资金，同时也进行其他的投资，将新疗法引入发展中国家市场，在此之前这些国家无法获得标准药物[27]。2015年6月，BMGF拨款2500万美元支持一项临床试验，该试验为比较撒哈拉以南的4个非洲国家使用3种计划生育方法的妇女HIV发病率和避孕效果[28]。2016年1月，BMGF宣布了最大的一项医疗保健计划，承诺向全球疫苗免疫联盟（GAVI）提供16亿美元，"通过在低收入国家增加疫苗的公平使用，拯救儿童的生命，保护人民的健康"。

结核病（TB）也是BMGF投资的一个标志项目。2014年末，BMGF投资了2500万美元用于支持结核病和耐多药结核病的Ⅲ期注册试验[29]。作为所有其他基金会进行比较的基准，BMGF每年都进行数十项投资，以提高药物的可及性。

除了BMGF，CHAI也是行业领导者之一，致力于与全球政府和行业参与者合作，从根本上改变全球卫生经济，提高患者治疗和精准医疗的可获得性。CHAI的项目既关注诊断，也关注治疗。在诊断方面，它的目标是通过与制造商谈判而大幅降低价格，使人们能够获得可以更好地诊断AIDS和TB等传染病的产品。CHAI帮助制定了与HIV病毒载量制造商的合同，以更好地靶向和控制HIV/AIDS，并将检测成本从大约60美元降低到10美元以下，到2019年将节省超过1.5亿美元[30]。在治疗方面，特别是针对儿童，重点仍然是HIV/AIDS和TB治疗。CHAI与联合援助国际药品采购机制（UNITAID，一个针对HIV/AIDS和TB的国际联盟）的合作关系帮助了34个国家，使接受治疗的儿童数量从2004年的1.5万人增加到2015年的60万人，没有他们的资助这些儿童将面临不良预后[31]。

像CHAI这样的非营利组织正在帮助与制造商进行谈判，但制造商和行业联盟也在为提高获得精准医疗的机会而各自努力。2015年，诊断获得行动（DAI）发起了"90-90-90"倡议，旨在确保在2020年前实现90%的患者了解自己的HIV状况，90%的确诊患者接受治疗，90%接受治疗的患者HIV病毒载量受到控制。这一倡议是包括联合国艾滋病规划署（UNAIDS）、WHO、CHAI、总统防治艾滋病紧急救援计划（PEPFAR）、美国疾病预防控制中心（CDC）、联合国儿童基金会（UNICEF）等在内的主要联盟的成果。在治疗方面，大型制药公司继续合作，努力为发展中国家提供负担得起的药物。一个突出的例子是联合国的5个组织（人口基金会、UNICEF、WHO、世界银行和UNAIDS）与5家大型制药公司达成合作关系，共同致力于促进发展中国家获得HIV/AIDS的护理和治疗。通过合作而不是单独达成协议，制药联盟的影响力变得更大、更广，有助于更有利地应对全球流行性疾病。

> **你知道吗？**
>
> **传染病也有精准医疗**
>
> 本章讨论了非癌症疾病，以说明获取精准医疗的重要性，并强调精准医疗也可应用于非癌症疾病，包括传染病。与其他疾病领域相比，传染病的独特性在于病原体的不确定性和多样性，对人类健康和安全构成威胁。传染病治疗的目标简单明了，即在不伤害患者的前提下，尽快识别和消除"入侵者"，即病原菌或病毒。
>
> 从历史上看，个性化传染病治疗一直是一种反应式的发展，创新的治疗方法是从现有并不理想的方法中提炼出来的。精准医疗在现代传染病治疗中的最早应用之一是在21世纪初使用抗病毒药物Ziagen（Abacavir）治疗AIDS。Ziagen是一种针对AIDS患者有效和常用的抗病毒药物，虽然被发现在特定的患者中可能会引起致命的超敏反应。在治疗过程中，大约有5%的患者出现了不良反应，症状包括发热、皮疹、恶心和呕吐。

> 从历史上看，超敏反应只能通过临床诊断来确定，而患者在服用Ziagen后才会了解。考虑到Ziagen对大多数患者有良好的治疗效果，有必要使其个性化使用，避免将其提供给可能出现超敏反应的患者。要做到这一点，其中一个障碍是了解导致超敏反应的原因是病毒本身还是患者。2002年，研究人员发现，在患者身上观察到的超敏反应与一种特定基因家族的特定变异之间存在遗传联系：Ⅰ类人类白细胞抗原（HLA）。HLA-B*57:01变异基因检测为阳性的患者发生超敏反应的概率为60%，而变异基因检测为阴性的患者根本没有发生超敏反应[32,33]。
>
> 本着将精准医疗首次应用于传染病治疗的精神，HIV研究人员继续探索病毒的遗传机制及其与患者的相互作用，希望进一步推进个性化治疗。2007年，辉瑞公司研发的Selzentry（maraviroc）是针对AIDS患者的另一项创新，它代表了一种新型的精准HIV抗反转录病毒药物。Selzentry是一种进入抑制剂，能够与人体细胞中的一种关键受体结合，这种受体可以阻止HIV进入人体。Selzentry的独特之处在于，它是第一种通过与人类细胞而不是病毒本身相互作用而起效的药物。HIV感染人体细胞时，病毒可通过以下两种途径之一进入人体：CCR5或CXCR4（可将它们看作一个房子的两个独立入口）。Selzentry是第一种选择性阻断CCR5的药物，保护在任意时间点CCR5呈阳性的患者免受HIV感染。

困扰发展中国家获取精准药物的主要问题是药物的可获得性，通常是指提供给最需要挽救生命的患者的药物。对于那些已经穷尽所有治疗方案并已接近既定治疗模式终点的患者，通常唯一的选择是姑息治疗（控制症状）和临终关怀（为死亡做准备）。然而，对这些患者来说，第三种选择可能已经准备就位，那就是让他们接受正在研发的实验性药物。不能保证这些药物会起作用，因为它们还没有得到批准，也不能通过传统渠道购买，但这些临床试验可能是拯救患者生命的唯一途径。

当患者没有其他选择时，如果这些疗法有可能挽救他们的生命，那么提供这些选择又会遇到什么问题呢？首先，患者需要知道有这种试验。其次，患者需要满足极其严格的标准才能进入试验。最后，患者通常很难坚持试验，因为试验地点可能与患者的家庭和支持系统分处不同的地区。

为了解决这些日益增加的担忧，一个办法是启动扩大使用制度（EAP），在同情的基础上向患者提供实验性药物。通过这个制度，患者将不会被纳入临床试验，所以药物制造商仍然能够保持最高的成功概率，确定药物是有效的。通过EAP接受药物的患者将由医生负责仔细观察副作用和不良反应，因为药物本身没有被证明是安全或有效的，同情使用的患者与参加实际临床试验的患者得到的治疗和检查也不一样[34]。然而，对于许多没有其他选择的患者来说，通过这个渠道获得可能救命的药物是唯一的解决方案。

除了帮助最严重的患者和需要帮助的患者获得他们支付不起的药物之外，发达国家还存在另一个主要的精准医疗获取障碍，那就是农村医疗机构（通常是社区医疗机构）和一流的城市学术医疗中心之间的医疗标准化差距。居住在农村地区的美国公民更依赖政府资助的卫生项目，患高血压或糖尿病等慢性病的概率更高[35]。除了疾病负担增加以外，这些患者也更难以获得初级保健医生的帮助，以实施预防保健和疾病的早期发现或干预。

正如本书所讨论的，精准医疗是创新疗法、工具和思维过程的产物。然而，在农村地区患者很难获得专门的和高强度的治疗。例如，紧急医疗服务（EMS）使用的是相对简单的手段，还必须在农村地区长途旅行，这通常会导致患者的生死差别[36]。除了EMS，农村地区的患者无法获得最新的技术，如测序分析仪、MRI仪器和最新的手术方法。这些地区的医生通常也没有掌握临床试验数据库和生物信息学知识，无法做出复杂的治疗决策。

在Techonomy网站的一篇文章中，BMGF首席执行官苏·德斯蒙德－赫尔曼（Sue Desmond-Hellmann）和Salesforce网站的首席执行官马克·贝尼奥夫（Marc Benioff）在讨论中分享了一则轶事，突出了农村地区护理的局限性。

> 我给你讲一个有关那个特定主题的故事。我有一个朋友患有脑癌、胶质母细胞瘤，他做过两次手术来让肿瘤变小。第二次手术是在一家乡村医院做的。我对神经外科医生说："好吧，我们要测定这种癌症吗？"那位医生说自己还没有做过基因测序，但她认为进行癌症测序非常酷。[37]

考虑到胶质母细胞瘤的罕见性，目前其治疗标准仍不完善。然而，靶向治疗和分子信息学的进展已经使患者和医生能够通过基因检测和基因组测序探索新的方法。事实上，神经外科医生认为这是一种"相当酷"的选择，而不能清楚地告知患者可以选择它作为更有效的治疗，这是一个不幸的情况，而这在世界其他地区的领先学术医疗中心可能不会发生。

各种资源和利益相关者正在通过远程医疗这个共同的平台解决城市和农村在医疗方面的差距。远程医疗的定义是通过电子通信将医疗信息从一个站点交换到另一个站点，以改善患者的临床健康状况[38]。远程医疗作为一个平台，使北达科他州农村的肿瘤医生能够与纽约顶尖的MRI技术人员沟通，MRI技术人员能够访问数以千计的患者记录，了解疾病的预后和治疗方案。虽然患者可能无法与知名医生和医疗工作者坐在同一个房间,但远程医疗可以通过视频会议实现面对面的舒适互动。

如今,远程医疗的应用水平差异很大,但也存在一些特定的创新领域。Northwell保健集团最近为需要高度隔离的患者实施了"远程重症监护",在保持最高程度患者护理和接触的同时降低污染的风险[39]。迈阿密大学(the University of Miami)开展了一项远程医疗试点计划,结果专科治疗预约的依从性从34%提高到94%,这是一个引人注目的结果,尤其是再加上患者坚持治疗和就诊,他们的健康状况就会得到改善。Anthem在线直播医疗远程医疗总裁约翰·杰瑟(John Jesser)表示:"我们现在称它为远程医疗,但5年后,我们将只称它为医疗。您可以全天候任何时间与董事会认证的医生面对面交流。这就是远程医疗中悄然出现的'奇妙场景'。"[39]

远程医疗的进一步发展不仅将帮助美国解决农村地区医疗不足的问题,还将改善许多大都市和城市地区的医疗和精准医疗可及性。

结论

本章介绍了阻碍全球采用精准医疗的主要问题。这些问题涵盖了最基本的问题,如在非洲是否有诊断性测试来确定患者是否患有疾病,或者是否有能力来储存疫苗。还包括复杂和微妙的问题,如在发达国家设立早期获得项目,允许重病患者在临床试验禁止他们获得时使用这些试验性药物。虽然精准医疗前景广阔,但如果患者无法获得,则无法充分发挥其潜力。

在解决发展中国家精准医疗可及性问题时,我们应该认识到影响当今发达国家也存在这些问题。在美国和其他发达国家,特别是在农村地区,技术创新和互联互通正在提高精准医疗的可及性。一旦这些准入门槛降低,其结果可能是发展中国家患者获得精准药物的速度加快,患者的治疗效果改善,商业实体市场发展加速,即使是在本章前面提到的加勒比小岛也会如此。正如GenePeeks执行主席、亚利桑那州立大学生物医学诊断学院(School for Biomedical Diagnostics at Arizona State)创始人马拉·阿斯皮纳尔(Mara Aspinall)所说:"精准医疗最终成功的标志是我们只把它称为医疗",而可及性是实现这一成功的关键。

参考文献

1 Shah A. Health issues [Internet]. Global Issues; Sep 27, 2014 [cited Dec 2016]. Available from: http://www.globalissues.org/issue/587/health-issues

2 World Health Organization. The world health report 2000: health systems: improving performance

[Internet]. World Health Organization; 2000 [cited Dec 2016]. Available from: http://www.who.int/whr/2000/en/

3 Makaroff LA, Green LA, Petterson SM, Bazemore AW. Graham Center policy one-pager: trends in physician supply and population growth [Internet]. American Family Physician; Apr 1, 2013 [cited Dec 2016]. Available from: http://www.aafp.org/afp/2013/0401/od3.html

4 ASCO. Key trends in tracking supply of and demand for oncologists; Mar 2015. Available from: http://www.asco.org/sites/new-www.asco.org/files/content-files/research-and-progress/documents/2015-cancer-care-inamerica-report.pdf

5 WHO. Drinking-water fact sheet [Internet]. World Health Organization; Nov 2016 [cited Dec 2016]. Available from: http://www.who.int/mediacentre/factsheets/fs391/en/

6 GBTimes. 9% of China urban population has access to clean air [Internet]. Gbtimes.com; Dec 22, 2015 [cited Dec 2016]. Available from: http://gbtimes.com/china/9-china-urban-population-has-access-clean-air

7 WHO. Sanitation fact sheet [Internet]. World Health Organization; Nov 2016 [cited Dec 2016]. Available from: http://www.who.int/mediacentre/factsheets/fs392/en/

8 WHO. Measles surveillance data [Internet]. World Health Organization; [cited Dec 2016]. Available from: http://www.who.int/immunization/monitoring_surveillance/burden/vpd/surveillance_type/active/measles_monthlydata/en/

9 Hashim A. Pakistan's polio problem and vaccination danger [Internet]. Al Jazeera English; Mar 28, 2015 [cited Dec 2016]. Available from: http://www.aljazeera.com/indepth/features/2015/03/pakistan-polio-problem-vaccinationdanger-150328091807399.html

10 Pneumococcal vaccines [Internet]. WHO; Jul 8, 2008 [cited Feb 18, 2016]. Available from: http://archives.who.int/vaccines/en/pneumococcus.shtml

11 GSK response to MSF vaccine report [Internet]. GSK; Apr 23, 2015 [cited Dec 2016]. Available from: https://au.gsk.com/en-au/media/press-releases/2015/gsk-response-to-msf-vaccines-report/

12 Vaccine delivery—strategy overview. Bill & Melinda Gates Foundation; [cited Feb 18, 2016]. Available from: http://www.gatesfoundation.org/What-We-Do/Global-Development/Vaccine-Delivery

13 Learning from U.S. mistakes, emerging markets commit to universal healthcare coverage [Internet]. Yahoo Finance; [cited Feb 18, 2016]. Available from: https://insurancenewsnet.com/oarticle/learning-from-u-s-mistakes-emerging-markets-commit-to-universalhealthcare-coverage

14 Shi L, Starfield B, Politzer R, Regan J. Primary care, self-rated health, and reductions in social disparities in health. Health Serv Res. Jun 2002;37(3):529-550.

15 MMWR Weekly. HIV testing among pregnant women—United States and Canada, 1998-2001 [Internet]. Centers for Disease Control; Nov 15, 2002 [cited Dec 2016]. Available from: https://www.cdc.gov/mmwr/preview/mmwrhtml/mm5145a1.htm

16 Diagnostics Access Initiative to achieve the 90-90-90 treatment target [Internet]. UNAIDS; Apr 22, 2015 [cited Dec 2016]. Available from: http://www.unaids.org/sites/default/files/media_asset/20150422_diagnostics_access_initiative.pdf

17 Genomic testing [Internet]. Memorial Sloan Kettering Cancer Center; [cited Feb 19, 2016]. Available from: https://www.mskcc.org/cancer-care/types/lung/diagnosis/genetic-testing

18 Ray T. Survey shows more NSCLC patients getting EFGR testing, but results often don't inform care [Internet]. Genome Web; Apr 27, 2015 [cited Dec 2016]. Available from: https://www.genomeweb.com/molecular-diagnostics/survey-shows-more-nsclc-patients-getting-egfr-testing-results-often-dont

19 Goozner M. A tale of two countries: lung cancer care in Brazil and China. J Natl Cancer Inst. Nov 7, 2012;104(21):1621-1623.

20 Geva T. Magnetic resonance imaging: historical perspective. J Cardiovasc Magn Reson. 2016;8(4):573-580.

21 Seeram E, Brennan PC. Radiation Protection in Diagnostic X-Ray Imaging. Massachusetts: Jones & Bartlett Learning; 2016.

22 PAHO/WHO Knowledge Management and Communication. World radiography day: two-thirds of the world's population has no access to diagnostic imaging [Internet]. Washington, DC: PAHO and WHO; Nov 2012 [cited Dec 2016]. Available from: http://www.paho.org/hq/index.php?option=com_content&view=article&id=7410 %3A2012-dia-radiografia-dos-tercios-poblacion-mundial-no-tiene-accesodiagnostico- imagen&Itemid=1926&lang=en

23 Keppler H. The untold AIDS story: how access to antiretroviral drugs was obstructed in Africa [Internet]. The EJBM Blog; Oct 1, 2013 [cited Dec 2016]. Available from: https://theejbm.wordpress.com/2013/10/01/the-untold-aids-story-how-access-to-antiretroviral-drugs-was-obstructedin-africa/

24 Mattke S, Haims MC, Ayivi-Guedehoussou N, Gillen EM, Hunter LE, Klautzer L, et al. Improving access to medicines for non-communicable diseases in the developing world [Internet]. Rand Corporation; 200 [cited Dec 2016]. Available from: http://www.rand.org/pubs/occasional_papers/OP349.html

25 Branco de Araujo GT, Stefani SD, Maksimova L, Bhoi N, Hu S, Brand M. Introduction to health systems of BRICS countries [Internet]. International Society for Pharmacoeconomics and Outcomes Research; 2014 [cited Dec 2016]. Available from: https://www.ispor.org/consortiums/asia/Introductionto-Health-Systems-of-BRICS-Countries.pdf

26 Foundation fact sheet [Internet]. Bill & Melinda Gates Foundation; [cited Dec 2016]. Available from: http://www.gatesfoundation.org/Who-We-Are/General-Information/Foundation-Factsheet

27 Public-private partnerships [Internet]. Gavi, the Vaccine Alliance; [cited Dec 2016]. Available from: http://www.gavi.org/funding/how-gavi-is-funded/public-private-partnerships/

28 Gabelnick H. Bill & Melinda Gates Foundation announces $25 million grant to CONRAD program's Consortium for Industrial Collaboration in Contraceptive Research [Internet]. Bill & Melinda Gates Foundation; [cited Dec 2016]. Available from: http://www.gatesfoundation.org/Media-Center/Press-Releases/2000/07/Consortium-for-Industrial-Collaboration-in-Contraceptive-Research

29 Fuller J. The Bill & Melinda Gates Foundation announces new global health grants [Internet]. The Bill & Melinda Gates Foundation; [cited Dec 2016]. Available from: http://www.gatesfoundation.org/Media-Center/Press-Releases/2000/03/HealthRelated-Grants

30 Case study: viral load access program [Internet]. Clinton Health Access Initiative; Feb 2015 11 [cited Dec 2016]. Available from: http://www. clintonhealthaccess.org/case-study-vl-access-

program/

31 CHAI annual report 2014 [Internet]. Clinton Health Access Initiative; 2015 [cited Dec 2016]. Available from: http://www.clintonhealthaccess.org/content/uploads/2015/08/CHAI-2014-Annual-Report.pdf

32 Mallal S, Phillips E, Carosi G, Molina JM, Workman C, Tomazic J, et al. HLA-B*5701 screening for hypersensitivity to abacavir. N Engl J Med. Feb 7, 2008;358(6):568-579.

33 Mallal S, Nolan D, Witt C, Masel G, Martin AM, Moore C, et al. Association between presence of HLA-B*5701, HLA-DR7, and HLA-DQ3 and hypersensitivity to HIV-1 reverse-transcriptase inhibitor abacavir. Lancet. Mar 2, 2002;359(9308):727-732.

34 Manna H. Contrasting approaches to early access across the globe [Internet]. Pharmafocus; [cited Dec 2016]. Available from: http://idispharma-staging. com/sites/default/files/uploads/Contrasting-approaches-to-early-accessacross-the-globe.pdf

35 American Hospital Association. The opportunities and challenges for rural hospitals in an era of health reform. Trendwatch; Apr 2011 [cited May 8, 2017]. Available from: http://www.aha.org/research/reports/tw/11apr-twrural. pdf

36 Rural health disparities introduction [Internet]. Rural Health Information Hub; Oct 31, 2014 [cited Dec 2016]. Available from: https://www. ruralhealthinfo.org/topics/rural-health-disparities

37 Benioff & Desmond-Hellmann: advances, opportunities, and challenges [Internet]. Techonomy; Mar 30, 2015 [cited Dec 2016]. Available from: http://techonomy.com/conf/bio15/big-picture/advances-opportunities-and-challenges/

38 About telemedicine [Internet]. American Telemedicine Association; [cited Mar82016]. Availablefrom: http://www.americantelemed.org/main/about/telehealth-faqs-

39 Arnold M. Telemedicine's "Ah-Huh" moment [Internet]. Decision Resources Group; Nov 2015 23 [cited Dec 2016]. Available from: https://decisionresourcesgroup.com/drg-blog/digital-innovation/telemedicines-ah-hah-moment/

第6章

精准医疗遍及全球

日本

育儿室里一个个苹果般大小的婴儿头上,是一根根黑发,婴儿们则全都舒服地躺在为他们精心编织的摇篮里,这个场景令人震撼。我站在一扇长长的玻璃窗外面看着,该育儿室位于东京国家儿童健康与发展中心(National Center for Child Health and Development)。该中心成立于2002年,是日本第五大专业医疗中心和最大的儿童医院。拥有460个床位的医疗中心设有20个床位的儿科重症监护室(PICU)、40个床位的新生儿重症监护室(NICU),以及一系列临床科室和专科,包括从基础内科到基因治疗的各个领域——所有这些都是专为母亲和孩子设计的。该中心还提供门诊医疗,包括对疑难杂症儿童、妇女保健和生殖医学的家庭护理。它是少数几个同时使用人体干细胞和胚胎干细胞进行研究和提供再生医学治疗的中心之一,而在世界其他地区,使用胚胎干细胞仍然是一个伦理问题。在我的参观中,很明显管理团队对该中心为这些年龄最小的人类如此投入感到非常自豪。但是,在一个到2060年预计65岁以上人口将占总人口约40%的国家[1],为什么对母亲和孩子投入如此巨大的关注呢?

日本没有足够数量的儿童,这就是问题重点所在。日本的出生率从20世纪90年代开始一直在下降,到2005年生育率(TFP)达到谷底。日本国家人口与社会保障研究所(National Institute of population and Social Security Research)的人口预测显示,日本总人口在2010年达到1.28亿的峰值,此后一直在下降。

根据该研究所的预测,到2040年日本人口将达到1.072亿,比2014年少2000多万(图6.1)[2, 3]。如前所述,这些人口中大量是老年人,而劳动力的实际人数还会下降,这一事实引发了人们对养老金制度可持续性的担忧,在一些更偏远的农村地区,甚至一些城镇,人们对未来感到担忧。

日本数据
人口：1.27亿（2015年）
国内生产总值（GDP）：4.1万亿美元（2015年）
总人口：1.27亿（2014年）
GDP：4.7万亿美元（2014年）
肺癌发病人数：113 530（2014年）

图6.1　日本人口统计数据

当日本的总生育率触底反弹时，日本国家儿童健康与发展中心已经成立，其使命是"保障子孙后代的健康发展"[4]。这包括专门针对准妈妈的照顾，以确保她们怀上和分娩健康的婴儿，以及针对这些婴儿及其整个儿童期的医疗，以便他们健康地步入成年。该中心似乎在帮助扭转生育率趋势方面发挥了自己的作用。日本出生率一直在缓慢而稳定地增长，日本现在的情况已经好于亚太其他地区，包括韩国和新加坡（均为1.19%）及中国香港（1.12%）[5]。公正地说，全世界的出生率都在下降，但是日本的出生率继续处于较低水平（表6.1）。

表6.1　澳大利亚、巴西、加拿大、欧盟、日本和美国的出生率（%）比较[5]

国家及地区	1960年	1970年	1980年	1990年	2000年	2010年	2011年
澳大利亚	3.45	2.86	1.89	1.90	1.76	1.93	1.93
巴西	6.21	5.02	4.07	2.81	2.36	1.84	1.82
加拿大	3.81	2.26	1.74	1.83	1.49	1.63	1.61
欧盟	2.58	2.36	1.87	1.66	1.47	1.61	1.58
日本	2.00	2.14	1.75	1.54	1.36	1.39	1.39
美国	3.65	2.48	1.84	2.08	2.06	1.93	1.89

即使出生率在未来几年会出现很大的变化，但依然无法改变有更多的老年人需要照顾及老年人群中癌症患者比例更高的现实。例如，在日本超过10万的肺癌患者中，几乎有70%的患者年龄在70岁以上[6]。而在日本，每10万人中只有0.7名肿瘤医生。这与包括中国在内的其他亚洲国家（每10万人中只有0.6名肿瘤医生）类似，但与美国和欧盟地区每10万人中有超过3名肿瘤医生形成了鲜明对比[7]。日本只有6.5%的人口居住在农村地区，这使得集中在大城市的居民比中国等地区的居民更容易接触到这些肿瘤医生，因为中国有40%以上的人口居住在农村地区[8]。

因此，除了针对性地照顾刚出生和（大部分）最健康的人，日本还必须有针对性照顾最年老和最重病的人。日本在全国范围内肿瘤医生集中的区域建立了多个肿瘤治疗中心。肿瘤患者数量排名前十的治疗中心如下所述[9]。

（1）癌研有明医院（The Cancer Institute Hospital of JFCR）。

（2）静冈县癌症中心（Shizuoka Cancer Center）。

（3）国家癌症中心医院（National Cancer Center Hospital）。

（4）东京大学附属医院（University of Tokyo Hospital）。

（5）新泻癌症中心医院（Niigata Cancer Center Hospital）。

（6）千叶市东区国家癌症中心医院[National Cancer Center Hospital-East (Chiba)]。

（7）东京都小宫医院（Tokyo Metropolitan Komagome Hospital）。

（8）神奈川癌症中心（Kanagawa Cancer Center）。

（9）大阪癌症与心血管疾病医学中心（Osaka Medical Center for Cancer and Cardiovascular Diseases）。

（10）九州大学附属医院（Kyushu University Hospital）。

以上是日本最大的10个肿瘤中心，此外日本还有更多的区域中心，为附近的癌症患者提供全面的服务。例如，离开东京，在乘坐拥挤但干净得无可挑剔的地铁很长时间之后，笔者到了横滨和横滨市立大学医院（Yokohama City University Hospital）。横滨是日本太平洋沿岸人口排名第二的城市，横滨港是日本重要的国际港口[10]。横滨市立大学医院是一个区域性中心，主要治疗年龄最大、病情最严重的患者。作为拥有600多张床位的指定地区性癌症治疗医院之一，其临床实验室拥有各类高效设备，为患者提供基础解剖和临床病理检测。跟着一位活泼、高效的日本翻译，笔者走遍了临床实验室的每一个角落，了解了实验室的内部运作结构。尽管医院设计初衷是提供最佳的癌症治疗，但医院存在一个明显的缺陷，那就是没有专业的分子实验室。像许多其他的日本医院一样，最复杂的精准医疗测试都会送往日本三大商业临床实验室：SRL公司、BML公司和LSI Medience。这些实验室都拥有内部的免疫组化（IHC）、荧光原位杂交（FISH）、实时PCR（RT-PCR）和新一代基因测序（NGS）技术以提供最新和最创新的精准医疗检测。在参观这些实验室时，管理人员比较了日本和其他国家做法的优缺点。与拥有数十个至数百个实验室处理精准医疗专业样本不同，日本只用极少数量的实验室处理这些样本，这样能够加强质量控制能力，减少主观性，无论测试使用的是工具包还是实验室开发测试（LDT）。

这一点很重要，因为在撰写本章时，日本大多数癌症患者在诊断时都会接受生物标志物检测，从表皮生长因子受体（EGFR）到*ALK*基因再到*BRAF*基因（这是日本的典型顺序），以确定他们是否有资格接受靶向治疗和（或）临床试验。不利的方面是，日本在前进的道路上面临着一些挑战，可能会因此减少获得基因检测的机会。在全国范围内，日本政府对资助基因组研究的态度趋于保守。这种担心可能是由于基因检测的道德问题还没有明确界定。该领域的一些专家甚至认为，日本的犹豫使其在基因组研究和开发方面落后于美国、中国和欧盟[11]。目前，液体活检和新一代基因测序还没有在临床实践中得到广泛应用。在过去几年与日本肿瘤医生的讨论中，大多数人估计还需要3～4年的时间新一代基因测序才能进入标准临床应用，这比欧盟估计的1～2年要长。尽管有这样的观点，亮点仍在不断涌现，新一代基因测序公司不断推动将仪器投入主要的商业实验室用于临床检测，东芝推出了Japonica Array基因分型服务，支持将针对日本个人的快速、先进基因分型技术用于研究[12]。Japonica Array是由1000多个日本个体组成的群体特异性单核苷酸多态性（SNP）基因序列，可用于更高级的遗传群体研究[13]。

在报销方面，首先必须了解日本的全民公共卫生保险系统（PHIS）。所有的PHIS方案都提供相同的福利计划，包括医院、初级保健、专科门诊和精神保健，以及医疗机构批准的处方药和家庭护理服务、临终关怀、物理治疗和大多数牙科治疗。预防措施，特别是筛查、健康教育和咨询，也包括在健康保险计划之内，而癌症筛查则由市政当局提供。与此同时，私人保险在填补保险缺口方面发挥着次要作用。因此，基因改变检测通常由国家卫生系统出资[14]。对于这类测试，70岁以上患者的自付比例为10%～20%，70岁或更年轻患者的自付比例为10%～30%。有趣的是，在治疗方法没有得到批准的情况下，患者在检测基因改变时通常不需要自付费用，这笔费用通常由政府承担。医疗保险和患者自付费用有望在未来继续覆盖生物标志物检测和药物成本。即将到来的有关报销的挑战并不可怕，但可能会改变当前的报销体系。随着新的靶向治疗被批准，患者期望继续支付相同的自付比例，但医生认为报销计划可能越来越难以维持。

日本精准医疗的未来也将在一定程度上受到基因组医学项目后续发展的影响。其目标是双管齐下，即促进基因组研究成果的临床应用及加强国家基因组研究基础设施。在2020年之前，该项目的重点放在后者，目标是扩展日本生物银行（BioBank Japan）的工作。研究基础设施的第二和第三部分是国家中心生物库网络和主要学术中心。国家生物银行网络由几个以疾病为重点的生物库（癌症、中枢神经系统疾病、老年心血管病、传染病/代谢/自身免疫性疾病和儿科疾病）组成，收集了详细的临床病理数据，这些数据将用于药物开发和个性化医疗。同时，主要的学术中心，如东京大学医学科学研究所（IMSUT）将致力于研发高度安全的超级计算机系统，用于临床测序和生物医学大数据的开发。2020～2030

年，这3个组成部分将促进基因组医学项目进入临床应用阶段。在这10年里将建立2个处于全球精准医疗前沿地位的中心。第一，建立一个中央基因组中心，协调大规模基因组研究，从第一阶段开始管理研究基础设施，并保持样本和信息的质量控制。第二，建立一个医学基因组中心，将研究如何将学术界和产业界收集到的基因组信息用于临床应用。该中心的重点将是优化从生活方式疾病（如脑卒中、糖尿病）到癌症等治疗领域的预测诊断、药物反应和预防保健。基因组医学项目及精准医疗领域的其他资金将由新成立的日本医学研究与开发机构（日本的NIH）监管。日本医学研究与开发机构（Japan Agency for Medical Research and Development）成立于2015年5月，最初的预算约为12亿美元，用于帮助改进研究经费的使用[11]。

与世界其他国家相比，日本面临着一系列独特的挑战：在一个相对较小的生态系统中，出生率落后，老年人口激增。然而，谈到精准医疗，日本却瞄准了最需要精准医疗的两个群体。如果基因组医学项目能够取得成果，日本可能会为所有居民提供一个平衡的精准医疗项目。

参 考 文 献

1 Dominguez G. Impact of Japan's shrinking population "already palpable" [Internet]. Deutsche Welle; Jun 1, 2015 [cited Dec 6, 2016]. Available form: http://www.dw.com/en/impact-of-japans-shrinking-population-already-palpable/a-18172873

2 Can Japan boost its low birthrate? [Internet]. Nippon.com; Dec 25, 2014 [cited Dec 6, 2016]. Available from: http://www.nippon.com/en/features/h00089/

3 Statistics and other data [Internet]. Ministry of Health, Labour and Welfare; [cited Dec 6, 2016]. Available from: http://www.mhlw.go.jp/english/database/report.html

4 Kato H. Greetings from the Director of the National Medical Center for Children and Mothers [Internet]. National Center for Child Health and Development; [cited Dec 6, 2016]. Available from: https://www.ncchd.go.jp/en/hospital/about/greeting.html

5 World Bank open data 2013 [Internet]. The World Bank; [cited Dec 6, 2016]. Available from: http://data.worldbank.org/

6 Cancer statistics in Japan - 2014 [Internet]. Foundation for Promotion of Cancer Research; Mar 2015 [cited Dec 6, 2016]. Available from: http://ganjoho.jp/data/reg_stat/statistics/brochure/2014/cancer_statistics_2014.pdf

7 Takiguchi Y, Sekine I, Iwasawa S, Kurimoto R, Sakaida E, Tamura K. Current status of medical oncology in Japan—reality gleaned from a questionnaire sent to designated cancer care hospitals. Jpn J Clin Oncol [Internet]. Dec 2014;44(7):632-40. Available from: https://www.ncbi.nlm.nih.gov/pubmed/24821975

8 Graphiq. China vs. Japan—country facts comparison [Internet]. Find the Data; [cited Mar 13, 2017]. Available from: http://country-facts.findthedata.com/compare/12-82/China-vs-Japan

9 Ranking of cancer hospitals by number of patients discharged [Internet]. Japan Hospital Intelligence Agency Hospital Rankings; [cited Dec 6, 2016]. Available from: http://hospia.jp/Home/Maladylist?mdata=m100

10 Yokohama official visitors' guide [Internet]; [cited Dec 6, 2016]. Available from: http://www.yokohamajapan.com

11 Japan has its own version of NIH [Internet]. Genome Web; May 8, 2015 [cited May2016]. Availablefrom: https://www.genomeweb.com/scan/japan-has-its-ownversion-nih

12 Toshiba Corporation launches genotyping service using Japonica Array™, a Japanese population genotyping array [Internet]. WebWire; Dec 1, 2014 [cited May 2016]. Available from: http://www.webwire.com/ViewPressRel. asp?aId=193445

13 Kawai Y, Mimori T, Kojima K, Nariai N, Danjoh I, Saito R, et al. Japonica array: improved genotype imputation by designing a population-specific SNP array with 1070 Japanese individuals. J Hum Genet. Oct 2015;60(1):581-587.

14 Mossialos E, Wenzl M, Osborn R, Sarnak D. 2015 international profiles of health care systems [Internet]. The Commonwealth Fund; Jan 2016 [cited May, 2016]. Available from: http://www.commonwealthfund.org/~/media/files/publications/fund-report/2016/jan/1857_mossialos_intl_profiles_2015_v7.pdf

第7章

转变规则

精准医疗的监管和报销

任何一本书都需要一章来描述显而易见的内容。我们已经探讨了精准医疗的基础、患者的旅程,并概述了如何获得现有的诊断和治疗方法。然而,在大多数国家,这些药物和诊断方法受到政府管理机构的正式监管,在许多国家由多个管理机构支付诊疗费用或"报销",从而为患者获得新型诊断和治疗制造了特定的阶段门槛和挑战。"规则"和"报销"是精准医疗中最易变和最深邃的两个主题。它们具有高度的可变性,有时是矛盾的,通常很复杂。玛拉·阿斯皮诺尔(Mara Aspinall),GenePeeks公司执行主席兼亚利桑那州立大学生物医学诊断学院创始人,很好地总结了这两个主题:"我们的监管和报销制度必须转变。我们应积极地规范诊断定价,并放松对其批准的监管;但对于药品我们则要反其道而行之——我们要积极规范其审批并放松对其定价的监管"。

不幸的是,这种现状已成为过去几十年监管和报销的标准,涵盖了所有精准医疗的领域。但重要的是我们至少要了解我们所面临的底线。本章将介绍美国市场的基础知识,并为读者提供参考,以便读者能紧跟时代,获取更多信息,因为随着时间的推移各个领域也会随之而变。

美国的药物监管

试想一下这样一个世界,食品和药品制造商不需要列出其产品成分,人们对各种成分对人体健康的影响知之甚少。含有鸦片、海洛因和可卡因的"疗法"可以不受限制地出售。妊娠妇女可以服用镇静剂沙利度胺却并不知道沙利度胺与出生缺陷有关。虽然这些不幸的事件在今天听起来令人难以置信,但在几十年前,所有这些甚至其他更多的事件在美国都还是司空见惯的[1]。

幸运的是,从那时起,政府就开始立法保护消费者免受不安全食品和药品的侵害。例如,1938年《联邦食品、药品和化妆品法案》(*Federal Food, Drug, and*

Cosmetic Act）要求药品制造商提供新产品的安全数据。此外，还有一个监管机构，即美国食品药品监督管理局（FDA），负责评估及确保食品及药物的安全性和有效性，包括靶向治疗。FDA保护消费者的责任是一项艰巨的任务，特别是因为几乎所有药物，甚至是有效的药物都有副作用。因此，FDA将根据功效、安全性和其他因素进行权衡，来评估某种药物是否应该被批准。虽然FDA批准了拯救生命的药物并且拒绝了许多被认为不安全或无效的药物，但在新闻中像"FDA的致命记录"这样的标题并不罕见[2]。这就使得FDA为药物进入市场创建了一个全面而漫长的过程，中位靶向治疗花了约7年半的时间才通过了FDA的批准程序[3,4]。

靶向治疗的批准过程和挑战

FDA的药物批准程序是一个复杂的多步骤过程。一种药物若要获得批准，将先后历经多种应用、临床前试验、临床试验、检验，甚至上市后的审查（图7.1）。

在大多数情况下，精准医疗靶向治疗经历了与非靶向治疗相同的批准程序。然而，精准医疗还面临着一些独特的监管挑战。第一个挑战当然是靶向治疗必须在特定人群中显示其益处，因此临床试验必须包括来自该特定人群的患者。例如，像囊性纤维化这样的疾病在全世界只影响了70 000人（比例为0.001%，或每100 000人中仅有1人）[6]。此外，药品Kalydeco仅对4%～5%的*CFTR*基因中具有*G551D*突变的囊性纤维化患者有益。因此，Kalydeco的临床试验要求科学家从世界上仅有的3000名患有囊性纤维化和*G551D*突变的患者中寻找并招募患者。

此外，靶向治疗与生物标志物相关联，这就为其增加了另一层复杂性。在药品Iressa（这是一种与*EGFR*突变相关的肺癌靶向治疗药物）的研发过程中，研究人员通过3种方法测量EGFR：EGFR蛋白表达、*EGFR*基因拷贝数和*EGFR*突变。虽然我们现在知道*EGFR*突变是确定患者将受益于Iressa的最强预测因子，但这在Iressa的研发初期并不为人所知。这种Iressa的预测生物标志物是在临床试验开始后约7年才被发现，这极大地延迟了Iressa的使用[7]。

此外，为了识别靶向治疗的预测标志物，研究人员必须收集高质量的组织样本。然而不幸的是，在肺癌的情况下，并不总是能够取到肺内的肿瘤并将肿瘤组织的一部分用于基因检测。即使可以获得组织样本，医学专家们也不能总是从样本中获得足够的脱氧核糖核酸（DNA）用于基因分析。在一项Iressa试验中，1217名参与者中的1038名同意接受生物标志物分析。然而，组织样本只能从683名患者中获得，其中只有437名可用于对*EGFR*突变的评估。因此，多项Iressa研究没有足够的组织样本，研究人员在一开始无法确定*EGFR*突变状态是否为Iressa的预测生物标志物[8]。

第7章 转变规则：精准医疗的监管和报销

临床前
药物赞助商对新药的发现和筛选阶段

药物开发
药物赞助商开发了一种新的药物化合物，并寻求获得FDA批准，使其能在美国销售

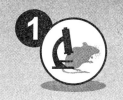

新药临床试验（IND）申请
赞助商根据初步测试的结果（包括药物的成分和生产信息）向FDA提交研究性新药（IND）申请，并制定在人体上测试该药物的计划

动物试验
赞助商必须在动物身上测试新药的毒性。多种物种将会被用于收集正在被调查/研究的化合物的安全性和功效的基本信息

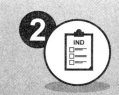

临床
药物赞助商的临床研究/试验

阶段1
这一阶段强调安全性。此阶段的目标是确定药物最常见的副作用，以及药物如何代谢和排泄

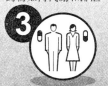

阶段2
这一阶段强调有效性。此阶段的目标是获得关于该药物是否适用于患有某种疾病或病症的人的初步数据。对于对照试验，将服用该药物的患者与接受不同治疗方法的类似患者（通常是安慰剂或不同药物）进行比较，继续评估该药物的安全性，并研究该药物的短期副作用

在第2阶段结束时，FDA和赞助商将讨论如何进行第3阶段大规模研究

阶段3
这些研究收集了更多有关安全性和有效性的信息，研究了不同人群和不同剂量，并将该药物与其他药物联合使用

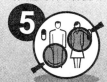

20~80 第1阶段使用健康志愿者的典型数量

100+ 第2阶段使用典型患者的人数

1000+ 第3阶段使用典型患者的人数

NDA审查
FDA的新药申请（NDA）审查

审查会议
在提交新药申请之前，FDA会与药物赞助商会面

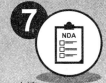

审核申请
在收到NDA后，FDA有60天的时间来决定是否提交NDA，以便对其进行审核。如果FDA提交NDA，则FDA审核小组将负责评估赞助商对药物安全性和有效性的研究

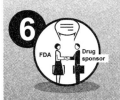

NDA申请
该药物赞助商通过提交NDA，正式要求FDA批准一种药物在美国市场上进行营销。NDA包括所有动物和人类的数据、数据分析，以及有关药物在体内的表现及其如何生产等方面的信息

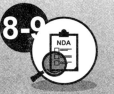

药物标签
FDA审查该药物的专业标签，并确保其向医疗保健专业人员和消费者传达了适当的信息

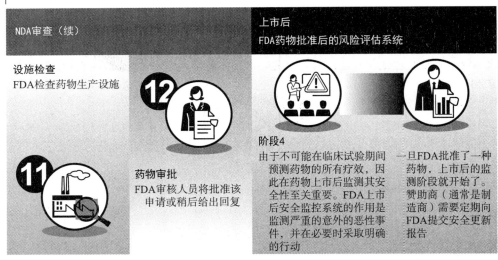

图7.1　FDA药品审批流程（改编自 Center for Drug Evaluation and Rea·search[15]）

诊断批准过程和挑战

在精准医疗中，靶向药物可以在有或没有伴随诊断的情况下进行开发，如果说诊断也需要通过一个流程，那么则是通过一个与美国FDA审批不同的流程。

正如本书所讨论的一样，伴随诊断是精准医疗的一个关口，它可以帮助医生决定向患者提供哪些治疗。例如，肺癌药物Xalkori对ALK易位患者最有效，因此FDA给Xalkori的药物标签上会注明，接受Xalkori的患者必须是"经FDA批准的试验检测为ALK阳性的"[9]。这种FDA批准的测试就是伴随诊断。其他靶向治疗也可能没有伴随诊断。例如，Kalydeco在没有伴随诊断的情况下就获得了FDA的批准。这是因为美国绝大多数囊性纤维化患者在被诊断时都要接受基因突变测试，所以他们不需要再接受测试就可以接受Kalydeco治疗[10]。

与药物不同，诊断和其他设备由美国FDA根据其风险等级进行分类。最基本的绷带被归类为最低风险等级的一类设备。而如Xalkori的伴随诊断这样的诊断被归为第三类等级，属于最高风险级别的设备。这些设备必须经过FDA上市前的批准（PMA）程序[11]。

在PMA审查过程中，美国FDA测试该设备的安全性，以及假阳性和假阴性的影响有多严重。例如，对于一个诊断癌症患者的设备，如果该诊断设备在患者实际上并未患有癌症的情况下，却发现他们身上有特定的癌症生物标志物，这就称为假阳性，FDA必须确定患者接受癌症治疗的成本是多少。如果假阳性的诊断成本很高或是经常发生，FDA将会把该设备退回以进行进一步改进。对于大多数

PMA，设备的赞助商将确定一些结果端点，这些端点是可以客观测量的事件或结果，以确定所研究的诊断是否有益。设备的赞助商还必须利用临床研究来确定该设备相对于这些端点的性能。如果一个设备成功地完成了这一流程，该设备将被批准在美国制造和销售。

不幸的是，诊断的监管途径可能并不明确，美国FDA承认"目前几乎没有可以确保监管决策基于明确定义的科学参数之上的性能标准"[11]。监管改革的最新概念尚未完全统一，个体化医学联盟（PMC）的艾米·米勒博士表示，"多年来，各种团体都在考虑用立法替代方案以取代当前的设备监管流程和FDA对实验室开发测试（LDT）的监管。这些想法的比较和讨论最近趋于求同而非求异"，其中包括分层级的监管方法、对高风险测试的关注及诊断设备监管框架的不匹配性[12]。

跨设备类型也没有最低公认的安全标准[11]。一些学者认为，这种针对新型诊断技术相对薄弱的监管门槛给医疗保险支付方带来了更大的压力，要求他们自己去充当这些技术的看门人。那些足以通过美国FDA批准程序的药物通常会由大多数医疗保险机构报销。但是，由于与药物审查过程相比，对诊断审查过程的定义较少，因此医疗保险支付方不确定是否可以对通过诊断审查流程的诊断予以报销。当保险公司决定是否报销诊断费用时，会造成一种不确定和不一致的环境，我们将在下一节对此进行进一步的讨论[13]。

改善精准医疗的监管途径

最近的进展可能帮助我们克服在精准医疗中遇到的一些监管挑战。用于精准医疗目的的生物标志物包括ALK、BRAF、KRAS、EGFR、HER2、BRCA、PD-L1和ROS1。从制药商的角度来看，阿斯利康（Astra Zenenca）为精准医疗领域的监管举措提供了一个案例，我们可以参照它来研究如何更快地开发用于个体化医疗中的诊断和药物。

人们花了大约7年的时间才确定EGFR是易瑞沙（Iressa）的预测生物标志物，而今天，人们能更好地理解EGFR。阿斯利康肺癌靶向药物Tagrisso于2015年11月获得美国FDA批准，该公司在早期与罗氏（Roche）合作开发Cobas® *EGFR*突变试验v2作为辅助诊断。与Iressa不同，Tagrisso™在临床试验开始后仅两年半就获得了FDA的批准，部分原因是它与一种强大的预测生物标志物和一种已建立的生物标志物测试相关联[14]①。

---

①Tagrisso™（AZD9291）被FDA批准用于治疗*EGFR T790M*突变阳性的转移性非小细胞肺癌患者。

此外，尽管组织收集仍然具有挑战性，但目前正在开发一些技术，这些技术将提高研究人员在组织可用性有限的情况下进行更多基因测试的能力。阿斯利康和Qiagen公司已经共同开发了Qiagen治疗筛选EGFR血浆RGQ PCR试剂盒，该试剂盒可分析血液中的*EGFR*突变状态[15]。这将使没有足够组织样本的患者能够通过血液样本代替组织样本来检测*EGFR*突变。与组织活检相比，血液检测对患者的侵入性要小得多，诊断研发人员正致力于开发基于液体活检的多种其他遗传变异检测。

除了这些技术进步，奥巴马政府还采取措施提高FDA的审查速度。2012年7月9日，联邦政府通过了《食品药品监督管理局安全和创新法案》(*the Food and Drug Administration Safety and Innoration Act*)。该法案是对《食品、药品和化妆品法案》的修正案，旨在建立一个新的药物分类，并将其命名为"突破性疗法"[3]。突破性疗法是用于治疗严重或危及生命的疾病或病症的药物，其初步临床证据表明该药物可能优于现有疗法[3]。药物开发商可以要求将某种药物作为突破性疗法进行审查，如果获得批准，它将收到FDA的快速沟通和反馈，其目的是使其更快地获得药物批准。2012～2013年批准的19项突破性治疗方案中，73%是针对靶向药物的[4]。例如，阿斯利康的Tagrisso和诺华（Novartis）的Zykadia均被认定为突破性疗法，并均在FDA正式决定的最后期限之前几个月就获得了批准[16]。

为了进一步提高药物审批程序的效率，FDA近年来就临床试验的结构、目标发展里程碑及数据要求提出了建议[17]。FDA药物评估和研究中心的一项分析发现，在申请新药试验（IND）之前，接受FDA建议的药物开发商药物的平均开发时间缩短了5年，即从原先的11年减少到6年不等[3]。齐纳（Zineh）和伍德库克（Woodcock）发现，当FDA在第一阶段结束时向药物制造商提供建议，这些药物的平均开发时间将减少一年半[3]。例如，Zykadia获得了FDA的咨询服务，因此研发Zykadia的诺华公司能够确保其临床试验符合FDA的安全和疗效要求，从而使Zykadia提前获得了批准[16]。

解决与临床试验相关的技术挑战，如样本的收集，允许有前景的治疗在监管过程中得以快速跟踪，获得美国FDA的咨询服务，以尽早确定FDA的预期效果，将使精准医疗的新进展更快地进入市场。此外，精准医疗中的诊断最终增加了复杂性，即大多数诊断根本没有通过FDA的审查。这些测试被称为实验室开发测试（LDT），虽然要接受临床实验室改进修正案（CLIA）的审查，但它们可以在特定的实验室完成，无须通过FDA的审查。2014年，FDA发布了一个监管LDT的框架，美国各地的组织对此做出了回应。2016年，FDA宣布决定推迟对该主题指南的最终定稿。LDT未来监管前景的不确定性将继续阻碍对诊断的投资[18]。

> **你知道吗？**
>
> 精确的疼痛管理是医疗保险支付方和医生的关注要点。
>
> 慢性疼痛目前无法治愈，影响到美国约1亿成年人，每年的国家医疗保健费用在5600亿~6350亿美元[19]。疼痛是一种特别难以治疗的疾病，其治疗没有统一的标准。医生也没有办法客观地评估患者的疼痛，而是依靠各种主观量表，如0~10视觉模拟量表和患者行为评估量表。
>
> 虽然有无数的治疗方法、手术和药物可用于治疗疼痛，但最有效的方法之一是阿片类处方药物。与阿片类处方药物使用相关的风险众所周知，在过去15年中，阿片类处方药物过量服用的人数增加超过了300%，目前已超过所有非法药物（如海洛因、可卡因）过量使用导致死亡的人数总和[20]。虽然医生可以寻找警示信号，诸如药物滥用的家族史和精神健康问题等，但他们对患者过量服用的风险认识是有限的。然而，基因测试在疼痛管理方面发挥着巨大的潜力，因为它们能够帮助医生开出正确的治疗处方以控制和治疗患者的疼痛。
>
> 解决这些问题最有效的方法是药物代谢测试。Genelex、Harmonyx和Millennium Health等公司都有药物代谢测试，旨在评估患者对镇痛药的反应。其他公司，如Genomind、Iverson Genetics、PGXLLaboratories和Prenetics也有药物代谢测试，可以更广泛地评估患者对常用处方药（有时还包括镇痛药）的反应。最后，像Kalios和Pathway Genomics这样的公司则直接进行面向消费者的基因测试，包括个人对镇痛药的反应。然而，与通过医护人员进行的测试相比，这些测试倾向于评估较小的基因阵列。前面提到的测试检查了多种单核苷酸多态性（SNP）。检测变异最常见的基因序列是CYP450，它负责编码一系列新陈代谢的酶。CYP450测试有助于确定个体代谢药物的速率。虽然所有被测试的不同SNP都负责不同特定药物的代谢，但是一些SNP会相互作用（如CYP3A4和CYP3A5在药物代谢中协同工作），一些药物可以被多个SNP代谢（如Tramadol可被CYP3A4和CYP2D6代谢，因此必须对两者进行评估以确定患者的药物代谢能力）。评估各种不同SNP的测试的目的是帮助药物提供者为患者确定正确的药物和剂量，并评估风险类型及患者可能对药物产生的反应。
>
> 更广泛使用这些测试的两个主要障碍：一是与临床疗效是否得以改善直接联系（由于测量方法既有客观性又有主观性，因此改善疗效在疼痛管理中更难以证明）；二是保险支付方是否报销测试费用。然而，由于慢性疼痛的治疗对任何医疗保健系统来说都是相当昂贵的，医生和保险支付方都非常渴望能够解决这一问题，因此这一新兴领域尤为值得关注。

药物和诊断的报销覆盖范围

然而，对于获得批准的药物，患者不管是否经过诊断，都不能保证其能够使用这种药物。事实上，利益相关者指出，精准医疗面临的最大挑战是费用的报销，而不是科技障碍。

设想有一个患者，安妮，被诊断患有转移性肺癌。她很年轻，从未吸烟，这是遗传变异的肺癌患者常见的特征。针对肺癌患者的某些基因改变疗法，如Xalkori和Zykadia，已经获得批准，可能会对安妮有益。然而，安妮的保险公司可能不同意支付诊断测试的费用。即使她的保险公司同意支付诊断测试的费用，安妮也可能会被要求支付药物总费用的20%～30%，鉴于2014年美国FDA批准的所有抗癌药物的年使用价格都在12万美元以上，安妮需要支付的费用可能高达每年36 000美元。因此，尽管保险公司能负担部分费用，安妮可能仍然负担不起治疗费用，因为美国的平均总收入是每户每年52 000美元[21]。本章将讨论安妮、其他患者和医疗专业人员在寻求个体化医疗报销时可能遇到的一些挑战。

> 目前，世界各地的监管机构都将特定反应人群的信息视为提交方案中的一个重要组成部分。从开发到批准，新疗法依赖于诊断测试提供的精准医疗信息。因此，考虑到诊断信息的影响，诊断测试在投资、被采用和报销方面通常会落后于治疗，这仍然是自相矛盾的。如果经过验证和正确使用，诊断测试可以在首次为患者找到正确的治疗方法时节省更多的费用。那么，既然诊断测试可以帮助患者使用适当的疗法，最大限度地提高医疗和成本效益，那为什么诊断报销不能得到更多的重视呢？
>
> ——格伦·米勒（Glenn Miller），CDx Vision公司总裁

在美国，随着《平价医疗法案》（*the Affordable Care Act*）的通过，被保险人数从2013年的86.7%上升到2014年的89.6%。大多数（66.0%）美国人拥有私人健康保险，而不是政府保险，有些人则两者都有。50%以上的被保险人享受雇主保险，19.5%享受医疗补助保险，16.0%享受医疗保险。总得来说，根据药物分发情况的不同，报销也会有所不同。零售和邮购药房自我管理的药物由联邦医疗保险D部分的私人保险按服务收费报销，住院患者入院药物及在临床实践中分发的药物由住院患者福利支付。

包括保险公司及联邦医疗保险（Medicare）和联邦医疗补助（Medicaid）等政府机构在内的美国保险支付方，在决定是否为其成员使用的疗法费用报销时，有正式的程序。例如，大多数保险支付方都有医疗专业人员小组，如药学和治疗学（P&T）委员会，该委员会定期开会制定新药的承保政策。通常来说，药物生产商甚至在药物被批准之前就会知晓，一旦药物被批准，需要什么类型的数据才能使其获得承保。这使得生物制药公司能够在临床试验期间收集相关数据，并提供这些数据用于最终的承保决策，以便患者能够尽快获得新的治疗方法。

与药物的审查程序相比，保险支付方对诊断的审查程序更为多变。通常直到医生开始要求承保报销覆盖新的诊断，审查才开始。一旦审查开始，因缺乏标准化和透明度，诊断开发者很难知晓应该提供什么证据。缺乏标准化会导致承保范围不一致，这意味着同一诊断有些患者可能获得报销，而有些患者则可能不能获得，只是因为他们的保险支付方决定不对这些诊断承保。

即使是像医疗保险这样的大额保险支付方，也没有标准化的诊断审批流程。医疗保险与医疗补助服务中心（CMS）可以发布适用于全国医疗保险患者的承保决策，然而CMS也通常允许其区域承包商制定本地的承保政策[22]。这迫使诊断开发者要在许多不同的参与者之间确认承保覆盖范围，这就增加了诊断开发者的成本，并反过来增加了诊断价格。

因为伴随诊断与特定药物相关联，所以它们已经成功地获得了更一致的承保覆盖范围。例如，治疗*EGFR*突变的非小细胞肺癌的药物Gilotrif，美国FDA对其标签上要求使用FDA批准的诊断测试。因此，决定承保Gilotrif的保险支付方就知道，患者需要伴随诊断才能使用Gilotrif。这使得Gilotrif的伴随诊断即Qiagen的EGFR试验的报销流程更加简洁。

编码和支付

编码也对靶向诊断的报销提出了挑战。历史上，有3种编码方法，分别为代码堆叠、杂项编码和新创建的编码。

代码堆叠使用现有实验室分析的代码作为新诊断账单的编码。例如，当Oncotype Dx测试开发出来时，保险支付方使用现有的各种实验室分析代码（比如提取遗传物质）为Oncotype Dx测试开具账单。每一个实验室分析都有一个现成的当前诊治专用码（CPT），这些CPT被堆叠或合并，以便为像Oncotype Dx这样的程序开具账单。这种方法能使诊断公司更快地获得费用报销。虽然这种方法考虑了实验室的分析成本，但它没有考虑诊断公司额外的开发成本，如生物标志物测试所需的专有算法成本。此外,保险支付方并不喜欢这种方法,因为它使确定对被保险人采用了哪种特定诊断测试变得很有挑战性。2013年取消了代码堆叠的方法,以简化编码时间,并更容易跟踪正在使用哪些诊断测试[23, 24]。

另一种编码方法,杂项编码,在历史上曾被制造商用来建立一个由制造商决定报销比例的杂项编码。这是将报销比例设置为代表测试值的级别。保险支付方将杂项编码视为危险信号,他们也不喜欢杂项编码,因为这种编码使他们无法跟踪确定特定诊断的使用量。通过使用杂项编码,诊断制造商能够获得的报销补偿水平大约是他们通过代码堆叠获得的报销补偿水平的6倍。例如,Oncotype Dx将报销标准设置为3460美元,比代码堆叠的546.29美元高出6倍多。由于美国医学协会(AMA)对编码的扩展,这种杂项编码系统也越来越不受欢迎。

历史上和当前最流行的编码方案是CPT编码,它会为每一个过程创建新的代码。每个过程都被分配一个全新的报销代码,该代码是新诊断所独有的,可以从AMA获得。保险支付方倾向于使用这种编码方案,一方面,因为这种唯一代码可以跟踪被保险人的诊断使用量;另一方面,获得一个唯一代码可能需要几年的时间,而且不能保证保险支付方就会对该测试予以报销。即便承保,报销比例也可能很低。此外,如果试验被认为是研究性的,则根本不可能报销。

靶向药物放弃代码堆叠和杂项编码对保险支付方有利,使他们能够更好地跟踪系统中靶向治疗的使用情况[13]。然而,对医生和AMA来说,要为每项诊断制定一个新的报销代码已经成为后勤工作的一项挑战[25]。例如,ICD-10为几乎所有已知疾病提供新的诊断代码,包括靶向诊断,自上一次迭代(ICD-9)以来,疾病代码的数量从13 000增加到68 000,增加了5倍多[25]。

诊断代码增加为后勤工作带来的挑战在靶向药物方面尤其显著,因为靶向药物在过去几年中日益重要,而且针对单一疾病的靶向疗法之间也有相似之处[26]。例如,仅非小细胞肺癌的 *EGFR* 基因突变就有20多种靶向疗法,需要不同的代码[27]。

根据AMA的ICD-10,这种戏剧性的增长"对医生执业中的索赔提交和大多数业务流程产生了负面影响"[25]。医生必须花费更多的时间和资源来确保他们开出的报销代码是正确的,因为类似的治疗方法可能有几十个类似的代码[25]。这也增加了AMA根据《医疗保险与医疗补助服务中心(CMS)关于编写代码的程序指南》编写综合报销代码的负担[25]。

所有这些复杂性都是ICD-10的卓越精度和现代化程度所要付出的代价[28]。ICD-10确定了新的技术和程序,它有助于明确靶向药物的编码[29]。ICD-9没有必要的语言来描述新的靶向疗法,这是报销过程中的一个障碍[29]。现在,描述性语言成为医疗必要性更有说服力的证据，靶向疗法的报销比例可能会上升，鉴于ICD-10于2015年底才在美国实施，这一点仍有待观察。但这在一定程度上有助于抵消前面所描述的编码困难。此外，ICD-10具有症状和诊断代码，这使代码更具描述性，而不需要以往的代码堆叠。ICD-10是在考虑报销编码的情况下产生的，而ICD-9是在20世纪70年代创建和实施的，不适用于当今的报销系统[29]。

ICD-10的这些变化更有利于保险支付方，因为他们能够更好地追踪医疗程序趋势，分析风险，并更好地为被保险人提供治疗方案[29]。尽管存在后勤工作方面的障碍，美国政府愿意接受ICD-10的复杂性，因为它有诸多好处。尽管这些后勤工作方面的障碍将增加编码方面，特别是在精准医疗领域的资源投入，但ICD-10仍将得到广泛实施，以提高医疗保健市场的整体效率和现代化水平[28]。

> **你知道吗？**
>
> 新型诊断的市场准入和报销是全世界关注的问题。例如，2012年，英国国家健康与护理卓越研究所（NICE）根据药品制造商向英国卫生系统提供的药物功效和折扣，推荐了CML药物Tasigna，而未推荐其竞争对手的药物Sprycel。2016年，NICE基于进一步的临床试验结果及由患者访问项目得到的一套新的折扣方案才推荐了药物Sprycel。事实上，癌症治疗费用是可变的，并且因国家而异。更多细节参见图7.2。

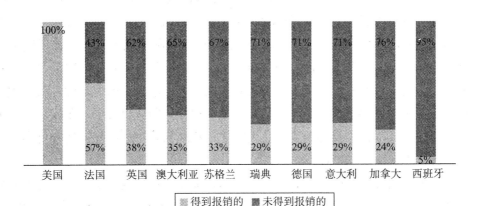

图7.2　抗癌药物报销比例（示例国家及地区）

健康经济研究报告

为了帮助证明药物或诊断制造商设定的报销价格是合理的，一些公司发布了健康经济研究报告。这些研究的目的是表明药物或诊断的使用将节约成本,这种节约将超过药物或诊断本身的成本。例如,《检测非小细胞肺癌中ALK重排的替代策略的经济分析》(*Economic Analysis of Alternative Strategies for Detection of ALK Rearrangements in Non-Small Cell Lung Cancer*)一文表明,长期治疗肺癌的成本非常高,因此确定患者是否可以通过靶向ALK治疗得到帮助是划算的[30]。该研究随后评估了各种ALK诊断试验,并确定Ventana免疫组织化学(IHC)试验是最具成本效益的试验[30]。

一方面,健康经济研究在美国遇到了不同的反应。一些保险支付方发现这些研究在做出保险决策时很有帮助;而另外一些则认为,健康经济研究,尤其是由诊断或药物制造商赞助的研究,只不过是一种市场营销工具。

另一方面,健康经济研究在欧洲被更广泛地接受,因为它们是由更客观的来源委托进行的,如政府机构。例如,英国NICE发布了诊断治疗报告,称为DCD;而在德国,实验室工作组(AG Labor)基于HTA分析对诊断进行审查和推荐[31, 32]。NICE保护民众和降低卫生系统总体成本的委员会消除了(对健康经济研究)偏见,使得"注册的利益相关者"(即对治疗有经济或医疗利益的人群)有机会为这些研究提供意见[31]。健康经济研究有可能通过确定最具成本效益的诊断和治疗方法来降低整体医疗保健成本,美国在进行经济研究时或许可以向欧洲学习,这些研究可以可靠地用于为报销决策者提供信息。

许多利益相关者认为,对系统更有意义的诊断报销新时代即将到来。Renwick Capital(生命科学投资方)的合伙人、前诊断公司首席执行官詹姆斯·麦卡洛(James McCullough)表示:"令人惊讶的是,精准诊断的报销和对其的激励措施一直停留在电子邮件开发之前的旧世界系统中。幸运的是,随着保险支付系统和作为消费者的患者开始看到基因诊断技术给我们的生活带来的关键性价值,改变正在发生。定价权将继续转移到精准诊断上,这种诊断可以及早发现疾病,并为真正受益的患者提供正确的新疗法。更好的定价意味着对一系列疾病有更多可用的诊断投资资本。"

事实上,精准医疗的监管和报销格局仍在演变,并且变化很大。最先进的权威机构之一是个体化医学联盟(PMC)(http://www.personalizedmedicinecoalition.org),其领导者经常发布详细的报告,谈论挑战,并积极推动变革。在与老同事PMC科学政策副总裁达里尔·普里查德(Daryl Pritchard)的交谈中,他强调了行动向前推进的力量,并表示:"现在是利用个体化医疗采取行动的时候了,如果实施具体的报销和诊断监管政策,这条道路将会畅通无阻。"

为监管和承保报销范围创建标准化的指导方针将有助于确保患者可以获得精准医疗,不论他们拥有哪种类型的医疗保险。鼓励客观的健康经济研究将使保险支付方更容易评估哪些治疗最具成本效益，并最终降低医疗保健的高成本。主要利益相关者仍在质疑目前是否仍然将诊断作为药物输送的一部分，而不是药物输送的真正价值指导途径。精准医疗集团领导、InnVentis 公司（一个新型精准医疗公司）首席执行官托马斯·威尔肯斯（Thomas Wilckens）说："我们可以提供全面的精准医疗，包括识别应答者亚型、药物疗法和剂量管理，但这需要向基于价值的补偿模式的转变，从而迫使制药公司参与到这些概念当中来。"这种转变尚未到来。

参 考 文 献

1 Janssen WF. The story of the laws behind the labels [Internet]. Food and Drug Administration; Jun 1981 [cited Jan 25, 2016]. Available from: https://www.fda.gov/AboutFDA/WhatWeDo/History/Overviews/ucm056044.htm

2 Trowbridge RL, Walker S. The FDA's deadly track record [Internet]. The Wall Street Journal; Aug 14, 2007 [cited Jan 25, 2016]. Available from: https://www.wsj.com/articles/SB118705547735996773

3 Zineh I, Woodcock J. Clinical pharmacology and the catalysis of regulatory science: opportunities for the advancement of drug development and evaluation. Clin Pharmacol Ther. Jun 2013;93(6):515-525.

4 Pacanowski MA, Leptak C, Zineh I. Next generation medicines: past regulatory experience and considerations for the future. Clin Pharmacol Ther. Mar 2014;95(3):247-249.

5 Adapted from: Center for Drug Evaluation and Research. FDA drug approval process infographic [Internet]. U.S. Food & Drug Administration; [cited Jan 25, 2016]. Available from: https://www.fda.gov/Drugs/ResourcesForYou/Consumers/ucm295473.htm

6 Davies JC, Wainwright CE, Canny GJ, Chilvers MA, Howenstine MS, Munck A, et al. Efficacy and safety of ivacaftor in patients aged 6 to 11 years with cystic fibrosis with a G551D mutation. Am J Respir Crit Care Med. Jun 1, 2013;187(11):1219-1225.

7 Schlisky RL. Drug approval challenges in the age of personalized cancer treatment. Personalized Medicine. 2011;8(6):633-640.

8 Armour AA, Watkins CL. The challenge of targeting EGFR: experience with gefitinib in nonsmall cell lung cancer. Eur Respir Rev. 2010;19(117):186-196.

9 Food and Drug Administration. FDA approves xalkori with companion diagnostic for a type of late-stage lung cancer [Internet]. U.S. Food & Drug Administration; Aug 23, 2011 [cited Feb 9, 2016]. Available from: http://www.prnewswire.com/news-releases/fda-approves-xalkori-with-companiondiagnostic-for-a-type-of-late-stage-lung-cancer-128484413.html

10 American College of Obstetricians and Gynecologists Committee on Genetics. ACOG Committee opinion no. 486: update on carrier screening for cystic fibrosis. Obstet Gynecol. 2011;117(4):1028-1031.

11 Food and Drug Administration. Overview of IVD regulation [Internet]. U.S. Food & Drug

Administration; Mar 19, 2015 [cited Jan 2016]. Available from: https://www.fda.gov/MedicalDevices/DeviceRegulationandGuidance/IVDRegulatoryAssistance/ucm123682.htm

12 Miller AM. Preparing for the inevitable? FDA's regulation of LDTs [Internet]. Personalized Medicine Coalition; Mar 3, 2016 [cited Dec 2016]. Available from: https://personalizedmedicine.blog/2016/03/03/preparing-for-inevitable-fdas-regulation-of-ldts/

13 Gustavsen G, Philips K, Pothier K. The reimbursement landscape for novel diagnostics: current impact, real-world impact, and proposed solutions [Internet]. Health Advances; 2010 [cited Apr 10, 2017]. Available from: https://healthadvances.com/admin/resources/noveldiagreimbursement.pdf?

14 TAGRISSO™ (Osimertinib) tablet, for oral use initial U.S. approval [Internet]. U.S. Food & Drug Administration; 2015 [cited Feb 3, 2016]. Available from: http://www.accessdata.fda.gov/drugsatfda_docs/label/2015/208065s000lbl.pdf

15 QIAGEN N.V. QIAGEN companion diagnostic wins FDA approval for use with IRESSA [Internet]. PRNewswire; Jun 13, 2015 [cited Feb 3, 2016]. Available from: http://www.prnewswire.com/news-releases/qiagencompanion-diagnostic-wins-fda-approval-for-use-with-iressa-514677921.html

16 FDA approves Zykadia for late-stage lung cancer [Internet]. U.S. Food & Drug Administration; Apr 29, 2014 [cited Jan 25, 2016]. Available from: http://www.pharmpro.com/news/2014/04/fda-approves-zykadia-late-stage-lung-cancer

17 Food and Drug Administration. White paper: FDA and accelerating the development of the new pharmaceutical therapies [Internet]. U.S. Food & Drug Administration; Mar 23, 2015 [cited Jan 27, 2016]. Available from: https://www.fda.gov/AboutFDA/ReportsManualsForms/Reports/ucm439082.htm

18 The personalized medicine report 2017: opportunities, challenges, and the future [Internet]. Personalized Medicine Coalition; [cited Feb 2017]. Available from: http://www.personalizedmedicinecoalition.org/Userfiles/PMCCorporate/file/The-Personalized-Medicine-Report1.pdf

19 Gaskin DJ, Richard P. The economic costs of pain in the United States. J Pain. Aug 2012;13(8):715-724.

20 Rudd RA, Aleshire N, Zibbell JE, Gladden RM. Increases in drug and opioid overdose deaths - United States, 2000-2014 [Internet]. CDC MMWR; Jan 1, 2016 [cited Dec 2016]. Available from: https://www.cdc.gov/mmwr/preview/mmwrhtml/mm6450a3.htm

21 Tefferi A, Kantarjian H, Rajkumar SV, Baker LH, Abkowitz JL, Adamson JW, et al. In support of a patient-driven initiative and petition to lower the high price of cancer drugs. Mayo Clin Proc. Aug 2015;90(8):996-1000.

22 Local coverage determinations [Internet]. Centers for Medicare and Medicaid Services; Nov 2, 2015 [cited Feb 1, 2016]. Available from: https://www.cms.gov/medicare/coverage/determinationprocess/LCDs.html

23 CPT codes for molecular pathology [Internet]. Mayo Clinic; 2012 [cited Apr 21, 2017]. Available from: https://news.mayomedicallaboratories.com/2012/12/19/new-cpt-codes-for-molecular-pathology/

24 Gottlieb S. Medicare nixes coverage for new cancer tests [Internet] [cited Apr 21, 2017]. Available from: http://www.forbes.com/sites/scottgottlieb/2013/05/22/medicare-nixes-coverage-for-some-new-cancer-tests/

25 Guillama NJ. Back to the future on ICD-10? [Internet]. PWeR Inc.; Jun 5, 2015 [cited Feb 1, 2016]. Available from: http://www.pwer.com/pwer-news/2015/June/back-to-the-future-on-icd-10

26 Qin C, Zhang C, Zhu F, Xu F, Chen SY, Zhang P, et al. Therapeutic target database update 2014: a resource for targeted therapeutics. Nucleic Acids Res. 2014;42:D1118-D1123.

27 Chirieac LR, Dacic S. Targeted therapies in lung cancer. Surg Pathol Clin. 2011;3(1):71-82.

28 Transitioning to ICD-10 (Updated) [Internet]. Health Affairs - Health Policy Briefs; [cited Apr 21, 2017]. Available from: http://www.healthaffairs.org/healthpolicybriefs/brief.php?brief_id=111

29 Bowman S. Why ICD-10 is worth the trouble. Journal of AHIMA. Mar 2008;79(3):24-29.

30 Doshi S, Ray D, Stein K, Zhang J, Koduru P, Fogt F, et al. Economic analysis of alternative strategies for detection of ALK rearrangements in non small cell lung cancer. Diagnostics. 2016;6(1):4.

31 NICE diagnostics guidance [Internet]. National Institute for Health and Care Excellence; [cited Feb 1, 2016]. Available from: https://www.nice.org.uk/Media/Default/About/what-we-do/NICE-guidance/NICE-diagnosticsguidance/Diagnostics-assessment-programme-manual.pdf

32 Bücheler M, Brüggenjürgen B, Willich S. Personalised medicine in Europe—enhancing patient access to pharmaceutical drug-diagnostic companion products [Internet]. The European Personalised Medicine Association; Nov 2014 [cited Feb 1, 2016]. Available from: http://www.epemed.org/online/www/content2/104/107/910/pagecontent2/4339/791/ENG/EpemedWhitePaperNOV14.pdf

第8章

精准医疗遍及全球

拉丁美洲

在巴西萨尔瓦多市利伯达德区（Liberdade），菲利普（Felipe）在他朋友家看完一场扣人心弦的篮球赛之后回家。这场比赛是里约奥运会男子篮球半决赛，美国队险胜西班牙队[1]。他最喜欢的球员得了14分，在美国队排名第二。他感觉非常棒，不仅仅是因为比赛，而是因为所有的事情。他心中感到很高兴，甚至很自豪，因为奥运会到目前为止进展顺利。这有助于他将注意力从一些在他的国家不太积极的日常问题上转移开，比如寨卡病毒的传播和持续的政治动荡。当然，菲利普知道问题依然存在，但令他高兴是，奥运会展现了巴西积极的一面。

当菲利普回到家时，他立即意识到有些事不对劲。他60岁的父亲爱德华多（Eduardo）含糊不清地说着他的左眼逐渐失明。菲利普跑去找住在几个街区以外的社区健康经纪人科斯塔（Costa）女士[1, 2]。科斯塔女士有一项新的试点项目，但通常只是跟踪心力衰竭患者，而不是脑卒中患者，但菲利普确信她知道该怎么做。科斯塔女士很快将菲利普和爱德华多带到了当地的健康中心。健康中心的医生给爱德华多开了一些阿司匹林，并试图预约一次紧急的CT扫描。萨尔瓦多市没有太多的CT扫描系统，最近的一个坐救护车也要2个小时才能到达。到那里后，他们还要再排队3个小时。最后的CT扫描结果证实爱德华多患脑卒中了。但他来得太晚了，未能及时服用组织纤溶酶原激活剂（TPA）。TPA有助于溶解血凝块，增加康复概率，但必须在脑卒中后3小时内给药。爱德华多因此被列为"留观和等待"类别，在医院待了4天。

爱德华多回家后，科斯塔女士过来看望他。科斯塔女士检查了他必须服用的药物，并告诉了菲利普一个时间表，这样他就可以提醒他的父亲按时服药。她还与爱德华多谈论戒烟和更好的饮食以避免将来再次脑卒中。最后，她还帮助爱德华多安排物理治疗师的家访，物理治疗师是她的医生和护士团队的一部分。在接下来的几周里，她经常去看望爱德华多，以确保他正在康复。

菲利普来自奥运会的欢快情绪消失了。他很生气花了这么长时间才给他父亲做CT扫描。医生告诉他，服用TPA的结果通常会比"留观和等待"要好。菲利普不停地想，如果早点进行CT扫描，他父亲的情况会更好。如果父亲进行定期检查，并检测到一些新出现的脑卒中生物标志物，包括C反应蛋白（CPR）增加或脂蛋白相关磷脂酶A_2（Lp-PLA_2或PLAC试验）[3]，他们就能更快地对他父亲进行诊断。他的祖父因疑似脑卒中去世，菲利普不禁认为这是可以避免的。

他母亲试图安慰他，她告诉菲利普事情已经变得好多了。菲利普的祖父脑卒中的时候，没有科斯塔女士，也没有医疗救助。那时还没有像CT扫描这样先进的仪器，他们必须自己支付所有的诊疗费用，因为没有被纳入巴西统一保健系统（SUS）的全民健康计划。菲利普理解他母亲的观点，但他并没有因此得到安慰。

拉丁美洲是一个包括中美洲和南美洲的地区，由20多个国家组成，人口超过6.2亿。事实上，世界上人口最多的两个城市——墨西哥城（>2100万人）[4]和巴西圣保罗（>2600万人）[5]都在拉丁美洲（图8.1）。拉丁美洲从墨西哥北部边界延伸到南美洲的南端，包括加勒比海，使它成为世界上最美丽的地区之一，在这里可以欣赏大自然、舞蹈、艺术和品尝美食。然而，据联合国儿童基金会（UNICEF）称，拉丁美洲和加勒比地区的总收入不平等程度是世界上最高的，测得的净基尼系数为48.3%，这是一个未加权平均值，显著高于世界基尼系数平均值39.7%。基尼系数是用来衡量整个国家及其人口收入分配和收入不平等的统计指标[6]。这一统计数据涵盖了该地区生活质量的各个方面，包括获得医疗保健的机会。

正如菲利普和他母亲对爱德华多脑卒中的看法所表明的一样，拉丁美洲的许多人现在比他们的父母或祖父母活得更长、更健康。事实上，现在出生的普通人平均可以活到75岁，比20年前出生的人多6年。新生儿在1岁前死亡的可能性也比20年前低50%。这也意味着更多像爱德华多和他妻子这样的父母正在为他们的孩子庆生。

这些改善大多受益于更强大的经济和政府政策，这些政策加大了该地区最贫困人口的医疗保健覆盖范围。阿根廷的国家保险计划（Plan Nacer）始于2004年，为100多万以前未投保的妊娠妇女和儿童提供基本保险和安全的医疗保健服务[7]。墨西哥的Seguro Popular计划目前覆盖了5000多万人，主要是为那些非固定工人提供200多种免费治疗[7]。尽管在过去几十年取得了这些进步，但在让所有人都能获得高质量的医疗保健，特别是精准医疗方面，拉丁美洲仍然面临着重大的挑战。

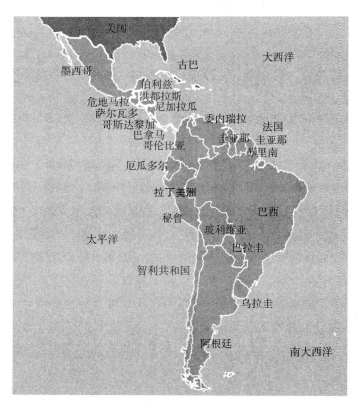

图8.1 拉丁美洲的人口数据

虽然拉丁美洲的医疗保健计划已经扩大到涵盖许多以前没有保险的人，但约54%的人口，即约3.2亿人，仍然没有被覆盖到[8]。换句话说，大约相当于美国全部人口的那部分人群要么不能去看医生，要么必须自费支付医疗服务费用。此外，富裕的城市社区会比贫穷的农村地区获得更好的医疗服务和治疗。医生、医院和物资都集中在大城市。然而，居住在主要城市中心以外的患者必须花费大量时间和金钱进行治疗。想象一下，早上5点起来，坐3个小时的公交车去看医生，然后下周再回来做实验室检查。

有足够的钱支付医疗保险费用则是另一个挑战。在过去的几年，金融和政治方面的挑战影响了拉丁美洲的许多政府。大宗商品需求减少使经济增长放缓，再加上美国经济走强，导致货币相对于美元走软[9]。其结果是，对许多拉丁美洲国家而言，以美元支付的医疗用品和设备变得更加昂贵，甚至负担不起。近几十年来，随着人们生活水平的提高，人们动得更少，吃得更多，并开始抽烟、喝酒。这些因素，加上"人活得更长"，意味着现在有更多的人患有非传染性慢性疾病，如高血压、糖尿病和癌症。2010年，拉丁美洲"失去健康生活"的前三大非伤害性相关因素均为非传染性疾病，每种疾病的患病率较1990年都至少提高了35%[10]。该地区的卫生系统还没有准备好应对这一转变。2014年，在巴西和阿根廷，非传染性慢性疾病导致死亡的人数分别占总死亡人数的74%和81%[11]。与世界其他地区相比，拉丁美洲死于癌症的人数更多，问题只会越来越严重。据估计，到2030年，拉丁美洲将诊断出160万例癌症，预计每年将有100多万人死于癌症[12]。与世界其他地区相比，拉丁美洲60%的癌症确诊病例会死亡，而美国和欧洲的癌症确诊病例死亡率分别为35%和43%[13]。

鉴于这些挑战，尤其是疾病向慢性病的转变，精准医疗的理念在拉丁美洲尤为重要。慢性病的有效治疗通常从预防保健和医学检查开始，以便准确了解患者的情况。预防保健、影像和诊断测试是前几章介绍的精准医疗的关键组成部分。目前，许多拉丁美洲卫生系统侧重于反应性医院护理，而对预防性初级护理保健的关注度有限。大多数拉丁美洲国家也没有足够的医学影像设备或实验室为大多数人口提供影像和诊断服务。最后，只有富人和私人保险才能负担得起或获得基于某些癌症遗传标记等的先进的靶向治疗。

然而，近年来，拉丁美洲在精准医疗领域取得了一些成效。公私合作伙伴关系使得先进的影像设备和信息技术健康解决方案可用于较小、较不富裕城市的医院。与健康相关的智能手机应用程序和便携式X线机等新技术正变得越来越普及并得到广泛应用。许多成效集中在巴西、墨西哥和阿根廷，这3个国家获得了该地区92%的研发（R&D）投资[14]。随着这些国家为该地区精准医疗的发展奠定基础，进一步了解这些国家的项目、政策和背景变得非常重要，因此接下来，让我们深入了解一下这些国家的具体情况。

巴西

巴西是拉丁美洲人口最多的国家，有2.06亿人口[15]，约是美国人口的2/3。它也是该地区最大的经济体。农业、矿业、制造业和服务业都是这个国家的主要产业。由于中国对巴西出口的高需求，巴西在21世纪初经历了强劲的经济增长。随着中产阶级的迅速壮大，数百万巴西人摆脱了贫困。巴西在主办2014年世界杯和2016年奥运会时一直是国际焦点。然而，好景不长，巴西目前正处于严重衰退之中。2015年国内生产总值萎缩了3.8%[16]。政治动荡占据了国际新闻。2015年春天，数百万活动人士走上街头，抗议经济状况，以及巴西Petrobras石油公司和迪尔玛·罗塞夫总统政府的腐败。2016年3月，笔者和同事花了一周的时间参观圣保罗的医院和实验室，差点儿没赶上飞回美国的飞机，因为我们不得不在这座城市中绕行以避开抗议人群。罗塞夫最终在2016年8月被弹劾并免职。

与经济相似，巴西的医疗体系也经历了成功和挑战。20世纪90年代，该国实施了统一保健系统（SUS），它是世界上最大的全民医疗保健系统之一。在此之后，婴儿死亡率下降了50%以上，预期寿命从1990年的66岁延长到目前的74岁[17]。由于更早发现和更容易获得治疗，结核病等传染性疾病不再是人们日常担忧的问题[11]。然而贫富差距依然存在。不太富裕的北部地区婴儿死亡率是南部地区的2倍。与依赖SUS的人相比，能够负担得起私人医疗保险的人口中，有25%的人可以获得多1倍的医生数量[18]。据采访的医生说，使用SUS的人，必须面临医院床位短缺，以及为获得基本诊断和治疗等待时间过长的问题。

总体来说，巴西还需要更多的肿瘤学家，目前的状况是每100 000名患者只有1.2名肿瘤学家为其诊治。尽管本书描述的某些国家或地区处于较高水平，但它仍然没有美国或欧洲的医疗机会优势，巴西的肿瘤学家大多聚集在主要城市的特定机构中，并非所有人都能接受其治疗，这使得在全国范围内建立肿瘤学项目和增加肿瘤学家数量的需求变得至关重要[19]。

在此背景下，巴西取得了一些进步，为精准医疗的未来发展奠定了基础。为了解决公平问题并强调为所有公民提供预防医学服务，巴西于20世纪90年代启动了一项被称为家庭健康策略（FHS）的创新方案。这个方案不是迫使低收入或无收入的患者长途跋涉去看医生，而是把医生带到人们身边。FHS组建了跨学科团队，其中包括医生和护士，但要依靠他们所服务的社区的社区健康经纪人。社区健康经纪人每月会至少拜访1次他们所在社区的每个家庭。他们会确保这些家庭的患者按时赴约看病和服药，并留意糖尿病和高血压等慢性病患者的危险因素。整个团队负责提供预防性卫生服务，如母乳喂养支持、产前护理、免疫接种和疾病筛查。每个FHS小组覆盖多达1000户家庭。该计划自启动以来一直在逐步扩大。到2014年，已成立了39 000个FHS小组，包括265 000名社区健康经纪人，为超过1.2亿人提供服务，占巴西人口的60%以上。FHS小组针对的是城市中较贫困的人群，这是在改善预防保健方面的一个重大进步[20]。

随着像FHS这样的项目用于改善初级和预防保健的基础设施，将来更广泛的人群将会更容易获得实施精准医疗所需的诊断和影像服务。在这一方面，巴西也通过公私合作伙伴关系取得了重大进展。2015年前总统罗塞夫允许外国公司投资私立医院[11]。这促成了一些举措，包括国际金融公司（IFC）和巴西诊断成像公司财团之间的伙伴关系。这一伙伴关系促使投资了4000多万美元，以改善巴西巴伊亚州医疗服务欠缺地区的先进诊断测试。在萨尔瓦多国家肿瘤中心还建立了一个新的诊断中心，包括CT扫描仪和MRI机在内的45台新设备被安置在12家地区医院[21]。该诊断中心在建成后的第一年便为SUS承保的低收入患者提供了180 000次诊断测试。预计最终将为巴伊亚地区多达600万名患者提供服务[22]。

随着预防保健、诊断和影像技术的发展，精准医疗的最后一个障碍是获得针对患者和疾病的靶向治疗。在这一方面，巴西表现出对精准医疗的主动和支持。2015年，5个研究、创新和传播中心（RIDC）同意在巴西精准医疗倡议（BIPMed）中合作[23]。这些小组计划开发一个计算机平台，将RIDC收集的基因数据汇集在一起，巴西和世界各国的研究人员均可访问该平台。该平台的最终目标是推动基于特定个体基因的靶向药物的研发（R&D）。

BIPMed不是巴西在遗传学和精准医疗领域的第一次重大尝试。事实上，这个国家自20世纪50年代开始就有很长的基因研究历史[24]。自那时起，巴西就建立了一个公共和私人资助的基因研究中心网络，包括圣保罗大学（USP）的Hugh基因组中心和干细胞中心，以及西里奥-里班尼斯医院（HSL）的分子肿瘤学中心。

过去几年，USP已经发展成一个拥有基因组学中心和广泛的病理学项目的主要中心。USP有4000张床位，其中包括拉丁美洲最大的癌症医院——圣保罗癌症研究所（ICESP），有500张床位。病理学系教授兼系主任维纳西奥·阿尔维斯博士（Dr. Venancio Alves）和他在USP的团队致力于教授和培训病理学医师，这些病理学医师随后将在USP或私人商业实验室（如诊断实验室Pardini）或其他以治疗癌症为主的大型医院（如AC Camargo）工作。他们也拥有南美洲最大的尸检项目之一，因为除他们自己医院的尸体外，他们还接收来自Clinicas医院（巴西最大的公立医院之一）的所有尸体（这个团队有一个相当大的项目，就是接收大量的尸体，有大量的工具可供他们使用，还有一条城市地下通道，从患者死亡地到达他们需要进行尸检的地方非常方便，这是我们第一次从出租车司机口中得知的，显然这在当地非常出名）。

HSL的研究人员正在开发新的检测方法，该方法基于对患者肿瘤特征的遗传分析，可以在早期发现癌症[25]。实验室的风格是原始朴实的，而位于顶层的癌症治疗中心不仅提供一流的精准医疗服务，还提供非常温馨的环境，以满足患者的需求；那里有拱形天花板，沐浴着阳光的私人病房，为家人和朋友提供了充足的座位，感觉更像是一个水疗中心而不是医院。其他提供顶级癌症治疗的医院，如同样在圣保罗的Israelita Albert Einstein医院，除了提供最佳组合药物，其大厅里还有钢琴演奏，以缓解气氛。

此外，巴西是拉丁美洲少数几个拥有国家肿瘤和脱氧核糖核酸（DNA）库的国家之一。该DNA库存储癌症患者捐赠的患者数据和组织样本[26]。科学家可以利用这些样本进行研究，以识别可用于新药开发的癌症遗传标志物。BIPMed和其他诸多倡议表明巴西政府和医学界接受精准医疗这一理念。

随着预防保健的可及性得以改善，公私合作伙伴为诊断和影像设备的可用性提供的支持，以及对癌症靶向治疗理念的投资，巴西已经具备了支持精准医疗的合适条件。医疗支出稳步增长，从1995年占国内生产总值的6.5%增至2014年的8.3%[17]。这意味着增加对医疗资源的投资，患者有可能获得更高成本的先进治疗。巴西的领导层相信这种进步不仅体现在基本的患者护理方面，还体现在其他方面。"在资源有限的地区，精准医疗的概念还不完全为人所知，它可能是实现卫生部门更美好和更可持续未来的最合适的解决方案"，巴西健康创新产业联盟（ABIIS）主席兼巴西体外诊断学会（CBDL）执行秘书卡洛斯·古韦阿（Carlos Couvea）这样说道。ABIIS由ABIMED、ABRAIDI、ADVAMED和CBDL等组织组成，致力于将拉丁美洲和世界范围内的医疗技术产业整合在一起（他们对医疗技术的定义包括医疗设施、医疗设备、诊断和电子健康）。如果我们考虑到当前由数字健康/物联网引发的革命，我们将能够限制不必要的和无效的治疗，允许基于预防的个性化护理。利用这些工具，现有的资源将得到最大限度的优化利用：ABIIS 2015年题为《健康4.0：促进巴西医疗设备（MedTechs）创新周期》的报告强调指出，医疗保健领域的大部分投资都集中在患者护理和信息基础设施系统上，它们"通常扮演着次要的角色"[27]。该报告向公共和私营医疗保健部门、开发机构、政府、非政府组织和专业组织发行，旨在统一不同利益攸关方的观点，推进巴西新的医疗诊断和设备的可及性。

> **你知道吗？**
>
> 巴西的医疗技术产业由14 482家公司组成。其中，4032家是制造商，10 450家是从事医疗技术产品的市场营销和分销的公司。2013年出口总额达8.25亿美元，占巴西保健品总额的15%。然而，尽管所有这些公司都在巴西，但作为拉丁美洲最大的国家，巴西的医疗技术支出占总医疗支出的百分比仅为个位数（根据该类别包括或排除的内容，在2%～7%）[27]。高额的设备税、巴西监管机构审批的拖延及医疗设备预算的不足是造成这种局面的诸多原因之一。巴西可以提供它所需的医疗技术，但是巴西的许多地区却无法获得它们。

Fleury和DASA等一流的国家临床诊断参考实验室，也在与巴西最受尊敬的医疗机构紧密联系，并在改进癌症诊断方面处于领先地位。当笔者参观位于圣保罗的DASA实验室（拉丁美洲最大的临床参考实验室）时，被带进了一个观察室，就像《星球大战》电影中的场景一样。观察室俯瞰像体育场一样大的房间，里面尽是最先进的诊断设备和跟踪系统，所有这些设备都在进行当天的测试，配备了精干高效的工作人员，他们轻松地在机器之间穿梭，提供及时的质量保证。从免疫分析到临床化学，从血液学到分子学，DASA实验室每天为患者处理55 000个测试结果，每个月处理约1000万个样本[28]。我们随后移步到Fleury的精英和创新校园，那里拥有像埃德加·里扎蒂（Edgar Rizzatti）这样有头脑的实验室人员，里扎蒂是技术运营总监，已在Fleury工作了10年，见到他就会使人们想起那些巴西医学研究领域的优秀内部人才和外部合作伙伴。例如，2014年，Fleury与美国诊断公司Veracyte合作，提供精准的医学诊断Afirma，以减少甲状腺癌患者不必要的手术[29]；这项服务为他们的肿瘤研究和精准医疗的临床项目提供了全面的支持。最近，Fleury与USP和心脏研究所（InCor）合作，通过新一代测序技术研究心肌疾病的诊断，在肿瘤学以外的领域实现精准医疗[30]。这只是服务于巴西市场并致力于精准医疗的两家大型诊断实验室。罗氏（Roche）和诺华（Novartis）等多家致力于精准医疗的公司在巴西也设有大型部门，致力于向有需求的人群提供和传播最佳的精准医疗。

AC Camargo也许是当今这个市场上最有影响力的机构之一，也是年代最为久远的中心之一，常被称为癌症治疗的"金标准"。上述大部分机构都跟随这家拥有500张床位的医院的脚步而进行临床癌症护理和诊断测试，医院患者包括公款付费、私人付费和自费的患者。精准医疗诊断由分子病理学医学协调员伊莎贝尔·韦尼克·德库尼亚博士（Dr. Isabela Werneck de Cunha）负责。基因组学小组组长迪尔茜·玛丽亚·卡拉罗博士（Dr. Dirce Maria Carraro）的领导推动了精准医疗诊断的创新。我们与他们见面时不难看出，他们的热情和致力于为AC Camargo 的患者带来最好的精准医疗服务的决心是显而易见的。由于我们在建筑物之间迷失了方向，双方的会面是在晚些时候，我们用少得可怜的葡萄牙语模仿原先的方式通过安检，绕行于由车库扩建成的医院的隧道中（圣保罗市区的AC Camargo 多年来并没有更多实际的扩展空间）。他们特别强调了与制药公司的合作伙伴关系，正是这些合作伙伴资助了诊断测试，从而使最合适的患者能够获得正确的药物。在巴西，实验室对这种资助机制的依赖对于推动创新至关重要。AC Camargo 经验丰富、精力充沛的首席执行官兼病理学主任费尔南多·苏亚雷斯博士（Dr. Fernando Soares）重申了这一点，他认为圣保罗人口占巴西人口的45%，因此对这件事需要深思熟虑。"圣保罗存在很多反差。我们必须记住，有2000万～4000万人可能有机会进入全市的癌症治疗中心，但是即便是我们周围有这些创新举措，仍然有1.6亿人在日常生活中挣扎"，他提到，越来越多的卫星诊所正在向城市外围扩张，作为帮助这些有需要的人的具体举措，"这种必要的扩张是为了使保健护理更接近这些人居住的地方，尤其是像圣保罗这样的大城市（横跨这座城市可能需要3个小时），这在巴西是一项很受欢迎的举措"。

通过政府和私人的持续支持，以及上述利益相关者的支持下，巴西的精准医疗将继续发展，目标惠及所有患者。

墨西哥

墨西哥有1.23亿人口，是拉丁美洲第二大经济体[15]。该国自2008年以来经历了稳定的经济增长。它是一个大型的石油出口国，也是美国制造业的主要供应商。虽然一些人从经济增长中受益，但该国贫富差距仍然很大，有50%以上的人口仍生活在贫困中[15]。

缺乏公平也是该国医疗体系面临的一个主要问题。在2003年之前，将近5000万人是没有医疗保险的[31]，这些人大多是失业人员、自营职业人员或无薪非正式工人。他们没有资格享受墨西哥社会保障机构（IMSS）的保险，该机构的保险适用于私营部门，以及正规和带薪工人。他们也没有资格享受公务员社会保障和服务机构（ISSSTE）为政府雇员及其家庭提供的保险。于是2003年墨西哥创立了Seguro Popular，又称大众健康保险（PHI），以覆盖这部分人口的医疗保险。自Seguro Popular 创立以来，墨西哥人的一些健康状况有所改善。2003～2013年，婴儿死亡率下降了38%，有报道称因医疗费用迫使其陷入贫困的人数从3.3%降至0.8%[15]。

然而，尽管一些医疗保险的承保覆盖面已经扩大，但依然存在着许多挑战。

与其他国家相比,墨西哥的医生、病床和其他资源较少。墨西哥每1000名居民拥有2.2名医生和2.7名护士,低于经济合作与发展组织(OECD,由北美、南美、欧洲和亚太地区的35个国家组成)成员国(平均每1000名居民拥有3.2名医生和8.7名护士)[32]。与OECD的其他国家相比,墨西哥的肿瘤学家和外科医生等专家人数也少了1/4~1/3[33]。从设施角度来看,2011年每10 000人有15张病床。这仅略高于伊拉克,而大约只是美国的一半[17]。这些容量问题因大部分资源集中在大城市而变得更加严重。在墨西哥约270名肿瘤学家中,60%在墨西哥城、蒙特雷和瓜达拉哈拉的城市中心工作[8]。生活在联邦区(墨西哥城)的人较生活在贫困地区的人能获得3倍多的医院床位[11]。2015年,在墨西哥城举行的关于诊断创新的演讲中,笔者与诊断开发者及其客户进行了交谈。他们主要抱怨的不是缺乏创新,而是尽管他们竭尽努力,仍无法将创新设备送达墨西哥的各个地区。墨西哥城一个小的医疗机构的客户对我说:"克里斯汀,你所谈的都是全世界各种创新,然而我们甚至不能把基本的实验室设备带到我们国家的某些地区。我们必须从比你所说的更基础的层面开始。"这个非常真实(也非常令人羞愧)的评论凸显了墨西哥所面临的问题。

鉴于城市和农村地区之间(有时甚至是不同的城市之间)在医生、设施和设备方面的差异,一些倡议侧重于扩大医疗保健的可及性和改善为缺医少药者提供的预防保健措施。CASALUD成立于2008年,是一个以检测和预防慢性病为重点的项目("CASALUD"是"casa"(家)和"salud"(健康)的合成词)。与巴西的家庭健康策略(FHS)类似,该项目将医疗服务从初级保健中心转移到家庭和社区。CASALUD通过使用移动医疗工具做到了这一点。社区卫生工作者可以使用MIDO背包,一个基于平板电脑的程序,来帮助评估社区的慢性病患者。患有糖尿病的人可以使用手机应用程序"MIDO Mi糖尿病"来自我监控病情。患者可以自行输入体重和血糖等测量值,并会立即收到反馈。最初的试点项目在患者自我管理和慢性病管理方面取得成功后,扩展到20多个州,现在每年为130万人提供服务。CASALUD是通过Seguro Popular方案开展的,因此覆盖了最需要改善预防保健的人群[33]。

此外,在预防保健问题上,2001~2012年(涵盖Seguro Popular实施前后的时期),更高比例的老年墨西哥人正在接受预防性筛查和疫苗接种[32]。但是,还有更多的工作要做。尽管大多数研究对象都接受了糖尿病和心血管疾病筛查,但许多人并没有接受多种癌症和其他晚期疾病的筛查[32]。

部分原因是缺少必要的设备。截至2011年,墨西哥每百万居民拥有1.4台MRI设备和3.6台CT扫描系统,远低于OECD中的许多国家[34]。在格雷罗,墨西哥最贫穷的州之一,综合医院和医疗保健中心根本没有CT扫描系统,只有一个乳房X线检查仪[34]。居住在这里的300万人在乳腺癌筛查和其他诊断方面的选择极为有限。

除了医疗保健、人力资源和设施不足，墨西哥各个不同医疗保险体系的细分也是一个挑战。各子系统（社会保障机构IMSS、公务员社会保障和服务机构ISSSTE、Seguro Popular）的承保范围和治疗质量绝不相同。某些更复杂或治疗费用更高的疾病，如肺癌，不在Seguro Popular医疗保险的承保范围之内[35]。此外，细分市场本身的存在也是一个问题。每个系统都有自己的医生、诊所、医院、药房和治疗中心网络。患者不能便捷地在各系统之间转移他们的就诊记录[35]。如果正式就业的工人失业并开始兼职工作，他将不得不在一个新的网络中就诊，但他的新医生却无法从他的旧网络中获取他的就诊记录。他们不知道他在服用什么药物，也不知道他过去有什么症状。他的新保险甚至可能不能报销他所需要的药物。这使得当一个人在正式和非正式劳动力市场之间轮换时，为他提供全面和持续的护理保障变得很有挑战性。

近年来，人们一直在尝试整合医疗保健项目之间的割据。已经有人向政府提出了一些建议，以简化系统之间的可移植性或病历传输。Seguro Popular计划扩大其肿瘤学覆盖范围，除乳腺癌外，还包括结直肠癌[36]，使医疗保健系统之间的覆盖范围更加相似，也将使患者更容易在它们之间转换。然而，为了使这一扩展取得成功，必须增加资金。在一项对128名墨西哥肿瘤学家的调查中，几乎2/3的人表示，公共健康保险项目缺乏资金，这使得他们在某些时候无法开出一种已知对带有某种遗传标记的乳腺癌患者有效的化疗药物[37]。

和巴西一样，墨西哥也取得了一些进步，为未来精准医疗的发展奠定了基础。像CASALUD这样的项目正在扩大医疗保健的覆盖面，并将医疗保健的重点转移到对生活在该国贫困地区的许多人的预防保健上。Seguro Popular正慢慢扩展范围，以覆盖到更复杂的疾病。随着对医疗资源（如诊断设备）的持续投资、独立医疗项目的整合，以及医疗系统资金的增加以涵盖更先进、更有针对性的治疗，墨西哥展现出未来精准医疗的光明前景。

阿根廷

阿根廷是拉丁美洲人口第四大国和第三大经济体。该国拥有丰富的自然资源和能源，拥有大型的农业和制造业。在过去的10年，阿根廷的经济发展状况一直像坐过山车一样，国内生产总值在2011年增长了8.4%，随后在2014年萎缩了2.6%[17]。由于政府的宏观经济政策，通货膨胀率一直居高不下。

阿根廷的医疗保健系统分为3部分。正式雇佣的工人由工会或称为

ObrasSociales管理的方案承保，由工资缴款提供资金。比较富裕的一些人则可以购买私人健康保险。其余的人，通常是失业者或在非正规部门工作的人，依靠公共卫生系统获得医疗保健。阿根廷的医疗保险系统面临许多与墨西哥相同的挑战，包括3个部门之间缺乏融合，以及在获得医疗保健和医疗质量方面的不平等。

阿根廷在精准医疗方面的主要进步之一是通过Nacer计划改善了初级和预防保健的可及性。该计划于2004年启动，当时阿根廷经济陷入危机，许多家庭陷入困境。该计划为未投保的妊娠妇女和6岁以下儿童提供公共健康保险，向妊娠妇女提供产前护理、分娩和产后护理服务。儿童则可以在6岁以前接受新生儿护理、免疫接种、营养支持和疾病治疗。为了鼓励地方政府改善这一目标人群获取医疗服务的途径和质量，该计划采用了创新的绩效工资计划。省级或地方政府根据参与计划的人数，以及实现健康指标目标的情况获得相应金额的报酬。目前的研究表明，Nacer计划在改善出生结局方面很有效，医院登记的新生儿死亡率降低了74%[38]。

2012年，该国政府启动了Sumar计划，将Nacer计划扩大到19岁以下的儿童和青少年，以及20～64岁未投保的妇女。所提供的服务范围也有所扩大，以满足不同人群的需求，类似的绩效薪酬机制也已经到位。Sumar计划预计覆盖570万名儿童和380万名妇女[39]。

阿根廷与精准医疗相关的第二个进展是2010年成立了国家癌症研究所（NCI）。NCI的建立意味着把癌症放在政府议程的首位。NCI的作用是降低癌症的发病率和死亡率，并制定与预防、诊断和治疗相关的公共政策[40]。

与墨西哥类似，阿根廷近年来努力改善预防和初级保健的可及性，并通过建立NCI为今后重点关注癌症靶向治疗奠定了基础。为了使精准医疗在阿根廷发展壮大，政府必须加大对医疗保健支出的投资，努力减少医疗保健项目之间的资源分散，并将重点放在成像基础设施上。

南美洲其他地区

在巴西、墨西哥和阿根廷之外的国家和地区，人们也有获得精准医疗的机会。这些主要是由公私合营伙伴关系驱动，与大型跨国医疗保健组织的合作和努力密不可分。2015年，辉瑞公司在智利创立了精准医疗卓越中心（CEPM）。智利政府和该公司共同投资2100万美元，创建了一个区域研发中心[41]。CEPM将首先专注于肺癌的治疗，肺癌正成为许多拉丁美洲国家日益严重的问题。

哥斯达黎加是另一个在精准医疗领域崭露头角的拉丁美洲国家。虽然它的人口只有470万，但劳动适龄人口占总人口的比例却超过了66%，这个以生态旅游和高空滑索闻名世界的充满活力的国家也是一个雄心勃勃的医疗创新中心。2014年该国颁布的一项新法律，解除了为期4年的人类医学研究禁令，该国正寻求重新获得投资者的信任，并鼓励该国药品的增长和临床试验活动。哥斯达黎加已经是医疗器械的主要制造商，是拉丁美洲仅次于墨西哥的第二大医疗器械出口国。该国有60多家医疗技术公司，包括Philips、Medtronic、Terumo、Steris等，其生产的一至三类医疗器械，过去10年出口增长超过190%，已经成为2015年第一大出口产品（占哥斯达黎加总出口的23%）[42]。

这些公司的许多生产基地都位于Coyol自由区（CFZ），这是一个设在阿拉胡埃拉的一站式生物园。当笔者参观CFZ时，被设备制造商组建起来的迷宫所震惊，这些制造商的生产基地都设置在一个郁郁葱葱、绿色开放的环境中，不同于世界其他地区的生物园，与笔者1个月前在法国参观的生物园形成了鲜明的对比。从一家公司到另一家公司，每个公司都有自己特定的、鲜明的愿景，但同样重要的是他们对当地员工及其需求的关注。随着公司生产基地的建设，CFZ提供施工前、施工中和施工后服务，以满足全球最高监管的要求。此外，他们还提供"GenteCoyol"服务，为在生物园各公司工作的8000名员工提供健康、交通和其他就业服务，这些服务都是专门针对特定人群不同需求的[43]。哥斯达黎加除了为世界各国生产精准医疗诊断和设备，还注重为开发这些设备的工人提供精准的健康保障。

正如你所见，拉丁美洲精准医疗的发展面临着各种挑战。需要克服的主要障碍是很大一部分人无法获得预防保健及先进的诊断，以及药物的高成本。然而，一些国家正在采取措施向前迈进，并为不断进步而感到兴奋。通过创新的、基于社区的项目扩大预防保健，利用公共和私人伙伴关系获得更先进的技术，并投资于晚期疾病的靶向治疗研究，这些都是未来该地区精准医疗发展的趋势。

菲利普对他父亲的健康状况感到绝望，但他和他的孩子们有希望从未来精准医疗领域的进步中受益。这一领域的进展建立在拉丁美洲最近不断发展的、以推动未来繁荣和平等的医疗保健的基础上。

参 考 文 献

1 da Silva AF, Cavalcanti ACD, Malta M, Arruda CS, Gandin T, da Fé A, et al. Treatment adherence in heart failure patients followed up by nurses in two specialized clinics [Internet]. Rev Lat Am Enfermagem. Sep-Oct 2015; [cited Nov 14, 2016];23(5):888-94. Available from: https://www.ncbi.nlm.nih.gov/pmc/articles/PMC4660411/

2 Mantovani VM, Ruschel KB, de Souza EN, Mussi C, Rabelo-Silva ER. Treatment adherence in

patients with heart failure receiving nurse-assisted home visits [Internet]. Acta Paul Enferm. Jan/Feb 2015 [cited Nov 14, 2016];28(1). Available from: http://www.scielo.br/scielo.php?pid=S0103-21002015000100041&script=sci_arttext&tlng=en

3 Stroke biomarkers risk [Internet]. Stroke Biomarkes; [cited Nov 14, 2016]. Available from: http://stroke-biomarkers.com/biomarker_list.php?filter_by=endpoint&detail=Risk

4 Mexico City population [Internet]. World Population Review; [cited Nov 14, 2016]. Available from: http://worldpopulationreview.com/world-cities/mexico-city-population/

5 Estimativ as das populações residentes, em 1° de julho de 2009, segundo os municípios [Internet]; [cited Nov 14, 2016]. Available from: http://www.ibge.gov.br/home/estatistica/populacao/estimativa2009/POP2009_DOU.pdf

6 Ortiz I, Cummins M. Global inequality: beyond the bottom billion [Internet]. UNICEF; April 2011 [cited Nov 14, 2016]. Available from: https://www.unicef.org/socialpolicy/files/Global_Inequality.pdf

7 The World Bank. Universal healthcare on the rise in Latin America [Internet]. Feb 14, 2013 [cited Nov 14, 2016]. Available from: http://www.worldbank.org/en/news/feature/2013/02/14/universal-healthcare-latin-america

8 Gross PE, Lee BL, Badovinac-Crnjevic T, Strasser-Weippl K, Chavarri-Guerra Y, St Louis J, et al. Planning cancer control in Latin America and the Caribbean. Lancet Oncol. Apr 2013;14(5):391-436.

9 Sambo P, Orr E, Godoy D. Brazilian real drops to record low against U.S. dollar [Internet]. Bloomberg; Sept 22, 2015 [cited Nov 14, 2016]. Available from: https://www.bloomberg.com/news/articles/2015-09-22/brazil-s-currency-tumbles-to-record-on-pessimism-over-budget

10 Institute for Health Metrics and Evaluation. The Global Burden of Disease: Generating Evidence, Guiding Policy. Seattle, WA: IHME; 2013 [cited Nov 14, 2016]. Available from: http://www.healthdata.org/sites/default/files/files/policy_report/2013/GBD_GeneratingEvidence/IHME_GBD_GeneratingEvidence_FullReport.pdf

11 Global Health Intelligence. Opportunities in Latin America's healthcare sector 2016 [Internet]. Global Health Intelligence; Jan 15, 2016 [cited Nov 14, 2016]. Available from: http://globalhealthintelligence.com/ghi-analysis/opportunities-in-latin-americas-healthcare-sector-2016/

12 Bray F, Piñeros M. Cancer patterns, trends and projections in Latin America and the Caribbean: a global context. Salud Publica Mex. Apr 2016;58(2):104-117.

13 TJCC, Abrale, Department of Education and Research, Lobo TC. The borders between countries are decreasing for the benefit of health [Internet]. Observatorio de Oncologia; Dec 16, 2016 [cited Jan 20, 2017]. Available from: http://observatoriodeoncologia.com.br/las-fronteras-entre-los-paises-estan-disminuyendo-en-beneficio-de-la-salud/

14 Deloitte Global. Latin America economic outlook [Internet]. Deloitte; Jul 2015 [cited Nov 14, 2016]. Available from: https://www2.deloitte.com/global/en/pages/about-deloitte/articles/latam-economic-outlook-report.html

15 The World factbook [Internet]. Central Intelligence Agency; [cited Oct 27, 2016]. Available from: https://www.cia.gov/library/publications/the-world-factbook/

16 The World Bank. Brazil Overview [Internet]. The World Bank; [cited Oct 27, 2016]. Available from: http://www.worldbank.org/en/country/brazil/overview

17 The World Bank. DataBank [Internet]. The World Bank; [cited Oct 27, 2016]. Available from: http://databank.worldbank.org/data/home.aspx

18 Kaiman J, Smith D, Anand A, Watts J, Kingsley P, Hooper J, et al. How sick are the world's healthcare systems? [Internet]. The Guardian; Oct 29, 2014 [cited Nov 14, 2016]. Available from: https://www.theguardian.com/society/2014/oct/29/how-sick-are-worlds-healthcare-systems-nhs-china-india-us-germany

19 Goss P. The lancet oncology: commission shows good progress in cancer care in Latin America. EurekAlert [Internet]. AAAS; Oct 28, 2015[cited Apr 13, 2017]. Available from: https://www.eurekalert.org/pub_releases/2015-10/tl-tlo102715.php

20 Macinko J, Harris MJ. Brazil's family health strategy—delivering communitybased primary care in a universal health system. N Engl J Med. Jun 4, 2015;372 (23):2177-2181.

21 IFC Public-Private Partnerships. Public-Private Partnership Stories [Internet]. Washington, DC: International Finance Corporation; [cited Oct 27, 2016]. Available from: https://www.ifc.org/wps/wcm/connect/75bffe804a9a408d9b8 0df9c54e94b00/PPP+Stories_BA+Health+II_Final+2015.pdf?MOD=AJPERES

22 IFC Public-Private Partnerships. Filling a Critical Health-Care Gap in Brazil [Internet]. Washington, DC: International Finance Corporation; Aug 2016 [cited Oct 27, 2016]. Available from: http://www.ifc.org/wps/wcm/connect/news_ext_content/ifc_external_corporate_site/news+and+events/news/filling-a-critical-health-care-gap-in-brazil

23 Marques F. Precision medicine [Internet]. Rev Pesqui Fapesp. Nov 2015 [cited Oct 27, 2016]. Available from: http://revistapesquisa.fapesp.br/en/2016/03/24/precision-medicine/

24 Passos-Bueno MR, Bertola D, Horovitz DDG, de Faria Ferraz VE, Brito LA. Genetics and genomics in Brazil: a promising future. Mol Genet Genomic Med. 2014 Jul;2(4):280-291.

25 Zorzetto R, Da Silveira E. Catching cancer in the act [Internet]. Rev Pesqui Fapesp; Nov 2015 [cited Oct 27, 2016]. Available from: http://revistapesquisa. fapesp.br/en/2016/03/28/catching-cancer-in-the-act/

26 Gonçalves AA, Claudio Pitassi C, Assis VM. The case of INCA's National Tumor Bank management system in Brazil. J. Inf. Syst. Technol. Manag.. Dec 2014;11(3):549-568.

27 The Websetorial Consultoria Economica Team. Health 4.0 [Internet]. ABIIS; 2015 [cited Oct 27, 2016]. Available from: http://www.abiis.org.br/abiis-health-4.0.html

28 DASA: the biggest medical diagnostics company in Brazil [Internet]. Elga Veolia; [cited Oct 27, 2016]. Available from: http://www.elgalabwater.com/dasa-biggest-medical-diagnostics-brazil

29 Veracyte. Veracyte and Fleury announce partnership to make the Afirma® gene expression classifier available to patients in Brazil. PR Newswire; May 2, 2014 [cited Oct 27, 2016]. Available from: http://www.prnewswire.com/newsreleases/veracyte-and-fleury-announce-partnership-to-make-the-afirmagene-expression-classifier-available-to-patients-in-brazil-257648951.html

30 Fleury investor day presentation 2016 [Internet]. GrupoFleury; 2016 [cited Oct 27, 2016]. Available from: http://ir.fleury.com.br/fleury/web/default_en.asp?idioma=1&conta=44

31 OECD. OECD Reviews of Health Systems: Mexico 2016 [Internet]. Paris: OECD Publishing; 2016 [cited Oct 27, 2016]. Available from: http://dx.doi. org/10.1787/9789264230491-en

32 Salinas JJ. Preventive health screening utilization in older Mexicans before and after healthcare

reform [Internet]. Salud Publica Mex. 2015;57(suppl 10):S70-8; [cited Apr 13, 2017]. http://www.scielosp.org/pdf/spm/v57s1/v57s1a11.pdf#page=1&zoom=auto,-274,765

33 Thoumi A, Maday M, Drobnick E. Preventing chronic disease through innovative primary care models [Internet]. Brookings; 2015 [cited Oct 27, 2016]. Available from: https://www.brookings.edu/wp-content/uploads/2015/04/chp_20150407_mexico_casalud.pdf

34 Azpiroz-Leehan J, Licona FM, and Méndez MC. Imaging facilities for basic medical units: a case in the State of Guerrero, Mexico. J Digit Imaging. Oct 2011;24(5):857-863.

35 ManattJones Global Strategies. Mexican healthcare system challenges and opportunities [Internet]. ManattJones Global Strategies, LLC; Jan 2015[cited Oct 27, 2016]. Available from: https://www.wilsoncenter.org/sites/default/files/mexican_healthcare_system_challenges_and_opportunities.pdf#page=1& zoom=auto,-265,792

36 Taylor L. Brazil, Mexico access to expensive cancer drugs 'improving' [Internet]. Pharmatimes.com; Apr 12, 2012 [cited Oct 27, 2016]. Available from: http://www.pharmatimes.com/news/brazil,_mexico_access_to_expensive_cancer_drugs_improving_977505

37 Chavarri-Guerra Y, St Louis J, Liedke PE, Symecko H, Villarreal-Garza C, Mohar A, et al. Access to care issues adversely affect breast cancer patients in Mexico: oncologists' perspective. BMC Cancer. Sep 9, 2014;14:658.

38 The World Bank. Argentina's Plan Nacer Delivering Results for Mothers and Their Children [Internet]. The World Bank; Sep 18, 2013 [cited Oct 27, 2016]. Available from: http://www.worldbank.org/en/topic/health/brief/argentinas-plan-nacer-delivering-results-for-mothers-and-their-children

39 The World Bank. Argentina: Plan Nacer Improves Birth Outcomes and Decreases Neonatal Mortality among Beneficiaries [Internet]. The World Bank; Sep 18, 2013 [cited Oct 27, 2016]. Available from: http://www. worldbank.org/en/news/press-release/2013/09/18/argentina-plan-nacerbirth-outcomes-decreases-neonatal-mortality-beneficiaries

40 Huñis AP. A current view of oncology in Argentina. Ecancermedicalscience. 2016;10:622.

41 Pfizer's Center of excellence in precision medicine in Chile [Internet]. Innovation Insights; [cited Oct 27, 2016]. Available from: http://www. innovationinsights.ch/pfizers-center-excellence-precision-medicine-chile

42 Life Sciences Costa Rica Life Sciences Website. Essential Costa Rica and CINDE; 2016 [cited Oct 27, 2016]. Available from: http://www.cinde.org/en/news/press-release/life-sciences-forum-2016-costa-rica-will-host-a-world-class-event-for-thelife-sciences-industry

43 Coyol Free Zone. [cited Oct 27, 2016]. Available from: http://www.coyolfz. com/index.php/investors

第9章

患者是最贫穷的"公主"

精准医疗中的支持护理

> 你不知道一张300美元的支票对某些人意味着什么,这意味着他们可以在临床试验期间支付家庭的食物账单。
> ——帕特里夏·戈德史密斯(Patricia Goldsmith)
> 癌症护理公司首席执行官

大部分时间我都专注于市场上的精准医疗技术和产品,以及能够帮助挽救患者生命的研发活动。我和我的团队致力于帮助企业确定将这些产品提供给患者的最佳方式。在一些国家,这几乎是一项无法完成的任务;而在另一些国家,已经取得了巨大进展。总的来说,我们很少花时间考虑即使患者能够获得我们努力想要提供的产品,他们身边又都会发生什么。对患者和护理患者的人员来说,与这些技术同等重要的是,在患者接受治疗时或治疗后所需的其他支持,或"支持护理"。我想起我的朋友希瑟在治疗期间,首先谈论的不是她身体接受的治疗,也不是切除肿瘤的手术,而是她的支持护理,是她的丈夫,她的动感单车课程,她最好的朋友,以及照顾她一天的护理人员。通过浏览信息网站,了解她每天能吃什么或有能力做什么,与支持小组联系,关注她的保险及在护理期间如何支付账单,她获得了关键的指导。支持护理涵盖所有这些内容。当被描述为一个项目时,支持护理是指诊断前、诊断、治疗和随访阶段满足患者的生理、信息、情感、心理、社会、精神和实际需要[1]。每个患者对支持护理的需求强度各不相同。从本质上讲,支持护理需要像精准医疗一样精准。

癌症患者和身体健康的人没有什么不同。他们通常需要工作,支付账单,穿梭于孩子、父母或其他依赖于他们的人之间,处理日常生活的方方面面。当然,他们现在可能被当作"医学贵族"来对待,即用精准的药物治疗他们的癌症。但是在他们生病的时候,作为医学贵族并没有什么特别的感觉。有时,由于附加在日常生活之外的额外后勤、经济和其他压力,他们会感到难以承受。所有其他这些压力,加上治疗或康复可能需要常年就近治疗,都包含在患者的支持护理需求中。随着医疗的发展和患者生存时间的延长,支持护理的范围不断扩大,结果就是患者在世期间对支持服务的需求不断增加。越来越多的癌症患者活得更久,他们的家人、朋友和护理者照护他们的时间自然也就更长。

在过去20年中,支持护理作为一门学科由临终关怀发展而来。临终关怀通常是指在患者死亡之前直接为他们提供的服务(有时是为他们的家人)。多年以来,服务范围已经扩大到提供姑息治疗,通常涉及导致死亡的晚期疾病。最后,随着患者人数的增加和患者的早期诊断,从诊断和早期疾病到晚期疾病的支持护理需求迅速增长[1]。不幸的是,对精准医疗患者的支持护理分散在许多不同的组织中,这些组织有着不同的使命,通常关注一种类型的疾病和(或)几种类型的护理。在世界的某些地方,如欧洲,要求经认证[经欧洲肿瘤医学协会(ESMO)认证]的癌症中心提供全面的支持/姑息医疗服务。但在美国,国家癌症研究所(NCI)癌症中心认证并没有要求提供支持/姑息医疗服务的具体规定,这取决于多个中心的不同服务部门[2]。非营利组织填补了这些中心的空白,但想了解和使用这些往往是区域化的中心并不是件很容易的事情。

支持护理服务可分为三大类,分别为身体和日常生活、经济问题及其他支持护理需求,如心理需求、性需求和卫生系统/信息需求。这些类别相互混合和重叠,但都同样重要(图9.1)。

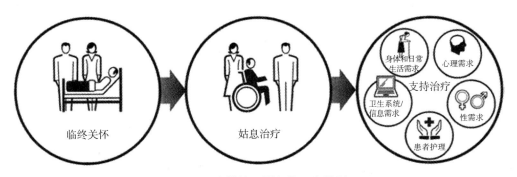

图9.1 支持护理服务的三个类别

身体和日常生活护理是最常强调的类别,患者需要接受积极的治疗,包括手术、化疗和各种联合放疗。身体和日常生活护理包括患者护理和家庭护理。对患者来说,常见的例子包括确保获得和坚持使用所有的设备和药物来治疗疾病,接受饮食、皮肤和身体护理来治疗手术瘢痕和放射性皮肤损伤,以及使用额外的药物来抑制副作用。对于家庭或照护者来说,常见的例子包括根据需要将患者送到输液中心、诊所或医院,重新布置家居,以适应患者在治疗过程中活动较少或根本不活动或经常生病的情况，在治疗期间安排来访护士或其他护理人员，以及确保他们的孩子得到照顾。

对于身体和日常生活护理，在发达国家，大多数（超过80%）医疗中心提供一些服务或至少提供指导，而主要参与者是专门的癌症中心。因此，居住地远离主要癌症中心的患者都需要精心安排自己的身体和日常生活，以便能够在没有帮助的情况下生存，或者拼凑一些人手来帮助自己。许多研究都指出了这一问题的严重性，并且其对低收入和少数民族群体的影响尤为巨大。举例来说，有一项针对加利福尼亚州结直肠癌患者、跨度为10年的研究，其数据显示88%的少数族裔结直肠癌患者居住在距离主要癌症中心5英里（约8千米）之外的区域，并且整个群体的疗效不佳[3]。距离中心远，以及缺乏可靠和廉价的到达癌症中心的交通手段，加剧了基本身体护理的困难，更不用说专门针对患者的护理了。

20世纪80年代，我的祖母和父亲商量决定将患有转移性肺癌的祖父（安吉洛，孩子们管他叫"C"祖父）留在一家破旧的长期护理医院接受治疗。当时12岁的我，每次去那个令人伤心的地方都很害怕。在那里护士面带倦容，空气中弥漫着潮湿的尿味，而且安静的可怕，除了楼下大厅里一个人的呻吟声，或几个能起床的患者拖着脚走路的声音。即使只有12岁，我也知道祖父时日不多，我想让他在家里度过生命最后的时光，跟他的珠宝制作工具、他的航海照片在一起，享受家庭的温暖舒适。但当时的我不明白的是，我的父亲和母亲都是全职工作，还需要照看加上我在内的3个孩子。我的祖母体重只有90磅（约为40.8kg），如果祖父在家，她无法支撑祖父的体重，他们房子的装修也无法适应祖父的需要。当时，没有任何项目可以帮助他们，我们都被困住了。祖父去世前在那家医院只住了2个月。我父亲因为不能带祖父回家，直到今日心中还甚是难过。

值得庆幸的是，现在已经有了支持护理项目。波士顿的丹娜法伯癌症研究院（Dana-Farber Cancer Institute）就是一个很好的例子，其设有完善的日常生活项目来支持患者及其家庭。该研究院涵盖了几乎所有类型的支持护理，甚至有些没有被提及的护理项目。其中一个亮点就是伦纳德·P.萨基姆（Leonard P. Zakim）综合治疗中心。他们提供的这部分支持护理侧重于将创新和创造性补充治疗融入传统癌症护理，以提高癌症患者及其家人的生活质量。提供的服务包括移动艺术车、音乐和写作疗法、按摩和针灸、营养项目，以及专为癌症患者设计的运动项目[4]。该项目还包括护理人员和其他家庭成员，以便让他们参与进来，更好地了解如何调整患癌症家庭成员的基本活动。

经济问题是第二个主要类别，我在为写这本书采访患者和他们的家人时，发现他们最难以轻松谈论的就是经济问题。一项研究发现，即使在提供最全面支持护理的医疗中心，仍有约1/3的家庭表示在接受治疗6个月后会在食物、住房或能源方面出现让人不安的问题[5]。1/3的家庭！即使医疗中心为这些家庭提供指导或帮助，也要考虑患者及其照护者的感受。一些患者和他们的护理人员告诉我，在整个治疗过程中，他们对"谈论钱"感到尴尬。如果是患者，他们觉得应该谈论战胜癌症的动力，如何变得更好，关注他们的身体，为他们的孩子而活。如果是患者的照顾者，他们会感到压力，因为需要支持他们的配偶、孩子或朋友，还要担心如何支付治疗费用，或者更常见的情况是，在支付治疗费用的同时如何支付所有其他费用。"这是一件可怕的事情"，家庭关爱基金会（Family Reach foundation，一个专门解决它所称的癌症经济毒性的组织）的首席执行官卡拉·塔迪夫（Carla Tardif）说，"患者觉得自己是在乞讨——朋友和家人会带着食物来，但其真正需要的是电费和支票。当一个家庭已经在情感和身体上苦苦挣扎时，无力支付基本需求的费用可能会使整个家庭陷入瘫痪"。

卡拉和家庭关爱组织非常关注癌症的经济负担，这是提供其他支持护理的医疗中心较少顾及的。家庭关爱组织成立于1996年，20年来一直致力于为癌症家庭减轻经济负担，尤其是那些需要照顾孩子的家庭，在这些家庭患者要么是儿童要么是儿童的父母/看护人。家庭关爱组织在最新的报告中指出，癌症住院费用是其他复杂慢性疾病住院费用的5倍，而癌症患儿的住院费用要多出近3.2万美元，14.6%的医疗破产申请显示患者是儿童[6]。卡拉本人就是一名癌症幸存者，她在照顾癌症患者的同时，谈到家庭需求时话语充满激情和实用性："有一件事我们不希望经常看到，就是家庭拖延很长时间，要么是因为他们太骄傲而不愿寻求帮助，要么是因为他们不好意思请求帮助。虽然我们可以满足各种各样的经济需求，但我们更容易在需求可控的时候解决问题，而不是在面对灾难性的需求时。"

里奇·莫雷洛（Rich Morello）和克里斯托弗·维塔克（Christopher Wiatrak）在里奇的妹妹、克里斯托弗的妻子克里斯蒂·莫雷洛-维塔克（Kristine Morello-Wiatrak）因癌症去世后，创办了家庭关爱基金会。目前该基金会与165家医院和医疗中心合作，为有需要的家庭提供财务信息和桥梁。基金会为家庭编制了一本财务手册，让他们在治疗开始前主动评估自己的财务状况，并配备财务导航员，为患者或护理人员在癌症治疗期间提供财务方面的支持[7]。里奇提到："我们看到过一些家庭考虑是否应该叫救护车，还是用自家车把患者送到医院，他们非常担心开支，也非常羞愧不得不考虑这个问题。每个家庭所面对的情况都不一样，所以我们尽量提供具体帮助，为精准医疗提供精准财务方案。家庭关爱基金会支持的是美国的家庭，但为了满足这种基本的支持护理需求，需要在全球范围内复制这类基金会。"

> **你知道吗？**
>
> 生命线赠款计划（Lifeline Grants Program）是家庭关爱基金会最常用的援助计划。该计划提供货币补贴，用于支付家庭账单，包括食品费、儿童保育费、交通和汽车款项、抵押贷款和租金、治疗地点附近的住宿费和水电费。有3个简单的资格审核标准，分别为癌症诊断、过去一年的积极治疗，以及由于癌症诊断造成的经济困难。符合标准后，工作人员将在2个工作日内处理财务援助。来自生命线赠款计划的款项直接发送到指定的供应商/企业，免除了护理人员后续的负担。生命线赠款的数额为250～2000美元不等，视家庭需要而定，允许家庭灵活地在最需要的地方使用资金。家庭可以多次申请。他们还为那些急需帮助的家庭提供了更多的赠款，比如那些因其或其子女身患癌症而面临无家可归风险的家庭[6]。

最后一类支持护理涵盖一大批需求，包括患者和家属在癌症治疗过程中的心理、性和信息需求。这些通常排在患者和家属的基本护理及护理费用之后，其原因是显而易见的。然而，这些却能够影响癌症患者的基本生活，并可能在治疗结束后的数年内继续影响患者及其家人的"健康"。

心理和社会支持与基本的护理需求有部分重叠，但超出了基本护理的范围。癌症诊断和治疗对患者及其家人的心理具有可衡量和持久的影响。很多家庭都是私下处理的。大多数人需要社会团体支持（即支持团体、教会、护理人员团体）或心理支持（即心理治疗支持），或两者都需要。了解患者的需求，了解如何帮助患者及其家人会使之感觉最舒服，以及如何获得最多的支持是至关重要的。

另一个例子是性需求和与伴侣保持健康性生活的可能性，甚至在经历癌症治疗时仍然感觉自己像一个正常人。一位患者解释说："你会为自己的虚荣心感到难过，因为你应该感谢自己还活着。但我希望再次感觉到性感。我也想让我的胸部看起来恢复正常，但这需要很长时间。他们必须切除我右侧乳房的所有东西，然后必须缩小未受影响的左侧乳房，因为重建的一侧无法完全正常。这些事情他们不会告诉你，有时候你也不想问。"

最后一个例子是教育和获得可靠、可理解的关于诊断、治疗和针对患者及其家属的支持护理的信息。问题不在于缺少网站或数据，除非你不能上网。在许多发展中国家和一些发达国家，上网仍然是一个主要问题。目前有成千上万的网站涵盖了本章内容的各个方面。但是，真正的挑战是筛选哪些内容是相关的、哪些是可靠的、哪些是可以理解的。世界各地都建立了一些组织，帮助患者通过可靠的、基于事实的信息来确定网站的质量。美国癌症协会（American Cancer Society，ACS）在其网站上[8]重点介绍了健康网络基金会（Health on the Net Foundation，HON）。HON总部位于瑞士，可指导患者、医生和出版商在网上获得可靠的医疗信息。网站只有在遵守道德行为准则（包括网站赞助规则、资料文件和作者身份）的情况下，才可使用HON的标志。该网站和组织还提供可靠的医疗搜索引擎，可通过HONcode认证的网站过滤结果[9]。

如果你在面对为患者及其家人提供支持护理的所有不同组织时感到无所适从，那么你并不孤单。这是困扰癌症患者的一个主要问题。然而，有一个组织将来自这三类支持护理服务的大部分信息和支持团队整合了起来。CancerCare是美国最古老的非营利性支持护理组织[10]，已成立73年，为超过17万人及美国近90%的县提供了服务。患者来CancerCare，可能会寻求日常生活支持、心理支持、社会和社区支持、经济支持和教育，或者像化疗期间的假发这样简单但个性化的东西。

该组织有40多名高级社会工作者，他们能够接听电话，并帮助个人解决面临的任何问题。如果患者需要代理，该组织也有一名在职律师。CancerCare拥有美国最大的数据库之一，可以对患者进行全面的观察。除了医疗记录，CancerCare还储存了患者的社会心理数据，其中80%是患者直接报告的。

该组织最近完成了一项具有里程碑意义的研究，对3000名特定的癌症患者进行患者支持研究，这些患者的构成能够与美国人口统计数据匹配。最具影响力的发现之一是，在接受调查的个人中有超过80%的人拥有他们认为所需要的关于治疗和治疗益处的所有信息，但仅此而已。他们没有关于支持护理其他关键要素的信息，如有什么副作用、去哪里找护理人员、治疗费用、他们能否继续工作，等等。

帕特里夏·戈德史密斯（Patricia Goldsmith）是CancerCare的首席执行官，她性格活泼，几年前我和她一起做一个医疗信息项目时认识。她为整个组织带来了力量和实用性，她也是带着这样的特点开始了我们的对话：

> 你看，患者和肿瘤医生在一起的平均时间是12分钟，患者知道肿瘤医生很忙，不愿意问很多问题。他们很高兴医生有详细的治疗方案，也表达了对治疗方案的信心，但他们还有很多其他问题。就算有保险，一个月还需要几千美元？需要在离家较远的地方注射12周？我怎么支付得起？我怎样才能请假而不丢掉工作？如果我太虚弱，谁来照顾我的孩子，接送他们上下学，给他们做饭，照顾他们睡觉？如果副作用严重到我无法照顾家人，我该怎么办？我该如何向我的孩子们解释癌症，既不吓着

他们，同时又不做出我将来会怎么样的虚假承诺？

CancerCare 旨在全面帮助患者回答这些问题并提供支持。该组织创建了门户网站，因此患者可以加入社区中一个有组织的团体，让他们的朋友、家人、教堂或其他与他们关系密切的人注册并负责晚餐、接送孩子，安排探望时间。这些易懂的介绍性文章，能够帮助患者在预约前做好准备，并在预约后提供额外的数据来补充记录。该组织会提供全方位的支持护理，如果出现不能完全支持的需求，他们会帮助患者找到合适的护理资源。目前该组织总部设在纽约和周边地区，但仍在继续扩大以满足需求。

丹娜法伯癌症研究院、家庭关爱组织和 CancerCare 等机构都提供急需的支持护理。然而，它们和世界上许多其他组织为家庭提供的这些服务仍然不够。从我交谈过的每一个人那里得到的共识是目前提供支持护理服务的最大挑战就是资金。这些项目和组织从来没有足够的资金支持这些患者，无论他们身在何处。但资金对患者治疗的成功至关重要。戈德史密斯在谈论 CancerCare 的下一步发展时表示，"对于精准医疗或基本护理，患者有难以置信的简单需求无法得到满足"。这些需求一旦得到满足，就能让患者及其家人更容易应对癌症治疗，对他们的生存至关重要，就像他们正在服用的精准药物一样。

参 考 文 献

1 Hui D, De La Cruz M, Mori M, Parsons HA, Kwon JH, Torres-Vigil I, et al. Concepts and definitions for "supportive care," "best supportive care," "palliative care," and "hospice care" in the published literature, dictionaries, and textbooks. Support Care Cancer. March 2013;21(3):659-685.

2 Smith TJ, Terrin S, Alesi ER, Abernethy AP, Balboni TA, Basch EM, et al. American Society of Clinical Oncology provisional clinical opinion: the integration of palliative care into standard oncology care. J Clin Oncol. Mar 10, 2012;30(8):880-887.

3 Huang LC, Ma Y, Ngo JV, Rhoads KF. What factors influence minority use of NCI center centers? Cancer. Feb 1, 2014;120(3):399-407.

4 The Leonard P. Zakim Center for Integrative Therapies [Internet]. Dana-Farber Cancer Institute; [cited Nov 23, 2016]. Available from: http://www.dana-farber. org/Adult-Care/Treatment-and-Support/Patient-and-Family-Support/Zakim-Center-for-Integrative-Therapies.aspx

5 Wolfe J. Almost one third of families of children with cancer have unmet basic needs during treatment [Internet]. Dana-Farber Cancer Institute; Sep 23, 2015 [cited Nov 23, 2016]. Available from: http://www.dana-farber.org/Newsroom/News-Releases/almost-1-third-of-families-of-children-with-cancer-have-unmetbasic-needs.aspx

6 Family Reach survival at all costs: a Family Reach report on the financial burden of cancer [Internet].

Family Reach; Aug 16, 2016 [cited Nov 23, 2016]. Available from: http://familyreach.org/wp-content/uploads/2016/08/16-FamilyReach-Survival-at-all-costs.pdf

7 Family Reach. Family Reach financial handbook [Internet]. Family Reach; [cited Nov 23, 2016]. Available from: http://familyreach.org/financial-edu/

8 American Cancer Society Medical and Editorial Content Team. Cancer information on the internet [Internet]. American Cancer Society; [updated Nov 2, 2016, cited Nov 23, 2016]. Available from: http://www.cancer.org/cancer/cancerbasics/cancer-information-on-the-internet

9 Health on the Net Foundation. [cited Nov 23, 2016]. Available from: www.hon.ch

10 CancerCare. [cited Nov 23, 2016]. Available from: www.cancercare.org

第 10 章

幕后的信息学

精准医疗中的信息

> 诊断学是一门信息产业，旁边有一个生物实验室。
> ——玛拉·阿斯皮纳尔（Mara Aspinall）
> GenePeeks 执行主席
> 亚利桑那州立大学生物医学诊断学院创始人

由于数据科学和生物学的日益融合，我们诊断一个人是否患有疾病都会考虑单个检测或一组检测所产生的大量数据。自21世纪前10年人类基因组测序成功以来，所谓的大数据革命正式在生命科学领域展开。这些数据不只限于患者的基因测序。DNA 提供了制造蛋白质的细胞指令，但研究人员也对深入研究单个蛋白质，甚至更微小的蛋白质颇感兴趣。这需要对特定患者生物信息之外不断增长的数据库进行深入分析，包括化学结构库、科学文献网络，以及来自社交媒体的患者数据、制药公司数据和保险索赔数据（图10.1）。2013年，医疗领域的数据约为153EB（EB是数字信息单位字节的倍数，$1EB = 1.15 \times 10^{18}B$）。到2020年，估计将有2314EB的数字信息[2]。管理、清理、存储、集成和分析这些来自结构化和非结构化数据源的不同数据集是当今信息学面临的主要挑战。

这就是新兴的信息学发挥作用的地方，它能够以多种方式被投入应用，以解决目前精准医疗领域存在的机遇。尽管有很多方法可以讨论信息学，但首先要考虑的是将这些诊断功能强大的算法分为三大类。

（1）化学信息学算法，在化学水平上分析分子结构和功能之间的关系。

（2）基因组/转录组算法，专门分析遗传密码，以识别可能与癌症或囊性纤维化等异质性疾病相关的异常（如突变）。

（3）综合算法，有时也被应用到人工智能（AI）中，用其他生物和临床信息补充基因组数据点，以获得更广泛的预测能力。正如脸书（Facebook）首席技术官迈克·施罗普弗（Mike Schroepfer）所言："人工智能技术的力量在于，它可以

第10章 幕后的信息学：精准医疗中的信息

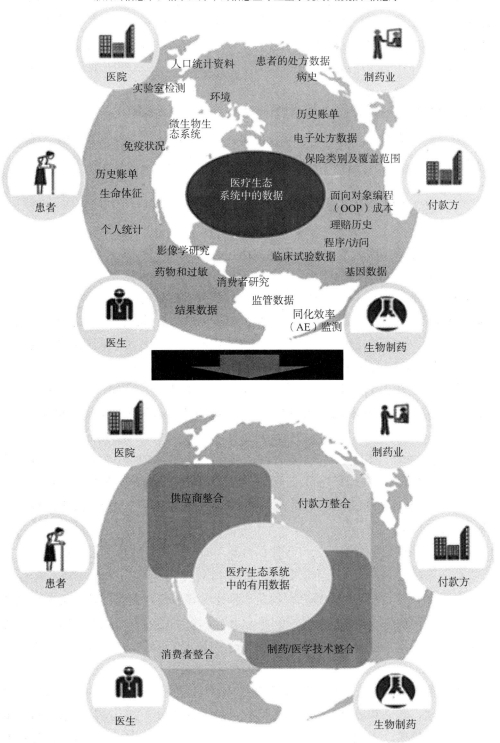

图10.1 全球医疗生态系统大数据利益相关者[1]

解决全球范围内的问题"[3]，精准医疗研究当然也不例外。生物信息学、化学信息学和综合信息学都在很大程度上依赖人工智能算法来破译大量原始数据，并挖掘与临床相关的见解。这些模型本质上具有预测性，依赖于统计、自然语言处理（NLP）和其他计算技术，根据数据输入库推断结果。总的来说，这些被恰当地命名为"机器学习"（ML）的技术不仅能够帮助科学家识别新的、以前未知且可作为药物靶点的生物标志物，还能帮助研究人员和临床医生根据已知的靶点和治疗方法对患者进行分类。这些都是精准医疗的持续应用，本章的目的是以基因组测序信息学为例，详细说明这些系统如何支持这3个部分的工作。

让我们了解"它"是什么

由于测序技术的进步，现在只需不到1000美元便可以对一个人的基因组进行测序，即从一个人的完整DNA读取到单个核苷酸碱基对水平。可供研究人员和临床医生使用的人体样本是多种多样的，而目前在捕获准确性方面的技术进步使得利用相对较少的血液、尿液、唾液和组织便可以进行有效的测序。这带来了巨大的研究机会，数百家公司，包括像国际商业机器公司（IBM）和谷歌这样的老牌大公司及规模较小的初创企业，都纷纷涌入，试图填补这一空白，各自都力争将这一研究机遇转化为商业潜力。新一代基因测序市场在约7年内增长至20亿美元（包括约10 000个系统的活跃用户群）[4]，一些分析师预计未来的增长可达400亿美元[5]。

除了所谓的"测序革命"，随着越来越多的组织将他们的数据（包括测序数据）从自己的服务器迁移到云（一个笼统的术语，用来描述有效且安全地共享数据的虚拟设备），我们现在已经进入了"云革命"。这也降低了组织成本，减少了进入市场的障碍。

最后，我们已经看到了公开可用的开源工具、数据库和本体数量的激增，如参考基因组和研究人员分析所依据的功能注释语言[6]。

这些因素综合作用的最终结果就是，信息学领域变得相当拥挤，每个市场进入者都提供了高度重叠的价值主张，不仅在基因组学领域，而且在生物学数据的其他所谓"组学"领域，如蛋白质组学（蛋白质研究）、代谢组学（代谢物的研究）、脂类组学及海量与科学无关的数据。

测序生物信息学是目前研究人员的主要工具，目标是在更基本的层面上开展个性化治疗，识别和定位与疾病相关的常见和罕见基因突变。在其最基本的层面上，测序生物信息学包括5个关键活动，所有这些活动都可能是时间和劳动密集型的（图10.2）。

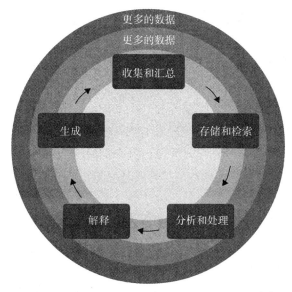

图10.2　大数据分析基本步骤（引自：Pothier[1]）

（1）正确读取样品或对样品进行质量检验。

（2）汇编读取数据。

（3）根据参考数据确定变异，包括核苷酸的插入/删除［称为插入缺失位点（indels）］或DNA片段的异常拷贝数（称为拷贝数变异）。

（4）对这些变量进行注释，以预测它们的功能影响。

（5）通过数据可视化和分析技术将输出捆绑在一起。

该过程的固有复杂性始于生成原始序列，而原始序列又始于适当的样本读入。在新一代基因测序时代，这涉及复杂的准备措施。随着测序技术的发展，核酸的制备方法也在发展，但这仍然是一个漫长和高技术含量的过程，涉及的任务包括将目标序列分割或重组至所需的长度，将目标转换为双链DNA，将寡核苷酸衔接子连接到靶片段的末端，量化最终文库产品用于测序[7]。下一步，基因组装，也是时间密集型工作，因为序列被分解成数百万个片段，或短读。然后必须以以下两种方式之一重新组装它们：将读取映射到计算机参考基因组（例如，依赖于计算而不是实验样本）或在没有参考基因组的帮助下重新组装。没有结果显示这两种方法哪一种方法更好（参考组装更容易错过染色体重排等结构变异，而重新组装容易在基因组高度重复的区域失败），而且有几种开源算法和参考库可以同时供这两种方法使用。

一旦生成完整序列，研究人员就可以进行与发现相关的分析。序列编译完成后，通过与参考库比较以确定变体。由于人类基因组不再是一个前沿领域，因此必须依据预先存在的基因注释评估变异[8]。这种评估需要概率搜索启发式算法，用以识别罕见和常见的驱动突变导致的常见疾病。它具有高统计能力和临床解释包，能够将这些变异与成药性靶标相关联。

最后一步，可视化和解释，无论是在研究还是临床层面，对于确保最终输出是可执行的至关重要。市场上有几种显示和分析 DNA 与 RNA 序列的可视化及报告功能，其中许多是免费和开放源码的。主要的测序相似度搜索算法——局部序列比对基本检索工具（BLAST），已经问世 20 多年。事实上，1996 年我第一次在测序实验室听到生物信息学研究人员说出这个词时，我从工作中抬起头来，仅仅是因为我觉得它听起来更令人兴奋。尽管已经被使用了很长时间，但即使是用来可视化和选择 BLAST 数据的相对通用的输出解释器程序也被认为是存在缺陷的[9]。值得注意的是，能够高效筛选数以千计的变体来识别潜在的临床重要子集的生物信息学解决方案，现在才刚刚发布[5]，专家对结果的人工解释通常是必要的。这个话题不是测序信息学特有的，后文将继续讨论。

测序生物信息学解决的是核苷酸水平上的药物靶点发现，化学信息学解决的是结构水平上的优化抗体-抗原相互作用。数十年来，化学信息学市场一直是基础研发过程的支撑，涵盖了药物化学、药理学和毒性等多种功能领域。与测序不同的是，化学信息学在基础发现中不需要样本，所有的分析都是在硅片上进行的，或者说是用计算机进行的。在围绕化学信息学建立的计算模型中，涉及根据分子的二维或三维化学结构预测化合物的化学和生物学性质[10]。在个性化医疗出现之前，它已被证明在基础研究中非常有效。但随着研究转向靶向治疗，几种类型的预测算法越来越流行，包括随机森林和人工神经网络在内的统计模型能够将相关分子结构与人体内的最终功能联系起来[10]。

目前一个不太成熟的平台市场也在不断成长，该平台不仅能够分析 DNA 序列或分子相互作用效应，而且可以整合不同类型的生物和化学数据，构建特定疾病潜在的分子通路，寻找新的生物标志物或对现有药物进行再利用。与基因组不会随时间变化不同，在任何时间获得的个体蛋白质和代谢产物仅仅是一个大致数据。此外，虽然人类基因组由"仅仅"3 万个基因组成，但它有能力产生几百万种蛋白质。分析更多的生物颗粒特征不仅仅是一个大的数据计算问题，更是一个巨大的数据问题。再加上蛋白质、酶和其他分析物在分子结构上比核苷酸更不稳定，因此用现有的实验室技术更难捕获。这个领域处于初级阶段的原因是显而易见的，需要大量的计算科学和生物学的专业知识。然而，细胞过程本身是动态的，而不是静态的。因此，基因序列可能不足以识别治疗性生物标志物，这就是为什么整合工具可能被证明是未来靶点和药物发现中不可或缺的工具，尤其在纵向研究中。在癌症领域，分析肿瘤细胞的蛋白质组学、代谢组学和免疫学特征，有可能将治疗模式从目前主要基于试错策略转变为更准确揭示个体肿瘤的分子特征，不同类型的肿瘤之间，甚至在同一类肿瘤中，分子特征都显示出巨大差异[11]。例如，一项研究发现，"虽然EGFR基因突变在结肠癌中并不常见，但EGFR信号通路经常升高"[12]。

一种常见的计算方法是构建并运行大规模的特定疾病分子模拟网络，以预测特定化合物对这些通路的影响。这些概念根植于一门被称为系统生物学（或网络生物学）的分支学科，虽然这一领域成为理论研究的活跃领域已经有一段时间，但直到最近科学家才掌握了进行验证模拟所需的计算带宽。事实上，平台正在采取一些真正创新的基于模拟的方法。在过去的10年里，一个由肿瘤医生和生物统计学家组成的团队根据所有相关的诊断和预后变量，包括基因组和蛋白质组数据，完成了所有癌症的数字地图，旨在作为客观标准来帮助实现准确的诊断、治疗、风险评估和成本控制[13]。除了分析遗传因素，研究人员也在研究疾病的表观遗传因素（如引起细胞和生理特征变化、控制基因开关的环境因素）和评估模型，以预测肺癌和胶质母细胞瘤等癌症的差异基因表达。这样的分析使研究人员能够回答诸如"长期吸烟和特定基因突变，哪个能够更好地预测肺癌诊断？"现在市场上出现了几个具有遗传和表观遗传功能的生物信息学平台，它们的主要差异更多是在相对业务效用方面，而不是底层算法的性能上。目前，总体拥有成本系统、用户界面的友好性、与其他程序集成的能力、附加增值服务的范围（如与患者的医生进行面对面的咨询）及其他非科学因素方面存在显著差异。

当然，如果不将生物产出与科学文献和结果数据联系起来，就无法充分利用信息学的全部力量，从而使研究人员能够验证并不断完善实验假设。这些临床数据本身也可以引发更多见解。许多数据源与此讨论相关，包括文献数据库、电子医疗记录（EMR/EHR）、保险索赔、临床试验，以及诸如程序数据和医生笔记之类的真实证据。在这个纷杂的数据世界里，有效地从竖井源收集、存储数据、清理和操作输入从而形成单个数据库，以及从该数据库中发现模式，进行有效的解释，这些能力都是至关重要的。

在通过科学文献和医生笔记等非结构化数据源进行解析的情况下，一个重要的步骤是从给定的文章中提取概念和它们之间的关系，这个步骤称为信息提取（information extraction，IE）。信息提取通常始于命名实体识别（NER）或自由文本中正确识别生物医学术语。术语可以使用本体（本质上是标准的"词汇表"）或通过自然语言处理（NLP）技术进行标识。后者的实现将涉及"标记"文本以识别单词及句子的边界，对单词进行分类（如名词），然后在代表整个句子或短语结构的语法树被构造之前，将提取的单词语义映射到生物医学类别（如基因或疾病）[14]。在梳理数以百万计的科研论文，并确定和区分与单个基因表达相关的某种疾病的所有相关实验时，这是至关重要的算法。最近还开发了动态系统，通过与手动创建的"训练集"进行比较，将差异反馈到工具中，并在后续的运行中"学习"这些差异，从而不断提高其准确性。专门研究NLP的一个例子是IBM公司的沃森（Watson）超级计算机，它最初是为《危险边缘》（Jeopardy!）节目在2006年开发的。作为一个认知系统，Watson能够通过聚合数百万个数据点和专有的机器学习（ML）算法来扩展人类的专业知识，它也能很好地处理医疗保健中的应用程序。IBM已经为该应用程序在全世界建立了合作伙伴关系。例如，沃森肿瘤（Watson for Oncology）可以对患者的治疗方案进行排序，沃森生命科学发现顾问（Watson Discovery Advisor for Life Sciences）可以确定候选药物之间的相关性。但这并不全是科学问题。在2016年的AdvaMed大会上，我有幸请到了沃森医疗政策中东及非洲地区主管罗斯林·多克托（Roslyn Docktor），在我主持的一个关于大数据和信息学的小组会议上发言。她是很多协议的缔造者，对我提出的问题反应敏捷，对在全球范围内浏览数据提供了真知灼见，非常引人注目。小组会议除了IBM公司的人员，还包括来自Medtronic和ResMed的高管，两者都是在其设备中开创性使用大数据和信息的设备公司。会议中最有趣的一个观点是不一定所有的数据都是临床收集的："我们健康的真正决定因素是由我们自己创建或与我们有关的数据，如我们的基因组、我们的行为和环境健康，但这只是一小部分。剩下的90%由社会因素决定，即我们在哪里生活、吃饭、工作和娱乐。这些数据在医学文献中并不存在。"其他小组成员也表示同意，他们都讨论了分析非临床数据和临床数据的必要性，但重要的是，他们都需要对患者的治疗路径做出整体决策。

事实上，大多数高级管理人员要么精通生物信息学，要么试图利用它来强调一点：医疗机构与专注于数据输入组件的公司之间的伙伴关系对于维护医生和患者有意义的输出都是至关重要的。Long Le博士是麻省总医院（MGH）技术开发中心的主任。我的团队参观他的实验室，听他讲述生物信息学的演变时，他说："机器学习可能会帮助病理学家提高执行效率，特别是涉及那些没有挑战的常规病例；这将使病理学专家有更多的时间专注于最困难的少数病例。然而，机器学习工具商品化面临的一个主要挑战是数据互操作性，即集成和规范不同的数据源（和形式）数据。此外，在发现和实现过程中，需要领域专家在发现和执行中掌握和驱动数据科学过程。"

Le博士强调开发成功的信息学工具不仅仅是关于创建算法。内容专家（即生物学家）需要提出假设和见解。他们需要指导数据科学家开发工具，指导基础设施支持者与谷歌或IBM Watson等开发人工智能的公司一起处理数据互操作性。

"除了Watson这样的角色，还有3个角色，分别是生物学家、数据科学家和基础设施支持者。需要生物学家监督数据科学家和基础设施支持者，需要所有3种角色支持Watson，这就是成功的方法。"在麻省总医院Le博士的实验室，他们就是这样做的，利用整体方法处理大数据并创建真正改变患者治疗的信息学工具。

麻省总医院是以创新方式利用生物信息学的几个重要医疗机构之一。多家新公司也强调了他们在这一领域的特定利益，优化了IBM Watson、谷歌和微软的产品，并扩充了生物信息库。仅2015年和2016年，就有数亿美元风险投资投向生物信息公司，如专门从事云计算平台的BlueBee、专注于复杂的科学和临床数据分析及解释的Seven Bridges和Syapse，以及专注于可视化和开发支持的Swift和Centrillion Tech。除美国的公司之外，还有许多其他生物信息公司，如总部位于新西兰的Orion Health，该公司擅长收集和提供非美国人口数据集。这些公司、机构和其他参与者还相互合作，利用彼此的优势，从而避免在处理需要复杂分析的复杂疾病时，在一个自己不擅长的领域出现失误。例如，诺华和微软正在合作创建多发性硬化研究AssessMS系统，该系统使用微软的Kinect运动摄像头和机器学习软件，使神经学家能够跟踪患者的运动，并评估疾病是否在随着时间的推移而发展。辉瑞公司和IBM Watson正在合作开发一套设备、传感器和机器，向医生和研究人员提供帕金森病患者的实时监测。以上只是生物信息学领域众多合作案例中的两例。合作将不同的利益相关者聚集在一起，为研究人员和患者提供了一个整体的解决方案。

对于那些已经阅读过这一章的读者，如果你在试图理解这个领域，以及有待我们继续完成的使命时，心生不祥的预感，那么你并不孤单。我们还没有完全解决与使用这些海量数据的输出相关的所有监管挑战，甚至还没有确定哪些监管机构应该参与其中。我们还没有明确人工智能的知识产权和谁真正拥有生物信息。我们还没有解决目前大量可用数据的访问和重用问题，这些数据不受任何一个机构审查委员会的约束，也不受患者记录的保护。在处理数据安全性方面，我们仍处于初期阶段。认识到这一点至关重要，因为在生物医学研究中，可以被窃取和滥用的数据既不是行为上的，也不是经济上的，而是那些从根本上使我们成为"我们"的独特的可识别的生物信息。据报道，自2009年以来，仅在美国就有2900万份患者记录遭到泄露，2012～2014年，这一数字几乎增长了140%[15]。数据保护需要赶上科技进步的步伐。Feinstein Kean战略计划主席、美国医学研究所癌症信息学研讨会主席、精准医疗信息学领域资深专家玛西娅·基恩（Marcha. Kean）这样谈论信息学："就像隆冬时节，我们开着一辆玛莎拉蒂沿着一条蜿蜒的山路行驶。"我们拥有前所未见的新技术、方法和计算能力，在应对所有挑战的同时如何驾驭它们，仍是我们努力的方向，而且可能是一个危险的领域。

在生命科学产业中,信息学是一个刚刚崭露头角的市场。这个市场并不是由一两种颠覆性技术所主导,而是新成员不断涌现,致力于设计数据库、软件和其他技术,以帮助临床医生和药物制造商追求个性化治疗方法,所有人都在争夺一席之地的市场。信息学工具的应用似乎和人类生物学本身一样具有多样性,其中一些关注的是配体结合位点,另一些则关注遗传密码,还有一些关注临床试验文献,等等。许多新一代平台(如果不是大多数)的共同点是依赖人工智能和机器学习的概念及启发式算法,挖掘海量数据,找出模式并在与生物和临床结果的关联中标注变量。大型科技公司都在大力支持这些研究,但即便是规模相对较小的初创企业也能够在全球范围内吸引客户,包括大型医院系统、诊断/检测公司,甚至生物制药公司。随着数据科学、计算机科学、化学、分子生物学和遗传学的不断融合,我们可以继续期待创新在又一个不可能的领域崭露头角。这种融合将使类似詹妮弗经历的那些场景比人们预期的更快成为现实。

> **你知道吗?**
>
> **全球资讯聚焦**
>
> 图10.3举例展示了在世界范围内的协作,目标是使信息学和大数据更好地被医生和产品提供者使用。

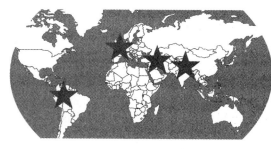

▶ **印度**:Mapmygenome推出了Genomepatri Lite,以扩大其客户基因组菜单,开发印度的数据仓库

▶ **欧洲**:欧洲基因组学研究人员承诺投入76亿美元,在未来4年内实施欧洲开放科学云

▶ **中东**:Tute genomics和Genatak合作伙伴使中东临床实验室可获得基因组分析

▶ **南美**:Fleury与IBM Watson Health拉美合作

图10.3 全球范围内的大数据和生物信息学[1]

参 考 文 献

1 Pothier K. The Big Data Debacle in Precision Medicine: Creative Partnering to Usher in a New Age of Bioinformatics Value. Minneapolis, MN: AdvaMed Presentation and Expert Panel; Oct 17, 2016.

2 IDC. The digital universe driving data growth in healthcare. EMC Digital Universe; 2014 [cited Nov 23, 2016]. Available from: http://www.emc.com/analyst-report/digital-universe-healthcare-vertical-report-ar.pdf

3 Clark J. Google chairman thinks AI can help solve world's "hard problems." Bloomberg Technology; Jan 11, 2016 [cited Nov 23, 2016]. Available from: http://www.bloomberg.com/news/articles/2016-01-11/google-chairman-thinksai-can-help-solve-world-s-hard-problems-

4 Schenkel D, Rodriguez S, Lin C, Wieschhaus A. Life Science Tool Kit, Seventh Edition. Overview of Life Science Tools Markets and Technologies. Cowen and Company Equity Research; Feb 2015.

5 Groberg J, Iqbal H. Initiation of coverage. Life Sciences Tools, Diagnostics & Genomics: the world is changing, are you ready? UBS Global Research; Mar 9, 2015.

6 Netto GJ, Schrijver I (eds.). Genomic Applications in Pathology. New York: Springer-Verlag; 2014, p. 178.

7 Head SR, Komori HK, LaMere SA, Whisenant T, Van Nieuwerburgh F, Salomon DR, et al. Library construction for next-generation sequencing: overviews and challenges. Biotechniques. 2014;56(2):61.

8 Yandell M, Huff C, Hu H, Singleton M, Moore B, Xing J, et al. A probabilistic disease-gene finder for personal genomes. Genome Res. Sep 2011;21(9):1529-1542.

9 Neumann RS, Kumar S, Haverkamp THA, Shalchian-Tabrizi K. BLASTGrabber: a bioinformatic tool for visualization, analysis and sequence selection of massive BLAST data. BMC Bioinf. 2014;15:128.

10 Mitchell JBO. Machine learning methods in chemoinformatics. Wiley Interdiscip Rev Comput Mol Sci. 2014 Sep/Oct;4(5):468-481.

11 Cavallo J. Redefining Cancer, A Conversation With Patrick Soon-Shiong, MD, FRCS(C), FACS. ASCO Post; Jun 25, 2015 [cited Apr 21, 2017]. Available from: http://www.ascopost.com/issues/june-25-2015/redefining-cancer.aspx

12 Li-Pook-Than J, Snyder M. iPOP goes the world: integrated Personalized Omics Profiling and the road towards improved health care. Chem Biol. May 2013;20(5):660-666.

13 COTA Inc. COTA completes digital mapping of all cancers. Nasdaq Global Newswire; Apr 1, 2015 [cited Nov 23, 2016]. Available from: http://globenewswire.com/news-release/2015/04/01/721016/10127192/en/COTACompletes-Digital-Mapping-of-All-Cancers.html

14 Andronis C, Sharma A, Virvilis V, Deftereos S, Persidis A. Literature mining, ontologies and information visualization for drug repurposing. Brief Bioinform. Jul 2011;12(4):357-368.

15 McCann E. HIPAA data breaches climb 138 percent [Internet]. Healthcare IT News; Feb 6, 2014 [cited Nov 23, 2016]. Available from: http://www. healthcareitnews.com/news/hipaa-data-breaches-climb-138-percent

第 11 章

精准医疗遍及全球

印度

新的Wockhardt医院在孟买拥挤繁忙的街道上拔地而起,就像一个清爽的灯塔,被尘土飞扬的阴霾和季风来临前的酷热笼罩。Wockhardt医院是印度领先的三级/超级专业医疗网络之一。他们的医院系统总体上非常注重质量。这家新建的医院是根据合作伙伴关系组织(Partners Organization)和美国波士顿的麻省总医院(Massachusetts General Hospital)开发的协议建立起来的,刚建成18个月,住院患者中已有近一半患有复杂症状的外科患者。Wockhardt医院的团队分享说,在他们的医院群组中,有100多个质量指标是通过一个所有临床医生都参与的共享质量议程来衡量的。该团队还提到,该医院是孟买首家在成立后18个月内就获得国家认证委员会(NABH)认证的印度医院和医疗保健提供方,也是印度首家获得能源和环境设计领先(LEED)白金级认证的医院,同时也获得了绿色商业认证。事实上,为了最大限度地利用空间,甚至连大厅也是共享的,即与NABH和美国绿色建筑委员会的优质办公场所之间用一堵玻璃墙隔开。

然而,尽管按照全球标准来衡量,该医院的系统是最先进的,但其面向所有印度公民提供的医疗服务,以及在肿瘤学领域提供的服务与精准医疗的增长并不统一。

印度在过去十年取得的经济成功提高了公民的购买力,也提高了他们的生活质量。印度是世界第二大人口大国,人口约为12.5亿,国内生产总值为1.88万亿美元,增长率分别为1.3%和7.3%[1,2]。印度总人口和国内生产总值的巨大增长推动了居民对消费品,尤其是医疗保健需求的增长。2013年,印度的医疗保健支出为963亿美元,预计到2018年,将以12%的速度增长[3]。印度在向农村和城市人口提供优质医疗方面面临着众多挑战,包括可及性、可负担性和整体的疾病认识（图 11.1）。

据我在印度各地采访的医生团队称，这种疾病认识是从医生开始的，而不是像欧盟国家和美国等那样从患者开始。在印度，患者没有太多的行动力，他们仍然依赖医生而不是他们自己的研究来获取所有的医疗信息，因此临床医生的认识水平较患者的认识水平更为关键。但这一问题的一个重要前提是医生对手头问题有全面的了解，然而甚至连这一点在印度也面临着挑战。

印度的一些数据
人口：12.5亿（2015年）
2015年国内生产总值：1.88万亿美元（2015年）
癌症患病人数：390万（2015年）
癌症发病人数：110万（2015年）

图 11.1　印度的人口数据

据报道，2015年印度癌症患病人数（特定时间人群中的病例比例）为390万，发病人数（感染疾病的风险）为110万[4]。患病人数和发病人数的测量数据都是基于印度国家癌症登记处，其中27个在印度分布不均，对印度不到10%的癌症患者负责[4]。因此，据估计，实际癌症患病人数和发病人数可能比报告的要高1.5～2.0倍[4]，这在统计印度癌症患者数量时有很大的误差。与测量方法相关的可变性使得预测和计算结果测量变得困难，但是即便仅看上述报告的数字，印度目前在通过提供优质医疗服务来改善健康状况方面也面临着挑战。

此外，在印度，每1600名确诊的癌症患者只有1位肿瘤科医生。与其他更发达的国家相比，印度显然面临着肿瘤科医生极度短缺的问题。然而，肿瘤科医生的短缺并不是限制患者获得优质护理的唯一因素。印度只有200～250个综合癌症护理中心和机构为患者提供治疗，印度每百万人有0.2个中心，与美国每百万人有4.4个中心相比，数量相形见绌[4]。印度只有120台可用于患者筛查和评估的PET-CT扫描仪，仅为每百万人0.1台，而美国为每百万人6.2台，英国为每百万人0.9台[4]。这些扫描仪对于明确癌症的类型和严重性以便有效实施治疗方案至关重要。完成诊断（进入治疗期）之后，只有约350台直线加速器（Linac），这种仪器能够提供靶向放射治疗。这种仪器的局限性使得仅有15%～20%符合条件的患者人群获得治疗，而国际上可获得放射治疗的患者比例是50%～60%[4]。此外，大多数可用于筛查和治疗患者的综合护理中心、PET-CT扫描仪和直线加速器都集中在前八大城市中心，使得农村地区的患者根本无法获得综合性治疗。为了适应未来5年癌症患者人数的预期增长，印度不得不需要另外开设450～500个综合护理中心，这些综合护理中心将平均分布在全国各地。这在任何国家都是几乎不可能完成的任务，但是印度将通过这种方式增加治疗可及性。随着每个中心的建立，印度的患者将更有可能得到适当的诊断和治疗。

2015年，只有不到35%的印度人口拥有医疗保险（不论为何种类型的医疗保险）。其中，绝大多数医疗保险计划未纳入任何类型的癌症治疗[4]。印度的癌症治疗费用仍然明显低于美国或英国[4]，但是75%的印度家庭的年总收入低于癌症治疗的平均基线费用（图11.2）[4]。在这个基线费用上，由于几乎没有医疗保险覆盖，癌症治疗对大多数确诊的患者来说是不可及的，这迫使许多家庭因需要支付全部治疗费用而负债。员工则要求雇主提供更好的医疗保险，收入水平的提高将增加可支配收入，印度各州和联邦政府也正在努力解决医疗保险覆盖面不足的问题。到2020年，印度能够负担癌症治疗基线费用的家庭比例将从31%提高到57%[4]。

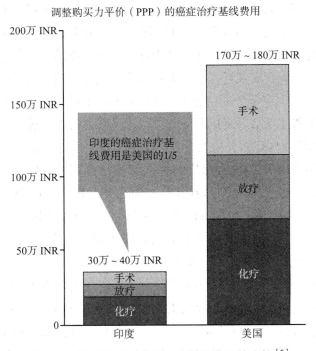

图11.2　印度和美国癌症治疗基线费用的比较[5]

INR，印度卢比（摘自EY报告"Call for action: expanding cancer care in India"）

对癌症危险因素和症状缺乏认识导致发展中国家可预防性癌症的发病率上升。在过去10年，印度经济蓬勃发展，导致癌症患者的人口结构发生了转变，这一点与发达国家相似。乳腺癌、宫颈癌、头颈癌、肺癌和胃癌占印度癌症患者实体瘤发病人数的60%以上[4]。通过提高认识和倡导自我检查及性教育，可以预防妇女乳腺癌和宫颈癌的高发病率。在过去的10年里，男性的头颈癌是由无烟烟草使用率增加了25.9%和人均乙醇摄入量增加了55%造成的（图11.3）[4]。这些癌

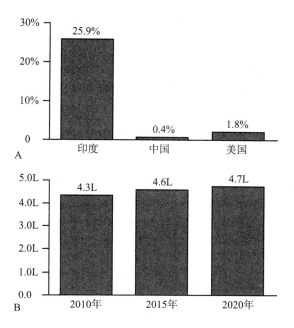

图11.3 无烟烟草使用率和人均乙醇摄入量[5]
A. 无烟烟草使用率；B. 人均乙醇摄入量增加

症可以通过一些项目来预防，这些项目将明确解决包括无烟烟草在内的所有烟草使用的危害及与过度饮酒相关的风险。提高对疾病的认识将增加寻求可预防治疗的患者数量，并有可能降低癌症患病率和发病率。诚然，提高认识需要时间、智慧和金钱，而在印度，这些都并不充足。

除了提高对癌症危险因素的认识，印度还面临着其他危险因素的恶化，这些因素将进一步导致癌症发病率的增加。问题越来越大，而不是越来越小。不仅吸烟量和人均饮酒量急剧增加，加工的食品和家禽也导致了肥胖和胃肠道癌症的增加。此外，随着城市成为工业中心，环境污染导致肺癌的发病率上升，世界上污染最严重的20个城市有13个位于印度[4, 6]。印度的人口统计数据只是在推动发病率的上升，因为癌症在老年人口中的诊断率更高；人口老龄化将导致每年新增10万～35万名新诊断的癌症患者[4]。

短期内，可及性、可负担性和对癌症危险因素的认识是印度为患者提供高质量癌症护理的主要障碍。如果能够被优先考虑，精准医疗将有能力推动上述3个因素的改善。通过增加获得分子和诊断检测的机会，由基因异常引起的可预防性癌症可以在更早和更易治愈的阶段得到解决。目前，印度只有20%～30%的癌症在1期和2期得到确诊，不到中国、美国和英国早期诊断率的50%[4]。早期确诊可改善患者预后；印度目前的癌症死亡率比美国高4～6倍[4]。靶向治疗已经被证明可以通过改善总体生存率、反应率、持续反应时间、安全性和生活质量来解决这个问题。精准医疗还可以通过在诊断阶段确定正确的治疗方式来降低护理成本，并减少治疗方法的调整次数。最后，在预防保健和癌症特异性护理中使用精准医疗有助于降低印度的整体癌症负担，帮助患者在医疗消费方面做出更明智的决定。精准医疗公司对印度医疗保健产生重大影响的能力，促使进入印度医疗保健市场的公司数量激增。

特别是Med Genome和Strand这两家生命科学公司，正致力于将精准医疗整合到癌症治疗中。这两家公司除了肿瘤学测试之外，还提供一整套分子和基因组测试，涵盖心脏病学、内分泌学、耳鼻喉、血液学、肾脏学和眼科学，以及肿瘤学测试。这些测试基于NGS测序，可用于家族疾病风险筛查和实体肿瘤特征分析。2015年6月，Med Genome通过风险投资公司红杉资本（Sequoia Capital）在B轮融资中筹集了2000万美元，证明了"（印度）在接受基因检测方面取得了良好进展，体现了认识的提高和可负担性，这两者都是Med Genome公司作为市场领导者的重点行动"[7]。Strand生命科学公司已经与印度的大型医院网络和专业治疗中心建立了伙伴关系，创建了一个跨医学专业的关键性意见领袖网络。然而，Strand公司认为"支付能力是创新的关键驱动力，用以应对印度市场……这些测试并不便宜，但是它们是负担得起的。为患者提供的价值源于医生能够根据深刻见解做出更好的决定，这证明了医疗费用价格的合理性"[8]。两家公司都在努力降低诊断测试成本，同时向医生提供信息，以便他们能在印度患者的治疗方面做出更好的决定。Med Genome和Strand生命科学公司已经在印度建立了自己的分公司，他们将有机会为更多的精准医疗公司进入该地区铺平道路。

此外，商业临床诊断参考实验室也加强了它们在印度的精准医疗组合方案。Metropolis是一个商业参考实验室，服务于印度、阿联酋、斯里兰卡、南非、肯尼亚、毛里求斯和加纳。它每年提供3000多万次测试，为超过20 000个实验室、医院和疗养院提供服务[9]。西印度科学服务和运营SBU总部集团总裁奈尔什·沙阿（Nilesh Shah）最近参观了他们在米林纳加尔（Milind Nagar）的繁忙的实验室，他说："我们使用100种技术进行了超过4500项的测试，并将继续评估精准医疗领域最具创新性的技术，以添加到我们的测试菜单中，包括二代测序。精准医疗所面临的一个挑战是确保我们在引进最新技术的同时保持一种平衡，即这种技术对于患者来说不会太贵，同时还能跟上不断变化的整体技术形势。"

为此，印度仍在努力提高癌症教育、可及性、可负担性和认识，精准医疗有大量机会解决这些问题，同时推动此领域的创新。随着更多综合护理中心的建立和中上阶层自费支付诊疗费用的推动，精准医疗服务应该会继续进入肿瘤学和其他适应证领域的市场。互联网覆盖面的扩大和医疗注册机构的增加会增强医疗服务提供商利用新技术造福患者的能力，如远程监控设备或大数据分析来识别和处理患者群体中的风险因素。

　　精准医疗在印度市场的前景仍被继续看好，其他许多提高印度健康水平的举措也是如此。当我们的司机熟练地穿梭于德里的街道，左闪右闪地避开五车道"高速路"上的汽车、牛、载着全家人的轻型摩托车和行人时，我们一个个都提心吊胆。由于交通堵塞，我们在路上停了很久，我看到一个女人坐在高速公路边，把一串花环项链串在一起，我们的司机说这个女人在当天晚些时候就能够把它卖掉。躺在她旁边的是一个婴儿，他直接躺在尘土里，四周被从离他们1英尺（约为0.3米）远的公路上扬起的厚厚的灰尘和砾石包围，孩子看起来像是在午睡。精准医疗一下子从我的脑海中冒了出来，因为我想知道，在精准医疗计划与他们发生关联之前，这个孩子或者那些需要活到成年的孩子们会怎么样。这是一个无法抗拒的念头。但就我所见，随着现在Wockhardt、Med Genome和Metropolis等实体公司对教育和医疗服务可及性的关注，接下来的10年可能是一个开端，精准医疗可能会在刚刚起步的那一代人中全面展开。

参 考 文 献

1 The World Bank. Population growth (annual %). The World Bank; [cited Nov 23, 2016]. Available from: http://data.worldbank.org/indicator/SP.POP.GROW

2 The World Bank. GDP growth (annual %). The World Bank; [cited Nov 23, 2016]. Available from: http://data.worldbank.org/indicator/NY.GDP.MKTP. KD.ZG

3 Dang A, Likhar N, Alok U. Importance of economic evaluation in health care: an Indian perspective. Value Health Reg Issues. 2016;9C:78-83 [cited Apr 11, 2017]. Available from: https://www.ispor.org/policy-perspective_economicevaluation_India.pdf

4 EY. Call for action: expanding cancer care in India [Internet]. EY; Jul 2015 [cited Nov 23, 2016]. Available from: http://www.ey.com/Publication/vwLUAssets/EY-Call-for-action-expanding-cancer-care-in-india/$FILE/EY-Call-for-actionexpanding-cancer-care-in-india.pdf

5 Adapted from: EY. Call for action: expanding cancer care in India [Internet]. EY; Jul 2015 [cited Nov 23, 2016]. Available from: http://www.ey.com/Publication/vwLUAssets/EY-Call-for-action-expanding-cancer-care-inindia/$ FILE/EY-Call-for-action-expanding-cancer-care-in-india.pdf

6 World Health Organization. Ambient (outdoor) air pollution in cities database 2014 [Internet]. World Health Organization; 2015 [cited Nov 23, 2016]. Available from: http://www.who.int/phe/health_topics/outdoorair/databases/cities-2014/en/

7 Interview: MedGenome raises series B to advance the practice of precision medicine in India [Internet]. ETHealthWorld; Jul 24, 2015 [cited Nov 23, 2016]. Available from: http://health.economictimes.indiatimes.com/news/diagnostics/interview-medgenome-raises-series-b-to-advance-the-practice-of-precisionmedicine-in-india/48193866

8 Nair L. Genetic testing can help in choosing the right drug and the right dose for a patient [Internet].

Express Healthcare; Jun 15, 2015 [cited Nov 23, 2016]. Available from: http://www.expressbpd.com/healthcare/genetic-diagnosticsspecial/genetic-testing-can-help-in-choosing-the-right-drug-and-the-right-dose-for-apatient/84958/

9 Metropolis; [cited Nov 23, 2016]. Available from: www.metropolisindia.com

下 篇
未 来

第 12 章

个体化的胃

精准医疗在癌症之外

当人们谈论精准医疗时,由于显而易见的原因,大家通常会谈论到其在癌症方面取得的进展。但是,精准医疗的下一个前沿领域正在超越癌症,进入几乎所有人都感兴趣的其他领域,即肠道和大脑。此外,当人们谈论精准医疗时,通常是谈论其在医疗环境下的管理和控制。为了进一步打破这种固有模式,我们将同时在医疗环境内外探讨这些新的前沿领域。接下来我们不仅要以患者的身份,而且要以消费者的身份来深入探究我们的肠道和大脑,以及我们对精准医疗的控制和利用。

首先从肠道开始。当我在世界各地旅行时,我最关心的问题并不是飞行、语言、文化差异或者时差,而是生病。对我来说,最糟糕的情况就是必须走上讲台或参加会议时,不知道我会不会中途跑到卫生间呕吐或腹泻。令我感到不舒服的是,我不得不拒绝当地美食只因为我不确定我的肠胃是否吃得消,而且即使身处全世界评价最高的酒店,还得用瓶装水来刷牙,就是为了"以防万一"。然而无一例外,当我自己或我的同事们放松警惕时,第二天早上我就会在会议上看到一个空位,或者在试图挨过一天的会议后苍白、抽搐的面孔。即使这没有发生在我们身上,我们也会为此开玩笑,或者思考这种情况,或许通过改变自身的行为来自我保护。我在前文提到的印度之旅带给我的结果是虽然没有生病,但却使我减掉了5磅体重(1磅≈0.45kg),并且错失体验美食的机会,因为其他人吃的是真正的食物,而我却只能吃饼干和能量棒!这为什么会发生在我们身上呢?世界上很多地方是否充满了细菌,以至于让我们遭受公共卫生灾难?真正居住在那些地方的人是怎么生活的?我们有那么不一样吗?

事实上,我们确实不一样,或者更确切地说是我们的微生物组不一样。微生物组是存在于特定环境生态位中的微生物群落。人类微生物组是以人的身体为家的微生物共同群落。这些微生物极小以至于肉眼无法看到,而它们的重要性经常会被忽视，但它们无处不在。身体的特定区域，如肠道、皮肤、鼻和口腔提供了绝佳的环境，在其中各种不同的微生物群落可以生存、繁殖并与细胞和器官系统相互作用（图12.1）。

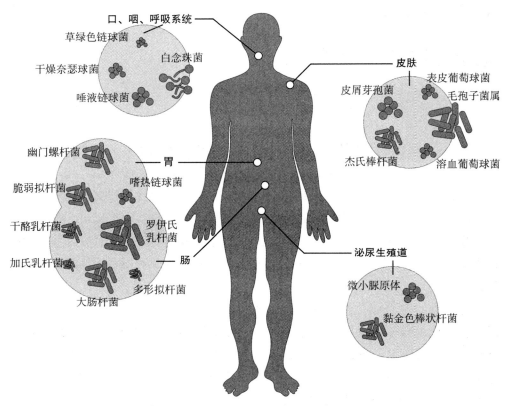

图12.1　生活在人体内的微生物种类举例

最近正在进行的医学研究揭示了这些微生物组在人类健康中发挥的作用。通过更好地理解不同器官系统内的微生物群落如何影响健康，甚至对某些病症和疾病产生影响，将会打开通向更有效的新疗法的大门。虽然微生物组对我们的健康产生正面和负面影响的确切方式及程度仍有待解释，但迄今为止进行的研究已经清楚地表明一个事实：微生物组和体内微生物群落构成的变化可以直接影响个人健康。

> **你知道吗?**
>
> 胃的内部就像人的指纹一样独特,人类微生物组计划(HMP)开展工作的研究人员正是这样认为。美国国立卫生研究院(NIH)的人类微生物组计划始于2008年,其使命是"产生能够全面表征人类微生物组,并分析其在人类健康和疾病中的作用的资源"。也就是说,研究人员正在调查生活在我们身体内部和表面的一切生物,无论是细菌、病毒还是任何其他类型的微生物。举例来说明这些微生物的影响:在每个人的体内或周围都有2~6磅细菌,而这仅是身体微生物组的一部分[1,2]。
>
> 但是在你洗手之前,要知道你的微生物群通常对你没有害处,而且事实上,它们对于保持健康至关重要。研究人员目前所做的正是将他们在肠道微生物组"指纹"中看到的特征与不同疾病状态联系起来。像Arivale和AOBiome这样的公司已经在使用由此开发的诊断技术为患者(也包括身体良好的人)创造更好的健康方案。不久以后,护理人员、患者和健康人群都将能够根据自己的感觉和内部"指纹"对自己的饮食和生活方式进行调整。

新技术的出现使科学家可以更有效地研究微生物组,从而能够更好地了解哪些微生物构成微生物组,以及这些微生物群落的变化对人类健康的影响。这些新技术包括开发科学试剂盒(如来自赛默飞世尔公司的试剂盒),可比先前的方法更易从土壤或粪便样品中分离DNA,以便对它们进行测序[3]。这些新技术的使用促进了人类微生物组研究的高速发展。科学家们正在努力更好地理解各种微生物群落对我们身体健康产生影响的具体机制,而制药企业正在竞相使用这些信息来开发更加精准、新颖的治疗方法,从而比现有疗法更有效地治疗疾病[4]。

可能受到人体微生物组变化或失衡影响的疾病可以拉出一个很长的清单。在全球,数百万人遭受着与微生物群落失衡相关的常见疾病的影响。例如,据美国国家糖尿病、消化与肾脏疾病研究所(National Institute of Diabetes and Digestive and Kidney Diseases)估计,有6000万~7000万美国人(约占美国总人口的1/5)受到消化系统疾病的影响[5]。在这个群体中,有超过1600万人患有肠道疾病,涉及一系列严重的高度病态状况,包括克罗恩病、溃疡性结肠炎和肠易激综合征(IBS)等。肠道中的微生物组被认为在这三种消化系统疾病中都起到作用。微生物组还被认为在许多其他高度流行的疾病中发挥作用,如哮喘、糖尿病、自身免疫性疾病及湿疹等皮肤病[4]。

为了理解微生物组对人类健康和疾病的潜在作用,有必要了解微生物组是什么,以及它如何与人体器官和系统相互作用。所有人都是"超级生物体"。我们的身体是一个由人体细胞和以我们的身体为家的数量惊人的微生物"偷渡者"组成的群落。据研究人员估计，一个人的微生物组包含100万亿个细菌，这是人体细胞数量的10倍[6]。在大多数情况下，细菌恰好比人体细胞小得多，这就是为什么它们在重量上的占比要小得多。任何情况下，人体内的这种细菌群落都富有多样性。据估计，仅在肠道和消化道中就有500～2000种不同的细菌存在。

根据器官系统所在的身体区域，你会发现独特而多样的微生物群落，它的组成与身体其他区域内的微生物群落大相径庭。托德·克鲁格（Todd Krueger）是一家创新型生物技术公司AOBiome的总裁，这家公司的使命是通过改变人体内的细菌或使其重新达到平衡来治疗高血压和痤疮等慢性疾病，以此改变人类健康[7]，这被称为"差异细菌学"，其强调身体的微生物组实际上分散为不同的群落，它们的组成因"栖息地"而异[8]。一些最具多样性的微生物群落可能存在于肠道、皮肤和鼻腔，并且因人而异，另外在全世界不同群体之间也存在差异。

通过基因测序和信息软件的发展，我们已经发现了有关这些独特微生物群落的性质和组成的大量信息。正如前几章讨论的那样，基因测序使我们能够在基因组水平上研究微生物组等系统的复杂性。通过观察特定微生物群落的基因组构成，研究人员可以深入了解哪些种群构成了该区域的微生物组，以及每个种群的相对浓度。科学家认为，特定细菌种类的相对存在和浓度可能意味着健康与疾病之间的差异。

研究微生物组的一种技术称为宏基因组学。宏基因组学是指对直接来自特定环境的基因物质开展研究。通过表征取自身体特定部位的细菌样品的遗传物质多样性，宏基因组测序使科学家能够了解该部位微生物的相对分布，即哪些细菌种类比其他种类更丰富[9]。

例如，对存在于粪便样品中的细菌进行宏基因组测序可以提供生活在结肠中的菌种类型及每个菌种的相对量的信息。在最近发表在《自然》杂志上的一项研究中，研究人员对124个人的肠道微生物组进行了测序。该研究在样品中发现330万个独特的微生物基因，是整个人类基因组基因数量的150倍[10]。利用统计学技术，研究人员估计在肠道微生物组样品中存在1150种独特的细菌种类，这还不包括存在于身体其他部位的独特细菌。

饮食对肠道微生物组的构成具有重大影响。通过宏基因组测序，研究人员已经能够根据其肠道细菌的特定分布来识别个体所属的群体。科学家将这些群体称为肠道型（enterotypes）。根据肠道细菌中宏基因组序列的分布，可以将个体分类为特定的肠道型。例如，蛋白质和脂肪含量高的西方饮食与被称为拟杆菌（*Bacteroides*）肠道型细菌的较高相对量有联系，而植物纤维含量高的饮食则与普氏菌（*Prevotella*）肠道型细菌相关[11]。

研究人员目前正在调查这些肠道型和类似肠道型的临床相关性，以确定它们是否可以用作长期健康风险的预测因素。正在进行的一项工作是美国肠道项目（American Gut Project），该项目旨在更好地了解饮食选择（例如，严格素食、原始饮食等）能够在多大程度上影响人群的微生物组成[12]。然而，就目前而言，这项研究尚处于初期阶段，各种肠道型的定义也还不够清楚，不足以将其与特定临床结果联系起来。

抗生素和化疗药物等的使用也可以在短期和长期内显著改变人体微生物群的组成。研究显示，抗生素的使用可能会导致微生物组的严重破坏，通常会对个人的终身健康产生意想不到的潜在严重后果。多项研究表明，抗生素的使用会导致肠道微生物多样性立即下降[13~15]。此外，虽然成人的微生物种群可以在单次抗生素疗程后恢复（尽管十分缓慢），但是多次治疗可能导致个体肠道微生物组组成的长期改变[15]（图12.2）。

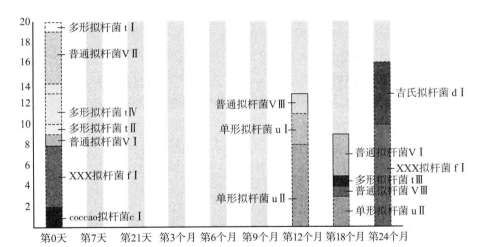

图12.2　抗生素使用导致肠道微生物组多样性减少[13]

2016年，一项发表在《自然》杂志上的研究发现，生命早期使用抗生素、微生物组成的长期持续变化，以及代谢和免疫状况的风险增大之间存在相关性。这项研究分析了142名芬兰儿童的样本中的抗生素使用和微生物组组成，结果发现与抗生素使用相关的微生物组的明显变化，包括如放线菌（Actinobacteria）等某些细菌种类的减少，以及拟杆菌和变形菌（Proteobacteria）等其他细菌的增加。另外还发现，微生物组成中的这些变化与哮喘和抗生素相关体重增加的较高风险具有关联性。鉴于他们的结果，研究人员得出结论："在不影响临床实践的情况下，开具抗生素处方时应当考虑对肠道微生物群的影响。"[16]

最后，与本章开篇所述高度联系起来，肠道微生物组可以根据生活在世界何处而有所区分。圣路易斯华盛顿大学开展的研究对531名不同年龄段人群（从婴儿到成人、家庭成员和非相关个体）的肠道微生物组进行了比较，这些参与者分别生活在美国大都市城区（圣路易斯、费城和博尔德）、非洲马拉维和委内瑞拉亚马孙州。这3个地区在社会经济、文化和地理构成方面截然不同。研究人员对531名参与者的粪便样品中的细菌种类进行了表征，并分析了110个肠道微生物组。虽然这3个地区的婴儿的肠道微生物组存在一些相似之处，如负责基本维生素生物合成和代谢的基因，但各个地区的微生物组具有明显差异，这种差异在美国微生物组与马拉维和委内瑞拉的微生物组之间尤其明显，尽管马拉维与委内瑞拉微生物组之间也存在差异。此外，无论年龄大小，每个地区人群的粪便中的细菌种类截然不同[17]。肠道微生物组的差异导致我们体内食物的消化、吸收和耐受性不同，并且有早期证据表明，微生物组更多样化的旅行者生病的可能性较低[18]。这足够让那些说我在旅行中生的病多数不过是疑心病的人好好瞧一瞧了！

虽然新兴研究越来越多地支持微生物组与人类疾病之间存在联系，但迄今为止的大部分研究都显示出这种联系是一种相关性而并非因果关系，而且大多数研究只是针对小鼠等动物模型而不是人类进行的。尽管如此，研究人员正在揭开微生物组健康与很多疾病状态和病况之间的联系。例如，微生物组组成的长期变化似乎会使个体面临更大的自身免疫性疾病风险。对小鼠模型的研究表明，某些类型的细菌水平的增加可以触发攻击体内重要细胞的抗体产生，从而导致身体自我攻击。研究人员证明了幼鼠的微生物组与自身免疫性疾病的后续发病之间存在联系[19]。

其他研究还表明，胃肠道微生物组驱动的免疫系统功能方面的差异也可能导致类似哮喘和支气管炎等的功能异常。一项研究表明，在没有宠物的环境中长大的孩子与有宠物的环境中长大的孩子相比，前者在出生后2年内患支气管炎的可能性增加15%[20]。多项其他研究也已经开始建立微生物组组成与IBS和克罗恩病等炎症性疾病风险增加，以及微生物组在能量平衡和体脂储存中的作用与肥胖和糖尿病风险增加之间的联系[21]。

鉴于越来越多的证据表明微生物组健康与疾病相关，因此了解健康的微生物组如何帮助保持良好的健康，如适当的代谢功能、保护人体免受有害细菌和其他免疫功能的侵害，以及经由所谓的"肠道-脑"轴的信号转导也很重要[22]。由于微生物组基因的多样性，肠道中的细菌可以发挥广泛的代谢功能并合成人类自身无法合成的化合物。例如，肠道中的细菌可以产生复合维生素钴胺素（如维生素B_{12}）及多种不同的维生素[23]。通过为不易消化的营养物质的代谢提供生化途径，肠道微生物组帮助人体回收能量和可吸收基质，并且为健康细菌的生长和增殖提供能量和营养物质[22]。在食物或营养匮乏的情况下，这一作用尤为重要。

宿主保护和免疫系统发育是目前研究最多的微生物组作用。如前所述，微生物存在于身体的多个部位，包括肠道、皮肤、呼吸系统等。通过数量上的优势，健康人体内的微生物组盘踞并且使用可能会被致病细菌使用的营养物。研究人员将之称为"竞争性排斥"效应[22]。换句话说，健康微生物组中细菌的平衡阻止了可能伤害人类的细菌物种的生长和增殖。一些微生物组细菌还产生了被称为"细菌素"的抗菌物质，其可以杀死或抑制其他可能有害的细菌菌株[24]。

此外，肠道中多样化的微生物组还可以支持健康免疫系统的发育。肠壁是身体免疫系统与外界环境之间的主要界面。由肠道中的细菌产生的信号分子与肠壁内的受体结合并提示免疫反应。这种反应包括保护肽、细胞因子和白细胞的释放。生命早期肠道微生物组的正常发育在以后生命的免疫系统中起到核心作用[22]，这种发育被认为是从出生就已经开始的。新生儿在出生时有一段短暂的时间基本上不携带细菌，但很快就会接受母亲的微生物组。新生儿的微生物组组成甚至会因分娩方式而有所不同。对剖宫产分娩出生的婴儿的研究发现，这些婴儿的微生物组更接近于母亲皮肤的微生物组。通过阴道分娩出生的婴儿的早期微生物组与母亲阴道和肠道微生物组更相似[25]。

在生命的第一年，婴儿的微生物组的特点是相对低水平的细菌物种多样性和高通量。微生物组的显著变化通常发生在喂养方式发生改变时（如从母乳或配方奶粉转变为固体食物）[10]、环境变化时（如从家到托儿所），并且可能婴儿特有的遗传和生理因素（如肠道pH）也会发挥作用[13]。儿童约在3岁时达到更稳定的微生物组组成；然而，由于饮食和使用某些药物（如抗生素）等外部因素，个体的微生物组组成可能仍会在个体生命历程中发生剧烈变化。

研究者认为，暴露于肠道的细菌在预防过敏中起作用。据信微生物组会刺激免疫系统，使其对所有潜在的过敏原做出相应的反应。事实上已经发现，患有过敏症的幼儿的肠道细菌组成不同于未患过敏症的幼儿[10]。

微生物组的最后一个广泛功能涉及一个通信系统，它整合了肠道与大脑之间的神经、激素和免疫信号。这种通信系统称为肠-脑轴，它是一个双向系统，其中由脑指挥胃肠功能（如食物的移动和消化）。另一方面，微生物组组成的变化可能有助于（或危害）正常健康的大脑功能，从而造成焦虑和抑郁等疾病[26]。然而，肠-脑轴的临床后果还有待发现，这一领域将成为一个令人兴奋的长久研究方向。

当前靶向于微生物组的治疗方法

从机制层面更深入地理解微生物组如何对人类健康和疾病产生影响，可以打开为患者提供针对性更强、更有效治疗的大门。然而，目前市场上很少有针对可能的微生物组失衡并且得到科学数据有力支持的治疗方法。

旨在解决微生物组问题的绝大多数现有产品都属消费类产品，特别是益生菌膳食补充剂，其有效性缺乏临床证据。这些产品声称可以补充肠道中的"好细菌"以恢复微生物组的适当平衡，进而恢复良好的消化系统健康。这些益生菌产品的市场很大。据估计，2014年益生菌成分、补充剂和食品的全球市场总量达626亿美元，年增长率超过7%。这一市场正在持续快速增长，预计到2020年市场总量将近1000亿美元[27]。这些产品有多种形式，如丸剂、饮料、酸奶，甚至还有冰淇淋。总体而言，市场增长似乎是由人们对益生菌及微生物组健康作用的意识提高所推动（图12.3）[27]。

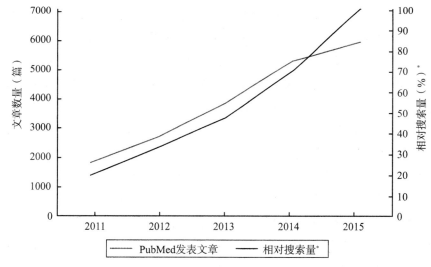

图12.3 包含术语"微生物组"（microbiome）的PubMed发表文章量与谷歌搜索量[27]

* 相对谷歌的搜索量，2015年设定为100%

2011～2015年，在PubMed数据库中编目的有关益生菌的文章的数量增加了2倍，而与益生菌相关的谷歌搜索量增加了5倍以上。我们在流行文化中也可以看到相关证据，证实人们对益生菌和基于微生物组产品日益增长的兴趣，甚至美国女演员杰米·李·柯蒂斯（Jamie Lee Curtis）也在电视上坦言某种益生菌酸奶让她再次"恢复正常"。毫无疑问，微生物组和肠道健康问题已经进入主流。

然而，当今的主流产品在解决影响微生物组的问题方面具有何种效果目前还不清楚。

简而言之，关于大多数益生菌消费类产品的有效性，还需进行更多的研究。虽然有初步的、大部分传闻表明益生菌产品可能有助于预防或缓解某些症状（如抗生素引起的腹泻），但对益生菌产品的有效性加以证实的临床研究十分稀少，甚至可能没有[28]。因此，目前尚不清楚哪些产品可能有用，哪些人从使用中受益最多。这种不确定性部分根植于这样一个事实：至少在美国，益生菌不受FDA等机构的监管。这是因为FDA目前无权为所谓的功能性食品建立正式的监管类别，而益生菌产品正属于这一类[29]。因此，益生菌制造商无须进行临床试验或研究来证明其产品的有效性，并且目前市场上并没有经FDA批准的益生菌产品。

话虽如此，产品不需要FDA批准并不意味着其制造商可以随意声称任何健康功效。围绕益生菌产品制造商可以在其产品标签上声称的内容，有越来越多的审查限制。在过去几年中，针对益生菌补充剂制造商虚假或缺少支持的功效陈述，发生了许多备受关注的集体索赔诉讼。例如，一家大型企业的结肠健康益生菌补充剂因其标签上宣称了未经证实的临床功效而遭到起诉。在2014年的集体诉讼中，原告称这家企业的产品能够改善免疫系统健康的宣传并无确切的科学证据或与科学证据相矛盾[30]。截至本书出版时，该诉讼尚未结案。

然而，与益生菌产品的临床效果宣传一样可疑的，当今还有另一类治疗方法得到了医疗从业者和普通大众的更多关注及重视，即粪便移植。粪便移植涉及将一个人的粪便物质移植到另一位患者的结肠中，通过用健康的微生物组恢复患者的肠道环境来有效治疗极端肠道感染，已被证明是有效的。已被证明可通过粪便移植预防和治疗的一种特定感染是艰难梭菌（*Clostridium difficile*）感染。艰难梭菌是一种最常被老年人或长期使用抗生素治疗的患者获得的细菌，并且很容易在医院环境中传播。它每年影响多达50万美国人，结果导致3万人死亡[31]。虽然感染一般用抗生素治疗，但由于抗生素耐药菌株的持续存在，复发性艰难梭菌感染可能难以治疗[32]。一些研究表明，在复发性艰难梭菌感染患者中，粪便移植的治愈率超过90%[32]。还有证据表明，精确的微生物移植和重建可以增加对艰难梭菌感染的抵抗力[33]。

OpenBiome是押注在微生物移植概念上的企业实例之一。作为首批成功将基于医疗微生物组的疗法推向市场的初创企业之一，OpenBiome是一家收集并低温保存人体粪便以用于复发性艰难梭菌感染患者的非营利公司。截至2015年中期，他们已向患者提供了5000多次的"治疗"[31]。

然而总体而言，尽管粪便移植和其他靶向微生物移植疗法具有较高的表观功效，但目前并不常用。鉴于给药途径和缺少合适的捐献者，粪便和微生物移植的广泛使用还不切实际。因此，这些治疗最常被归为针对无法通过更常规手段治愈或治疗的病症的晚期或最后的治疗方法。尽管如此，这些移植疗法的高临床效果引起了科学界和医学界的浓厚兴趣。科学家们最感兴趣的是它们为什么有效，但目前其机制水平尚不为人所知。重要的是，要了解哪些特定细菌和哪种代谢物或蛋白质，以及什么样的用量能够带来最大的改变。这是基于微生物组治疗的新前沿。利用各种工具来了解微生物组失衡如何能够得到纠正，当前有效治疗方法在分子水平上如何发挥作用，从而创造出精确解决医疗问题的治疗方法，以及确定哪些患者能够从这些治疗方法中获益最多，可能是未来为基于微生物组的治疗创造出更广阔市场的领域所在。

精准医疗和微生物组的未来

微生物组的未来在于，缩小更好地理解微生物组在人类健康中的作用与开发更有效医学疗法之间的差距。从精准医疗的角度来看，微生物组代表了一个虽然新生但激动人心的新机遇。精准医疗和微生物组的最终目标是，能够诊断出患者微生物组的特定失衡，然后实施针对纠正或修复特定失衡的治疗。

正在围绕微生物组开发精准医疗的企业，首先必须破解特定细菌菌株或某些细菌的相对丰度如何影响健康和疾病。在此基础上，才能够开发出纠正由这些失衡引起的疾病状态的治疗手段。基因测序和计算机技术的最新进展为研究人员铺平了将这些要点联系起来的道路，而这在过去是不可能做到的，或者费用是极其昂贵的[34]。

新研究技术的一个例子是所谓的系统方法，其可以更多地了解微生物组功能。该方法关注的不是特定细菌菌株或分子，而是在微生物组中"研究所有水平的生物信息（DNA、RNA、蛋白质和代谢物）以捕获功能性相互作用"[35]。通过研究这些相互作用，研究人员可以了解单独研究这些过程中的任何一个所无法评估的信息[35]。因此，系统方法提供了更完整、细致的画面，以描绘微生物组在特定身体状况中的作用。对于各种复杂疾病，如影响肠道的炎症性疾病（如炎症性肠病、溃疡性结肠炎），需要这种细致的观察将可能的疗法与微生物组中的特殊干扰相匹配。已经有企业在使用系统性技术及其他技术为患者开发潜在的治疗方法[36]。

通过这些新的研究方法，有几家企业已经开始开发针对微生物组失衡的潜在治疗方法。这些新兴的治疗方法大致可以分为5类，从将生活方式或行为改变与特定个体的微生物组相匹配的系统级方法，到使用特定药物或化合物来纠正由肠道或人体其他部位菌群失衡造成的疾病状态的分子治疗。

明确的细菌群落的移植

明确的细菌群落的移植包括移植可使患者的微生物组恢复到健康状态的特定菌株混合物。这种方法不同于粪便移植治疗，因为其不涉及人体生物材料的转移。相反，可以在体外培养经过精心挑选的细菌物种，并随后将其移植到接受者体内。这种方法存在多种潜在优势。首先，不再需要筛选可能很稀缺的理想捐赠者。此外，科学家们对移植物中含有的特定细菌的相对丰度拥有更多的控制，这是在粪便样品中无法实现的。

因在这一领域开展工作而获得关注的两家公司是Vedanta Biosciences 和 Seres Therapeutics。这两家公司都正在开发细菌菌株混合物，该类菌株混合物施用于捐献者时有可能治疗和治愈胃肠疾病。例如，Vedanta公司正在开发17种梭菌属细菌亚种的混合物，可以用于治疗克罗恩病和溃疡性结肠炎[37]。类似地，Seres公司正在开发名为"Ecobiotic"的药物平台，该平台涉及细菌群落的移植，细菌群落可以恢复将微生物组转变为健康状态所需的功能[38]。

Vedanta和Seres公司还吸引了大型生物制药公司和健康科学公司的关注。2015年，强生（Johnson & Johnson）的生物制药子公司杨森（Janssen）向Vedanta的主要候选产品支付了未公开的初始费用，并且未来还会支付高达2.41亿美元的费用[37]，而雀巢健康科学公司（Nestle Health Science）在2016年初完成了对Seres Therapeutics近7000万美元的投资[39]。然而，由于两家公司的主要候选产品仍处于临床前研究阶段，因此Vedanta和Seres都尚未将药物用于人体试验。

新一代益生菌

新一代益生菌是能够治疗微生物组失衡并使其恢复健康状态的单一菌株。作为口服疗法，新一代益生菌将比通常由结肠施用的粪便移植等更具侵入性的治疗更加便利。此外，生物工程益生菌可以使治疗能够提供天然菌株所无法实现的益处。这些合成微生物可能潜在地存在于肠道中，并且根据微生物组的状态而消失和出现，在必要时起作用。

Synlogic是一家目前正在开拓新一代益生菌领域的公司。Synlogic正在开发一种生物工程菌株，该菌株经过"编程"，可在微生物组失衡时发挥特定的治疗功能，而在微生物组并未失衡时沉默休眠[40]。可让该菌株"施展拳脚"的一个具体治疗领域是炎症性疾病，如炎症性肠病（IBD）。在炎症性肠病中，该益生菌可以保持惰性直至疾病暴发，此时细菌将会释放其治疗的有效载荷。2016年初，Synlogic与AbbVie开展了围绕炎症性肠病治疗的合作。由于Synlogic的产品尚处于临床前阶段，因此AbbVie同意承担"监管备案、临床开发和未来商业化的责任"[41]。

分泌因子/代谢产物和其他候选药物

精准医疗和微生物组最具针对性的应用或许集中于与微生物组失衡相关的特定分子或代谢产物。这种方法背后的理论是，微生物组的特定失衡情况会转化为在细菌混合物中存在一种或多种细菌菌株过量或不足。这些菌株产生和分泌不同的分子化合物，这些化合物或过多或过少，可通过与肠道或免疫系统中的受体相互作用而导致某种疾病。通过分离与微生物组失衡相关的特定化合物，研究人员希望能够直接治疗这些疾病的症状。

Second Genome公司是寻求开发围绕分泌因子和代谢产物的治疗方法的一个实例。该公司用于炎症性肠病和溃疡性结肠炎治疗的主要候选药物是SGM-1019，其针对的是对一线治疗无反应的患者，并且可能无须使用非常昂贵和具有侵入性的后续药物，如必须静脉给药且疗效有限的基于抗体的疗法[42]。已经完成双盲1期FDA试验并得到杨森制药等机构的支持，Second Genome公司的SGM-1019代表了一种有前景的用于微生物组的精准医疗方法，并且未来如果该药物或类似药物获得批准，还可能代表着一种变革性的合理药物设计方法[43]。

对能够靶向杀死特定细菌菌株而保留其他菌株的药物的开发，代表了另一种显示出前景的分子基础疗法——细菌素。有别于通常粗暴地将整个细菌群落全部杀死的典型抗生素，特定的细菌素可以靶向杀死特定致病菌而保持微生物组的完整。像AvidBiotics这样的公司正在开发能够靶向杀死诸如艰难梭菌等特定致病菌的细菌素样蛋白[44]。由于这些化合物具有非常强的特异性，它们甚至可以用于预防艰难梭菌感染，目前这在抗生素或粪便移植等替代疗法中既不安全也不可行。

系统级方法

针对微生物组的系统级方法假定人体内的所有过程之间存在相互联系，而功能性微生物组只是其中之一。通过利用涵盖个体的基因组、血液、唾液、肠道微生物组和生活方式等多个维度的健康数据,系统级方法寻求个体化生活方式和行为建议,以最大限度地提高个体的健康,例如从"要多吃蔬菜"这样的一般性建议到"基于你的DNA和实验室测定结果,你最适合地中海饮食"这样更精确的建议[45](图12.4)。

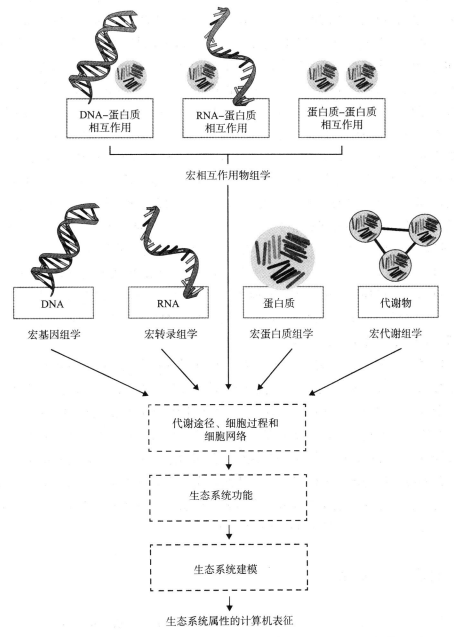

图12.4　DNA、RNA、蛋白质和代谢物如何影响细胞过程[35]

Arivale是一家提供系统级肠道微生物支持的公司，由热爱铁人三项运动的成功企业家克莱顿·刘易斯（Clayton Lewis）和DNA测序仪发明者李·胡德（Lee Hood）创立。Arivale以"健康"资源为市场定位，而不是针对特定病症或疾病的治疗，它使用了包括个人微生物组相关信息等在内的多种健康指标，来推荐据称能够改善个人整体健康状况的量身定制、切实可行的生活方式[45]。

Arivale在其网站这样描述该公司的项目："没有人能够不靠蓝图就建造出一艘火箭、飞船，也没有人能够不靠向导就攀登上珠穆朗玛峰。那么，帮你优化健康的指南藏在哪里呢？当然就在你自己身上。Arivale项目以前所未有的方式密切审视你的身体和生命的一些关键方面，如你的DNA、血液、唾液及生活方式，以此为你和你的健康潜能描绘出一幅更完整的图画。"[46]该公司的目标很像精准医疗的终极目标，即在正确的时间为正确的患者提供正确的治疗，但它针对的是所有人，而并不只是特别针对患病的人或健康的人。一旦用户参与该项目，Arivale代表就会对参与者的基因组、肠道微生物组、基本血液数据、饮食、睡眠、运动、心理和基本生活习惯进行全面检查，并为其配备个体化教练。随后，通过查看参与者的所有维度的基线，Arivale会给出各种建议以优化参与者的健康。在项目中给参与者的建议各种各样，范围广泛。一名参与者被发现谷酰转肽酶（GGT）（一种肝酶）升高并具有APOC3（rs5128）基因的G等位基因，这增加了三酰甘油水平升高的风险，并可（连同全面的医学评价）导致诊断为脂肪肝，这是一种严重但可治疗的疾病。其他检查结果简单到如第一位参与者的铁摄入过量，或者第二位参与者的血脂水平过高，再或者第三位参与者需要重新分配他的运动、饮食和睡眠习惯来实现更健康的体魄。

以微生物组作为许多测量方法（如Arivale的测量方法）的测量指标之一，可能是数据驱动式和整体性的，但它们仍然是少数公司提供的少数产品，并且仅供能够负担得起的人士使用。Arivale的套餐价格为3499美元，其中包括所有测试和后续跟踪，而这样的定价将大多数可能受益的普通人群拒之门外。另外，也有少数同行评审证据表明，像Arivale这样的公司为患者带来的获益比只遵循私人医生、营养师或健身教练的建议更多。然而，我们希望将精准医疗的应用扩大到肿瘤学之外，并进入健康应用领域（更多相关信息，请参见第13章），而Arivale这样的公司正在一步一个脚印地引领这个征程。

机遇和持久挑战

基于微生物组的治疗和测量的临床研究仍属新兴领域。迄今为止，还没有FDA批准的针对微生物组的精准疗法，进入人体试验阶段的也屈指可数，当然更多疗法可能即将出现[36]。证明临床疗效将是基于微生物组治疗的下一个重要的里程碑。当今市场充斥着非处方药和杂货店过道产品，它们声称的功效令人怀疑，而且缺乏可靠的数据。旨在纠正微生物组失衡的医学治疗的未来将会是由大数据和临床证据支持的合理设计的药物。那一天还没有到来，但是诸如Second Genome、AvidBiotics、Synlogic等众多公司正在积极努力实现这一目标。

目前绝大多数努力都集中在肠道微生物组，针对诸如炎症性肠病、溃疡性结肠炎、克罗恩病和艰难梭菌感染等病症。在某种程度上，这些病症代表了潜在微生物组疗法容易摘到的"低挂果实"，因为我们最了解肠道细菌在这些病症中的作用。然而，微生物组在如皮肤、黏膜甚至大脑等其他系统中也起着重要作用。2016年，出现了探查肠道微生物组与帕金森病（PD）之间联系的研究。多年来大多数帕金森病患者在出现帕金森病神经系统症状之前一直抱怨便秘。"我们首次发现了肠道微生物组与帕金森病之间的生物学联系"，来自加利福尼亚州立理工学院的首席研究员萨尔基斯·马兹曼尼亚（Sarkis Mazmanian）表示。研究小组使用了过量表达一种特定蛋白质（α-突触核蛋白）的小鼠，这种蛋白质在体内聚集会导致帕金森病中固有的运动功能障碍。研究发现，当通过使用抗生素而消除这些小鼠的肠道微生物组时，它们的帕金森病运动症状减轻。他们还发现，通过移植帕金森病患者的肠道微生物群，小鼠的运动功能障碍加重。总体而言，研究人员发现肠道细菌对小鼠运动障碍起调节作用，并且他们的研究表明人类微生物组的改变可能是帕金森病的一个风险因素[47]。仍有大量额外研究工作需要进行，但如果这一发现从小鼠到人都能够成立，那它就为未来开发针对神经系统疾病的药物揭示了一个重要的潜在机会。

针对微生物组的精准医疗药物想要获得FDA批准，并非一路坦途。除了通过临床试验所需的重大举证责任之外，微生物组治疗可能会迫使监管机构制定新的药物审批和保护策略。例如，可能需要重新评估临床试验本身的要求。如果微生物组治疗是个体化的，为大型队列设计的研究（如典型的3期临床试验）可能就不再是确定药物安全性和有效性的最佳方法[48]。对于药物开发，保护知识产权也可能是一个问题。如何为基于天然存在的细菌的疗法申请专利？[36]。如果企业的产品无法得到保护，那它们又怎么会有动力来开发新的微生物组疗法？

但是抛开潜在的挑战，毫无疑问，就开发以微生物组为基础的潜在药物和医疗方法而言，研究人员刚刚触及表面。支持健康微生物组与全身众多系统健康之间联系的证据越来越多，也越来越难以被忽视。微生物组也激起了公众的兴趣，并且逐渐不再是与嬉皮士和喜好养生的人相关的话题。如今，微生物组已经进入主流。可以肯定的是，围绕微生物组的越来越多的科学和医学进步将会改变我们对未来健康、疾病和精准医疗的看法。

所以，当收拾行囊准备下一次旅行时，我希望得到一小瓶个性化的某地区微生物组来改变我的肠胃，并帮助我无忧地享受旅途，我知道我仍需等待一段时间才能实现这个愿望。在此期间，我的能量棒、我对瓶装水的痴迷，以及在旅途中几乎肯定的减轻几磅体重都还是不可避免的。

参 考 文 献

1 The human microbiome. NIH Human Microbiome Institute; [cited Dec 10, 2016]. Available from: http://hmpdacc.org/overview/about.php

2 Franzosa E. Are Microbiomes the new fingerprints? Harvard Public Health Magazine; 2015 Fall:5.

3 ThermoFisher Scientific. Application note: the human microbiome in 2015 [Internet]. ThermoFisher Scientific; [cited Dec 10, 2016]. Available from: https://www.thermofisher.com/content/dam/LifeTech/global/life-sciences/DNARNAPurification/Files/PG1482-PJ9377-CO210722-App-note-for-Microbiome-launch-Global-FHR.pdf

4 Cho I, Blaser MJ. The human microbiome: at the interface of health and disease. Nat Rev Genet. Mar 13, 2012;13(4):260-270.

5 Digestive diseases statistics for the United States [Internet]. National Institute of Diabetes and Digestive and Kidney Diseases; Nov 2014 [cited Feb 11, 2016]. Available from: https://www.niddk.nih.gov/health-information/healthstatistics/Pages/digestive-diseases-statistics-for-the-united-states.aspx

6 Pollan M. Say hello to the 100 trillion bacteria that make up your microbiome. The New York Times Magazine; May 15, 2013 [cited Dec 10, 2016]. Available from: http://www.nytimes.com/2013/05/19/magazine/say-hello-to-the-100-trillion-bacteria-that-make-up-your-microbiome.html

7 AOBiome. [cited Feb 11, 2016]. Available from: https://www.aobiome.com/

8 The Human Microbiome Project Consortium. Structure, function and diversity of the healthy human microbiome. Nature. June 14, 2012;486(7402):207-214.

9 Wang WL, Xu SY, Ren ZG, Tao L, Jiang JW, Zheng SS. Application of metagenomics in the human gut microbiome. World J Gastroenterol. Jan 21, 2015;21(3):803-814.

10 Qin J, Li R, Raes J, Arumugam M, Burgdorf KS, Manichanh C, et al. A human gut microbial gene catalogue established by metagenomic sequencing. Nature. March 4, 2010;464(7285):59-65.

11 Voreades N, Kozil A, Weir TL. Diet and the development of the human intestinal microbiome. Front Microbiol. Sept 22, 2014;5:494.

12 American gut. Human Food Project; [cited Feb 12, 2016]. Available from: http://humanfoodproject.com/americangut/

13 Panda S, El khader I, Casellas F, Vivancos JL, Cors MG, Santiago A, et al. Short-term effect of antibiotics on human gut microbiota. PLoS ONE. Apr 18, 2014;9(4):e95476.

14 Jernberg C, Löfmark S, Edlund C, Jansson JK. Long-term impacts of antibiotic exposure on the human intestinal microbiota. Microbiology. 2010;156(11):3216-3123.

15 Goldman B. Repeated antibiotic use alters gut's composition of beneficial microbes, study shows.

Stanford Medicine News Center; Sep 13, 2010 [cited Feb 11, 2016]. Available from: https://med.stanford.edu/news/allnews/2010/09/repeated-antibiotic-use-alters-guts-composition-of-beneficialmicrobes-study-shows.html

16 Korpela K, Salonen A, Virta LH, Kekkonen RA, Forslund K, Bork P. Intestinal microbiome is related to lifetime antibiotic use in Finnish pre-school children. Nat Commun. Jan 26, 2016;7:10410.

17 Yatsunenko T, Rey FE, Manary MJ, Tehran I, Dominquez-Bello MG, Contreras M, et al. Human gut microbiome viewed across age and geography. Nature. May 9, 2012;486(7402):222-227.

18 Youmans BP, Ajami NJ, Jiang ZD, Campbell F, Wadsworth WD, Petrosino JF, et al. Characterization of the human gut microbiome during travelers' diarrhea. Gut Microbes. 2015;6(2):110-119.

19 Van Praet JT, Donovan E, Vanassche I, Drennan MB, Windels F, Dendooven A, et al. Commensal microbiota influence systemic autoimmune responses. The EMBO Journal. Feb 12, 2015;34(4):466-474.

20 Huang YJ, Boushey HA. The microbiome and asthma. Ann Am Thoracic Soc. Jan 2014;11(Suppl 1):S48-S51.

21 Francino MP. Antibiotics and the human gut microbiome: dysbioses and accumulation of resistances. Front Microbiol. Jan 12, 2016;6:1543.

22 Bull MJ, Plummer NT. Part 1: the human gut microbiome in health and disease. Integr Med. Dec 2014;13(6):17-22.

23 LeBlanc JG, Milani C, de Giori GS, Sesma F, van Sinderen D, Ventura M. Bacteria as vitamin suppliers to their host: a gut microbiota perspective. Curr Op Biotechnol. Apr 2013;24(2):160-168.

24 Yang SC, Lin CH, Sung CT, Fang JY. Antibacterial activities of bacteriocins: application in foods and pharmaceuticals. Front Microbiol. May 26, 2014;5:241.

25 Neu J, Rushing J. Cesarean versus vaginal delivery: long term infant outcomes and the hygiene hypothesis. Clin Perinatol. Jun 2011;38(2):321-331.

26 Foster JA, McVey Neufeld KA. Gut-brain axis: how the microbiome influences anxiety and depression. Trends Neurosci. May 2013;36(5):305-312.

27 Driven by rising awareness on gut health, global probiotics market to log 7.40% CAGR from 2014-2020 [Internet]. Transparency Market Research; May 27, 2016 [cited Feb 11, 2016]. Available from: http://www.transparencymarketresearch.com/pressrelease/probiotics-market.htm

28 Probiotics: in depth [Internet]. National Center for Complementary and Integrative Healthcare; 2015 [updated Oct 2016, cited Feb 11, 2016]. Available from: https://nccih.nih.gov/health/probiotics/introduction.htm

29 Ross S. Functional foods: the food and drug administration perspective. Am J Clin Nutr. Jun 2000;71(6 Suppl):1735s-1738s.

30 Top Class Actions. Phillips colon health class action lawsuit survives dismissal [Internet]. Top Class Actions; Nov 10, 2014 [cited Feb 17, 2016]. Available from: http://topclassactions.com/lawsuit-settlements/lawsuit-news/43771-phillips-colon-health-class-action-lawsuit-survives-dismissal/

31 OpenBiome provides its 5000th treatment [Internet]. OpenBiome; Jul 15, 2015 [cited Feb 18,

2016]. Available from: http://www.openbiome.org/pressreleases/2015/12/15/openbiome-provides-its-5000th-treatment

32 Rohlke F, Stollman N. Fecal microbiota transplantation in relapsing Clostridium difficile infection. Therap Adv Gastroenterol. Nov 2012;5(6):403-420.

33 Buffie CG, Bucci V, Stein RR, McKenney PT, Ling L, Gobourne A, et al. Precision microbiome reconstitution restores bile acid mediated resistance to Clostridium difficile. Nature Jan 8, 2015;517(7533):205-208.

34 Yong E. Microbiome sequencing offers hope for diagnostics [Internet]. Nature. Mar 23, 2012 [cited Feb 17, 2016]. Available from: http://www.nature.com/news/microbiome-sequencing-offers-hope-for-diagnostics-1.10299

35 Siggins A, Gunnigle E, Abram F. Exploring mixed microbial community functioning: recent advances in metaproteomics. FEMS Microbiol Ecol. May 2012;80(2):265-280.

36 Reardon S. Microbiome therapy gains market traction. Nature. May 13, 2014;509(7500):269-270.

37 Lash A. With Vedanta deal, J&J marks big-pharma milestone in the microbiome [Internet]. Xconomy Exome. Jan 13, 2015 [cited Feb 17, 2016]. Available from: http://www.xconomy.com/boston/2015/01/13/with-vedanta-deal-jj-marks-big-pharma-milestone-in-the-microbiome/

38 Ecobiotic drugs [Internet]. Seres Therapeutics; [cited Mar 3, 2016]. Available from: http://www.serestherapeutics.com/our-science/ecobiotic-drugs

39 Nestlé Health Science completes investment in Seres Health Inc. [Internet]. Nestlé; Jan 6, 2015 [cited Mar 3, 2016]. Available from: http://www.nestle.com/media/news/nestle-health-science-investment-in-seres-health

40 Proprietary platform components [Internet]. Synlogic; [cited Mar 3, 2016]. Available from: http://synlogictx.com/synthetic-biotics/proprietary-platform-components/

41 Garde D. AbbVie taps Synlogic to take a microbiomic approach to IBD [Internet]. FierceBiotech; Feb 10, 2016 [cited Mar 3, 2016]. Available from: http://www.fiercebiotech.com/story/abbvie-taps-synlogic-take-microbiomic-approach-ibd/2016-02-10

42 Guidi L, Pugliese D, Armuzzi A. Update on the management of inflammatory bowel disease: specific role of adalimumab. Clin Exp Gastroenterol. 2011;4:163-172.

43 Pipeline [Internet]. Second Genome; [cited Mar 3, 2016]. Available from: http://www.secondgenome.com/development/pipeline/

44 Avidocin™ & Purocin™ Proteins [Internet]. Avid Biotics; [cited Mar 3, 2016]. Available from: http://www.avidbiotics.com/technology/avidocin-proteins/

45 What does being healthy mean to you? [Internet]. Arivale; [cited Mar 3, 2016]. Available from: https://www.arivale.com/how-it-works

46 Home page [Internet]. Arivale; [cited Nov 26, 2016]. Available from: https://www.arivale.com/

47 Sampson TR, Debelius JW, Thron T, Janssen S, Shastri GG, Ilhan ZE, et al. Gut microbiota regulate motor deficits and neuroinflammation in a model of Parkinson's disease. Cell. Dec 1, 2016;167(6):1469-1680.

48 Schork NJ. Personalized medicine: time for one-person trials. Nature. Apr 30, 2015;520(7549):609-611.

第13章

消费者至上

精准医疗的消费者应用

詹妮弗（Jennifer）40岁出头，经常锻炼身体，不吸烟，健康状况良好。她注意到，自己在过去几周常感到异常疲惫、反胃和头脑不清楚。她的静息心率、血压和其他生命体征通过最新的可穿戴技术得到持续实时跟踪。这种可穿戴技术具体为通过一条腕带，可与她的初级保健医生通讯，立即标记并转发任何异常读数。她还经常在网上健身小组中分享自己的整体健康状况。虽然似乎没有什么异常，但詹妮弗还是很担心。心脏病的阴影笼罩着她的家庭，她的母亲有一天在"感到疲倦"之后心脏病发作，突然离她而去。这几周，她的丈夫也感到反胃，她怀疑是因为他们刚刚在印度进行了旅行。她还想到，自己是不是像一些中年妇女一样，只是有点儿失去理智。她给自己的医生发了条短信，医生看完信息之后决定为她进行血液检测。詹妮弗的手腕保持不动，看着可穿戴式腕带内的微针刺穿她的皮肤，吸取一滴血液后缩回到腕带，并将结果发回给她的医生。她的医生史密斯（Smith）此刻正好坐在自家门口，盯着她平板电脑上显示的结果，皱了皱眉，然后发短信给詹妮弗让她明天来接受确诊性检测。

第二天詹妮弗到达后，又抽取了一滴血并送到医生办公桌上一个鞋盒大小的机器中。这台设备容纳着一个高度分布计算网格的单个结点，并且能够利用超级计算性能连同安全的云支持架构，在短短几分钟分析来自该单个血样的数十亿个数据点，其中不仅包括遗传信息，还包括詹妮弗的全部生物特征，包括蛋白质、酶和脂质表达，外加收集到的她的家族病史和她过去3个月在全球范围内有关自己健康的社交媒体发帖。

这些数据点与通过全人口研究汇编的"参考模型"进行了系统性的比较，以鉴定感兴趣的相关生物标志物。随后，在机器的"文献库"中对这些生物标志物进行自动搜索。该"文献库"是一个包含数百万篇科技期刊文章、电子健康档案和其他现实证据的巨大数据储库。随后进行复杂的关联分析,根据詹妮弗的输出结果来生成她可能具有的状况的排序列表。当医生来与詹妮弗谈话时,手头已经拿到诊断信息,因而减少了医生在首次咨询时需要的步骤。医生现在的任务是与詹妮弗坐在一起,讲解诊断结果,并为她提供下一步的建议,这些建议也作为报告的列表给出,包括治疗建议,连同具体预测哪些方案对詹妮弗最有效,她应该服用哪种维生素或药物,或者她的某种药物是否需要改变。所有这些信息都是从一小滴血液和数十亿条数据中收集得出的。

史密斯医生带着这份报告走了进来。有时,她可能会被诊断为癌症、心脏病或神经退行性疾病,但今天不是。詹妮弗并没有生病,她怀孕了。詹妮弗花了一点时间来消化这个消息。她和丈夫多年来一直想要孩子但都没有成功。尽管从詹妮弗的角度看这的确是一个很幸福的消息,但她知道在她这个年纪发生染色体异常的概率比较高。此外,詹妮弗还有一个姐妹在童年时死于囊性纤维化,她不知道自己是否也可能携带这种疾病的遗传基因。最后,她不确定她的复合维生素是不是含有足够的叶酸!医生早已做好了准备。"我们能对你做的所有测试,包括胎儿的循环DNA都是阴性。对于一切我们能够测试的方面,包括囊性纤维化和唐氏综合征,胎儿都是正常的。根据所有的测试结果,你是一个健康的母亲并且体内有一个健康生长的胎儿。我们现在可以调整你的维生素、用药及所有其他方面,让你继续健康妊娠。你想知道自己怀的是男孩还是女孩吗?"

"不",詹妮弗说,"让我们把这个惊喜留给另一天吧!"医生笑着把一页折起,不让詹妮弗看到她怀的是男孩还是女孩。

医疗保健相关信息从来没有像今天或者未来可能的那样对患者如此开放。随着互联网的出现,只需搜索一下,就能得到来自临床研究、医学期刊、以诊断为重点的网站甚至buzzfeed式的流行网站的海量信息。这种信息传播有明显的好处,即对于常见和易于诊断的疾病,患者可以更好地了解他们的症状,在需要去看医生之前尝试自行治疗。然而,与此同时,将这些信息直接放在患者手中很容易导致错误的治疗。事实上,社会学家已经提出了"网络疑病症"(cyberchondria)一词来描述因网络而起的疑病症现象[1],患者根据来自WebMD、Lifescript或Wikipedia等网站的信息,以疯狂的想象力查找自己的症状和过度诊断自己的病情。

基于消费者的医疗保健的兴起受到当今许多行业趋势的影响。如前几章所述，我们正在一个消息灵通的数字化世界中，走向人口老龄化。与过去不同的是，我们可以监测心脏病和糖尿病等慢性病从而延长寿命。我们从苹果（Apple）或Fitbit等公司看到的技术进步，如果从医疗保健和消费者角度加以利用，预计将会对健康结果和成本节约产生更有意义的影响（图13.1）。最后，当今许多患者都通过Facebook、电子邮件和互联网彼此连接起来。随着联网消费者的兴起，例如，在健身课上的每个人都可以挂接到教练的主监视器上，在课堂上进行心率竞赛，这影响到我们每一个人，无论我们是生病还是健康，并且正在塑造来自全球基于健康和消费者的企业创新。

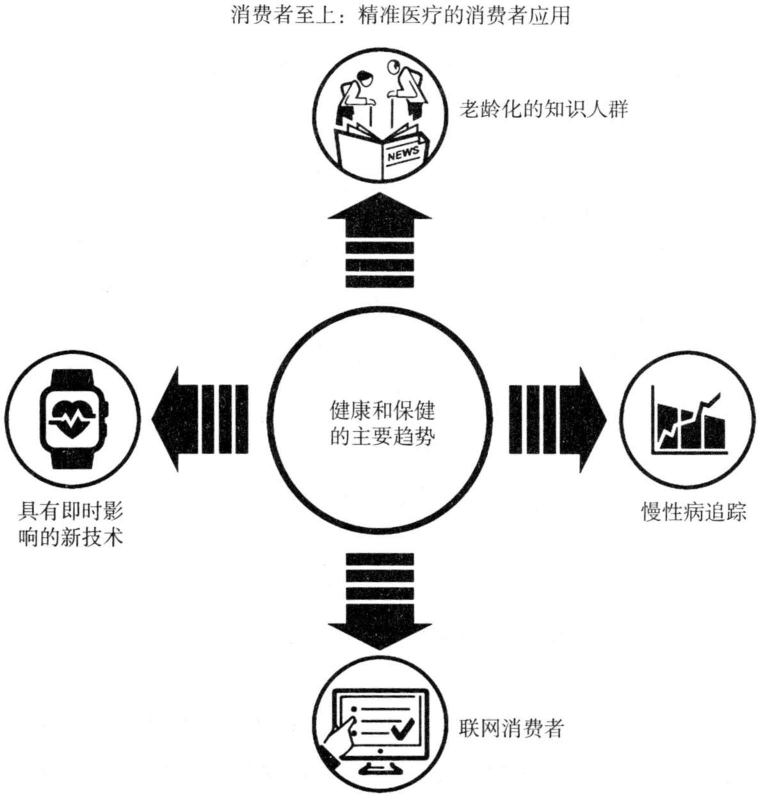

消费者至上：精准医疗的消费者应用

图13.1 健康和保健的主要趋势

传统的以消费者为基础的健康和健身公司正在进入全新的健康和保健领域，专注于将其产品与数字连接相集成。数字公司同样也在进入医疗保健领域，利用它们在互联互通方面的优势与消费品公司开展合作。有趣且有时重叠的例子包括苹果公司于2014年推出其Healthbook，三星（Samsung）于2015年投资了基于健康评分的公司Dacadoo的A轮融资[2]，以及安德玛（Under Armour）公司将

AppleMyRun、MyFitnessPal 和 EndoMondo 移动应用置于苹果智能手表上,并与 IBM 合作[3]在 2015 年和 2016 年建立联网健身平台。可穿戴健身追踪技术领导者 Fitbit 在 2015 年收购 Fitstar 公司,增加了虚拟教练订阅服务,为其忠实的消费者群体提供定制锻炼[4]。

在未来十年,消费者健康产业将持续见证新技术和新产品的出现,这些新技术和新产品可以帮助患者在家中进行有意义和有效的自我护理,而不是在由训练有素的医疗专业人员管理的诊所或医疗机构中进行。不只是消费者正在参与,投资界也已经开始大量投资于基于消费者的精准医疗应用(图 13.2)。事实上,2014~2016 年,超过 2 亿美元的风险投资和私募股权投资被投入到消费者诊断和精准医疗行业内的新兴企业[5]。

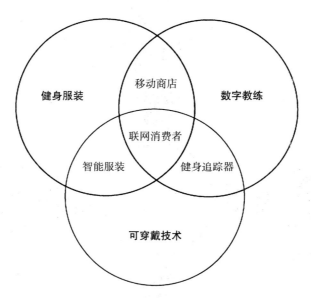

图 13.2　联网消费者的保健解决方案

对于在健身房里花费相当长时间(或者于我而言,在机场赶飞机时想象自己在健身房)的一些人来说,消费者健康应用程序是旨在帮助我们在日益忙碌的生活中照顾自己的一个可喜变化。但是,我们可能很容易被蒙蔽,误以为我们只需根据所有那些广告买单就能明智地监测自己的健康,而现实却未必如此。当我们考虑这些新开发的应用程序时,确实需要考虑两个问题。

(1)新开发的应用程序是否准确?生成的结果和输出是否真实反映了所评估的内容?

(2)新开发的应用程序在临床上有意义吗?评估结果是否有助于消费者做出有关自身健康的决定(图 13.3)?

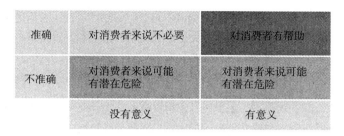

图13.3 用于分析联网健康设备的框架

本章我们将从准确性开始，探索消费者精准医疗的这两个基本要素。

基于消费者的精准医疗产品的准确性

为了对患者和周围人的生活产生有意义的影响，与精准医疗产品和服务相关的消费者健康的准确性至关重要。没有准确性，精准医疗有可能适得其反。仅在2016年，医疗行业就见证了多家为患者提供有前景的新技术的消费者驱动型诊断测试公司，其产品中存在的准确性问题。一家诊断公司承诺让消费者和患者获得更实惠和方便的测试，但事实证明这些测试非常不准确。调查发现，近90%的激素测试质量控制检查从未完成[6]。一种针对通常由营养不良（和晒太阳太少）引起的维生素D缺乏的测试，被发现准确度为实际水平的21%～130%。尽管存在不准确的情况，但该公司仍然表示其产品提高了消费者对诊断测试的认识和获得诊断测试的机会，这有可能是真的，但这样的不准确性摧毁了公众对他们的信任，并且在这些不准确情况公布之后的几个月，该公司面临超过1亿美元的诉讼[7]。

当我们考虑准确的消费者诊断测试时，通常会想到针对糖尿病的指尖血测试或者针对妊娠的尿检测试。虽然这些测试已经广泛建立并且多年来一直作为护理标准操作，但是一种全新的精准医疗技术正被引入家庭，更重要的是，直接进入到非医疗环境中成为消费者的选择。其中许多产品的目标旨在缩小"以信息为中心""易于使用"的技术与具有临床意义的医疗技术之间的差距。尽管我们经常在家中使用传感器和体重秤来测量体重或跟踪食物摄入量，但今天一些附加的技术正在医疗保健方面得到推广。

一个特别引起关注的领域是心率监测，其黄金标准测量技术是心电图（ECG）。心率监测目前有多种应用，从追踪运动强度到管理妊娠期间或心脏病发作后的体力消耗均有涉及。对于后者，心率监测技术的准确性至关重要。对于使用某些降压药物的患者,医生会提供指导,要求在体育活动期间不超过一定的心率[8]。有多种准确的方法可以用来跟踪心率,这些方法不如心电图准确,但仍然足以满足医生的要求,包括使用示指和环指来追踪10秒内的脉搏然后再乘以6,或者绑在患者胸前的更具临床级水平的绑带[9]。然而,最近我们看到了一种宣称可以监测心率的可穿戴设备出现。从消费者友好型技术转向消费者医疗保健技术的大公司通常会面临挑战,能否保持在临床准确性指导范围内,将在近几年揭晓。一家大型消费者产品制造商在宣传心率监测功能后,受到来自加利福尼亚州立理工大学(California State Polytechnic University)的研究的质疑。这项研究将设备的准确性与心电图(ECG)进行了比较,结果发现,在中度至高强度体力活动时,可穿戴设备心跳的读数偏差高达每分钟20次[10]。对于妊娠妇女或使用降压药物的患者来说,这每分钟20次心跳的误差可能造成舒适的体育锻炼与送往急诊室的差别。但对于大多数正常人来说,这种差异并不显著。尽管如此,该公司仍然取消了宣传,而他们的设备因为具有更多的娱乐性至今仍然非常受欢迎。

基于消费者的精准医疗产品的临床效用

消费者诊断的准确性使精准医疗成为可能,这一点对于许多人来说都非常重要。如果没有准确的设备,运用技术来提高消费者对其健康和疾病的认识将会面临挑战,有时甚至不可能。但在我们确定产品准确性之后,接下来的问题是,它有意义吗?

基于之前的框架,我们发现不准确的产品具有潜在的危险性,并且通常不会被批准使用。当测试准确且有意义时,它肯定会对消费者有帮助。但是,当测试或产品准确但没有意义时,挑战就会存在。这种情况下会产生不必要的流程和费用[11]。

在医疗保健行业,这种意义被称为"临床效用",它定义了来自产品的信息是否会影响消费者或患者的治疗方式。当考虑消费者健康和精准医疗时,临床效用的概念变得更加重要,因为信息的解读和由此采取的行动往往比测试本身的准确性更关键。

例如,关于前列腺特异性抗原(PSA)检测的临床效用存在众所周知的争论,因为它涉及前列腺癌筛查[12]。多年来,医疗保健机构建议男性从40岁或50岁开始将PSA检测作为癌症筛查的工具。然而,最近的研究表明,许多PSA检测导致了不必要的长期影响和危害[13]。作为实验室报告的数字,测试的准确性并没有问题。问题在于结果的临床意义,即消费者在读过报告数字后,究竟应该将结果解读为令人担忧的警告,还是并没有什么影响。直到今天,关于PSA检测的意义仍然存在不同反馈。多家公司正在尝试开发其他测试，通过更具临床意义的测试来附加于PSA或者替代PSA，并试图使其较血样检测具有更小的侵入性。例如，Exosome Diagnostics开发的一种无创尿检对患者尿液中的外泌体RNA进行采样以检测前列腺癌，而不是让男性经受前列腺的侵入性活检。ExoDx® Prostate测试（IntelliScore）使医生能够预测即将进行初步活检的患者是否患有高分期的前列腺癌，从而有可能避免进行初步活检，而是仅接受持续监测[14]。这是Exosome公司提供的许多无创测试之一。这家公司精明强干的CEO约翰·博伊斯（John Boyce），同时也是我的老朋友，他进行生命科学创新的历史可以追溯到20多年前。博伊斯在他们最近的一篇新闻稿中给出了一个简单的解释："我们的测试在液体活检①领域是独一无二的。通过将来自外泌体的疾病相关信息与从任何生物流体样品中捕获的无细胞DNA结合，我们能够达到液体活检测试所需的临床和分析性能，为临床医生提供实时的、特定患者的信息，用来改善护理，选择正确的疗法，避免不必要的手术，并降低整体医疗成本。"[15] 这些测试提供了能够从临床角度采取行动的结果，并且是以令患者更舒适且对医疗保健系统更具成本效益的方式进行的。

另一个具有临床效用的测试实例发生在2013年，其通过女演员安吉丽娜·朱莉（Angelina Jolie）而被公众知晓，这在本书前文已经提及。朱莉是一位备受瞩目的美国明星，以她在《古墓丽影》《沉睡魔咒》《史密斯夫妇》等电影中主演的角色而闻名，再加上她从前在好莱坞时与演员布拉德·皮特的浪漫史，使她持续拥有广泛的大众影响力，人们欣赏她的表演能力，以及她在慈善和生活方式上做出的许多选择[16]。2013年，当朱莉向世界宣布她将根据自己的基因测试结果接受双乳房切除术时，这种影响在精准医疗界得到了广泛传播。回顾一下，根据测试结果，她的医生估计在她的一生中，有87%的风险患上乳腺癌，并且有50%的概率患上卵巢癌。在与遗传学咨询顾问权衡这一决定，并考虑到她的母亲在56岁时死于乳腺癌这一事实后，她决定通过外科手术的方式主动降低这种风险，并且向外界公开了自己的决定[17]。

在这个决定中起到核心作用的基因测试是对*BRCA1*基因的分析。*BRCA1*基因是一种遗传基因，遗传自父母并在一生中保持不变[18]。有好几种测试可以用于分析该基因并确定结果。与测试相关的风险计算具有足够的临床效用使人能够更好地了解自己的健康，但并不提出明确的建议。朱莉的决定和公告引起了美国和其他国家妇女对卵巢癌和乳腺癌遗传风险*BRCA1*测试的广泛兴趣。一项特别的研究表明，在朱莉发出公告后的6个月内，进行基因咨询的妇女人数增加了90%[19]。

---

① 液体活检是一个术语，指对体液，通常是血液、唾液或尿液进行检测，以获得与进行组织侵入性活检相同的临床诊断结果。

这种意识的提高和采取积极的癌症管理方法的动机在医学界具有积极意义，但这只有在存在明确的临床效用时才会发生。朱莉和医学界已经使人们知道，这项测试不适合所有人，只有乳腺癌风险升高或者有乳腺癌家族病史的妇女才应该考虑进行 BRCA1 测试[20]。

随着新产品被开发出来，这种临床效用的概念最近在消费者肿瘤学测试领域再次出现。最近，出现了一种新技术，可以收集和分析患者血液中的循环肿瘤 DNA（ctDNA）。虽然这项技术具有前景和潜力，但目前的临床应用仍然有限，因为科学家和企业都还在学习如何更好地利用这项技术。2016 年，一家公司试图声称其 ctDNA 测试具有临床效用，却没有支持其使用的具体科学证据。该测试最初面向所有患者销售，患者可以提交 1 管血液用于分析，价格为 299～699 美元，而该公司将会分析结果并告诉消费者是否有肿瘤 ctDNA 存在[21]。虽然测试的准确性没有受到质疑（测试确实分析了 ctDNA），但临床效用仍然值得怀疑。鉴于 ctDNA 技术的迅速兴起，科学文献尚未发现某些浓度或数量是否值得进一步测试（主要是昂贵的影像学方法）。当具有大量应用程序的强大技术被交付给消费者，而他们中的许多人没有准备好利用手头的信息来解释结果时，就可能带来危险。

基于消费者的精准医疗的最后一个领域涉及基因组学，或者前面几章提到的人类基因和 DNA 的分析。虽然消费者基因组学的前景受到广泛吹捧，但消费者基因组学的临床应用在今天还相当有限。其原因是缺乏临床效用。无论基因组测序的成本有多低，基因组测试的一个重要组成部分相比一些诊断测试仍然明显缺少明确的证据。让我们以那些旨在确定患者的血统和起源的基因组学公司为例。这些测试非常清楚，但临床或医疗可实施性有限，这意味着它们是酒会上人们用来开始彼此交谈的有趣话题，但对疾病管理并无作用。当这些公司试图转向更多的临床应用，如了解乳腺癌和心脏病等各种疾病的患病风险时，问题就出现了[22]。由于这些评估需要与遗传咨询师进行深入的对话，而这在诊断故障码（DTC）环境下往往并不可行，因此开发这些测试的公司面临着来自 FDA 的监管，以更好地管理这些测试可能对患者产生的影响。消费者基因组学公司似乎已经转变了方向，现在推出了在"混合通道"中进行的多项测试，重点集中在基于血统的测试和显示某些常染色体隐性遗传病的携带者状态的测试[23]。这些疾病发生在父母没有患病却有可能通过基因传递给子女时。由于这种测试的结果不需要详细的风险评估，并且具有较少的"灰色地带"，因此很多全球监管机构认为向消费者提供这些产品是合适的。

那么现在会发生什么？我们已经认识到向消费者提供准确测试的重要性，我们也已经认识到对临床效用的需求及它如何影响消费者测试。我们似乎已经转变了方向。现在，消费者精准医疗的最终前沿是学习如何管理这些数据。从奥巴马政府的精准医疗计划[24]到美国国立卫生研究院的百万人群基因组计划[25]，数据管理在整个精准医疗行业广受宣扬。虽然其中许多举措都侧重于医学方面的数据管理，如临床基因组信息和基于医院的电子医疗档案，但还必须纳入和分析其他数据来源，才能实现精准医疗的全面影响，并且这些数据的来源是以消费者开始并以消费者结束。

乍看之下，似乎消费者并没有掌握多少科学家、制药公司和药物开发者想要了解的数据。然而，我们需要转变视角。量子计算和自然语言处理的进展已经创造出分析海量数据集的其他方法，这在本书其他部分有所提及[26]。这些数据集已从手动输入的信息扩展到跟踪系统和日志，并超出历史上对消费者数据进行分析的程度。医疗界感兴趣的新数据通常处在消费者的指尖，通过智能电话的使用、可穿戴技术和互联网连接而解锁获得。

面对与消费者数据相关的所有这些挑战，有必要了解处理和管理所有这些数据，包括维护消费者隐私中所涉及的行业参与者。在某些时候，消费者承担部分数据责任，但不会比把手机丢在出租车后座上更惨。数据管理的真正挑战和责任在于智能手机制造商和软件提供商。让我们以苹果健康（Apple Health）应用程序为例。21世纪前10年末以来，苹果公司已成为智能手机技术的领导者，占据全球智能手机15%以上的份额[27]。从最初将移动电话服务融入数字音乐播放器，该公司已将移动和定向（坐姿和站立）跟踪技术或加速度计集成到智能手机中，以帮助消费者跟踪他们的活动和每日步数[28]。虽然这是基本产品，但智能手机制造商拥有一个更复杂的平台，名为ResearchKit和CareKit，它使自己的应用程序开发人员能够创建分析消费者数据的方法[29]。事实上，这些更高级产品都有一个"一键式"选项，允许苹果将消费者数据与其他智能手机用户合并和汇总，以便在全民层面上获得洞察。这两个新平台已经帮助解决了将基因组数据与患者健康和预后数据联系起来的医学挑战。例如，通过"一键点击"，消费者可以选择将他们的移动数据和其他身体特征与他们的基因组分析结合起来，而基因组分析在此前已经完成并与ResearchKit平台集成。这创建了一个非常强大、非常健全的数据集，而制药和医疗技术提供商急于了解这些数据。

虽然要分析的数据量的增加对于医疗行业而言意味着巨大的潜在发展优势，但消费者通常质疑他们是否会认同这种分析。2015年的一项研究指出，超过40%的消费者对智能手机移动健康的安全性感到压力[30]。这些消费者担心他们可能面临安全数据泄露的风险，有可能导致私人健康数据被披露。物联网市场研究和咨询机构Parks Associates的健康与移动产品总监哈里·王（Harry Wang）表示："相互关联的健康产业、设备制造商和应用开发商不仅需要确保他们拥有强有力的安全措施，还要让消费者知道他们正在采取措施保护消费者数据安全。"[31]

消费者数据管理在医疗保健领域非常重要，而在其他行业同样如此，这将为解决问题带来额外的刺激因素。从工业制造、运输及物流，再到药品开发行业，物联网的应用范围很广，行业专家和监管机构正致力于打造一个拥有安全数据的世界。现在，无论这些"智能"数据是来自恒温器、微波炉、无人飞行机还是起搏器，消费者数据，特别是与医疗保健和医学相关的数据，都是一种不断增长的资源，其价值在未来几年将会被持续挖掘。

医疗保健和医学的许多方面都受到精准医疗的影响，也许最重要的因素是消费者参与和行动。几十年来，消费者完全依赖医生和医疗保健专业人员的护理及建议来诊断和监测疾病。随着政府和商业力量对精准医疗的推动，消费者将能够比以往任何时候更好地控制他们的保健和健康要素。为了发挥精准医疗的潜能，消费者需要获得准确的工具并了解如何利用这些工具。通过解决准确性和临床效用的问题，消费者将能够更容易地接触家庭精准医疗应用程序。通过家庭精确医疗应用程序，能够产生额外的有价值数据。通过安全可靠地管理不断涌入的有价值数据，医疗保健和医学界可以更多地了解患者，并帮助将创新产品推向市场。这可能是一个富有成效且利润丰厚的循环，过程中充满着丰富的信息和各种见解，但是如果没有准确性、临床效用和适当的数据管理策略，在医疗保健之外的其他技术应用加速发展的同时，针对消费者的精准医疗应用可能会停滞不前。

这令人沮丧吗？是有一点。但现实吗？很遗憾，是的。尽管我喜欢所有进入市场的消费者应用程序，但如果消费者依赖这些应用程序的程度超过依赖医疗专业人员，特别是如果我们真的要依赖这些应用程序来获得可靠的医疗信息，那么缺乏监管和控制是一个值得关注的问题。根据美国最具科学和诊断基础的心血管诊断测试公司之一——克利夫兰心脏实验室（Cleveland HeartLab）的总裁兼首席执行官杰克·奥维尔（Jake·Orville）的说法，"保健不仅仅是一次就诊，而是考虑到影响个人健康和保健的所有影响因素的持续和积极参与。虽然健康参与的要点仍然应该是医生，在现实中，尤其是我们可以获得所有技术的情况下，许多健康和保健决定将会在医生的办公室之外做出。因此，在医学诊断领域，我们所有人都有责任在这些互动的连续过程中提供经过验证的、可信和有意义的信息。"克利夫兰心脏实验室正在为此而努力，提供一系列心脏测试连同一个不断增加的健康清单，旨在贯穿患者/消费者的一生，为其提供诊断和监测，重点是预防和维护，而不是对可能有害的急性心脏事件做出反应。这是一个基于健康诊断的新时代，在监测诊断的同时充分考虑到健康消费者和患者，并且不断实施适当的预防、防护和指导措施，这样医疗保健行业将能够在今后数十年更好地将消费者纳入创新之中并加以利用，而像詹妮弗这样的故事将成为一个真实而安全的现实。

参 考 文 献

1 Loos A. Cyberchondria: too much information for the health anxious patient? J Consumer Health Intern. Oct 2013;17(4):439-445.

2 dacadoo gets funding from Samsung and private investors [Internet]. dacadoo; Jun 3, 2015 [cited Nov 17, 2016]. Available from: https://blog.dacadoo. com/2015/06/03/dacadoo-gets-funding-from-samsung-and-private-investors/

3 Under Armour and IBM to transform personal health and fitness, powered By IBM Watson [Internet]. IBM; Jan 6, 2016 [cited Nov 17, 2016]. Available from: http://www-03.ibm.com/press/us/en/pressrelease/48764.wss

4 Pachal P. Fitbit acquires FitStar for personalized workouts [Internet]. Mashable; Mar 5, 2015 [cited Nov 17, 2016]. Available from: http://mashable. com/2015/03/05/fitbit-acquires-fitstar

5 Analysis based on Pitchbook [Internet]; [cited Nov 17, 2016]. Available from: http://pitchbook.com/

6 Carreyrou J, Weaver C. Theranos devices often failed accuracy requirements [Internet]. Wall Street J; Mar 31, 2016 [cited Nov 17, 2016]. Available from: http://www.wsj.com/articles/theranos-devices-often-failed-accuracy-requirements-1459465578

7 Mukherjee S. Walgreens trashes Theranos in their fiery $140 million lawsuit battle [Internet]. Fortune; Nov 15, 2016 [cited Nov 25, 2016]. Available from: http://fortune.com/2016/11/15/walgreens-theranos-lawsuit-court-documents

8 Your guide to physical activity and your heart [Internet]. National Heart, Lung, and Blood Institute; Jun 2006 [cited Nov 17, 2016]. Available from: http://www. nhlbi.nih.gov/health/resources/heart/obesity-guide-physical-active-html

9 Schönfelder M, Hinterseher G, Peter P, Spitzenpfeil P. Scientific comparison of different online heart rate monitoring systems. Int J Telemed Appl. 2011; 2011:631848.

10 Evenson KR, Goto MM, Furberg RD. Systematic review of the validity and reliability of consumer-wearable activity trackers. Int J Behav Nutr Phys Act. 2015;12:159.

11 Bossuyt PM, Reitsma JB, Linnet K, Moons KG. Beyond diagnostic accuracy: the clinical utility of diagnostic tests. Clin Chem. Dec 2012;58(12):1636-1643.

12 PSA—old controversies, new results [Internet]. Harvard Medical School Prostate Knowledge; Jun 2009 [updated May 3, 2011, cited Nov 22, 2016]. Available from: http://www.harvardprostateknowledge.org/psa-old-controversies-new-results

13 Prostate-specific antigen (PSA) test [Internet]. National Cancer Institute; Jul 24, 2012 [cited Nov 17, 2016]. Available from: https://www.cancer.gov/types/prostate/psa-fact-sheet

14 Prostate cancer [Internet]. Exosomedx; [cited Nov 17, 2016]. Available from: http://www.exosomedx.com/prostate-cancer-0

15 Exosome diagnostics announces launch of ExoDx® Prostate(Intelliscore), a completely non-invasive liquid biopsy test to help rule out high-grade prostate cancer [Internet]. Business Wire; Sep 7, 2016 [cited Nov 17, 2016]. Available from: http://www.businesswire.com/news/

home/20160907005905/en/Exosome-Diagnostics-Announces-Launch-ExoDx%C2%AE-Prostate-IntelliScore

16 Respect Women. Angelina Jolie: beautifully benevolent [Internet]. Respect Women; Jul 5, 2014 [cited Nov 22, 2016]. Available from: http://respectwomen. co.in/angelina-jolie-beautifully-benevolent/

17 Jolie A. My medical choice [Internet]. The New York Times; May 14, 2013 [cited Nov 18, 2016]. Available from: http://www.nytimes.com/2013/05/14/opinion/my-medical-choice.html

18 BRCA1 & BRCA2 genes: risk for breast & ovarian cancer [Internet]. Memorial Sloan Kettering Cancer Center; [cited Nov 22, 2016]. Available from: https://www.mskcc.org/cancer-care/risk-assessment-screening/hereditary-genetics/genetic-counseling/inherited-risk-breast-ovarian

19 Weintraub A. Angelina Jolie sparks rise in genetic testing for treat breast cancer [Internet]. Oct 19, 2015 [cited Apr 13, 2017]. Available from: http://www.curetoday.com/publications/cure/2015/breast-2015/the-jolie-effect

20 BRCA1 and BRCA2: cancer risk and genetic testing fact sheet [Internet]. National Cancer Institute; Apr 1, 2015 [cited Apr 13, 2017]. Available from: https://www. cancer.gov/about-cancer/causes-prevention/genetics/brca-fact-sheet

21 Pathway Genomics launches first liquid biopsy test to detect cancer-associated mutations in high-risk patients [Internet]. Pathway Genomics; Sep 10, 2015 [citedNov17,2016]. Availablefrom: https://www.pathway.com/pathway-genomicslaunches-first-liquid-biopsy-test-to-detect-cancer-associated-mutations-inhigh-risk-patients/

22 Lowes R. 23andMe relaunches lower-risk DTC genetic tests [Internet]. Medscape; Oct 30, 2015 [cited Nov 21, 2016]. Available from: http://www.medscape.com/viewarticle/853481

23 FDA permits marketing of first direct-to-consumer genetic carrier test for Bloom syndrome [Internet]. U.S. Food & Drug Administration; Feb 19, 2015 [cited Nov 22, 2016]. Available from: http://www.fda.gov/NewsEvents/Newsroom/PressAnnouncements/ucm435003.htm

24 Bazzoli F. Big IT challenges ahead for precision medicine [Internet]. Health Data Management; Feb 1, 2016 [cited Nov 21, 2016]. Available from: http://www.healthdatamanagement.com/news/big-it-challenges-ahead-for-precisionmedicine

25 Landi H. Health leaders talk data analytics, precision medicine and the opportunities, and challenges, for patient care [Internet]. Healthcare Informatics Magazine; Apr 27, 2016 [cited Nov 21, 2016]. Available from: http://www.healthcare-informatics.com/article/health-leaders-talk-dataanalytics-precision-medicine-and-opportunities-and-challenges

26 Chandler DL. A new quantum approach to big data [Internet]. MIT News; Jan 25, 2016 [cited Nov 22, 2016]. Available from: http://news.mit.edu/2016/quantumapproach-big-data-0125

27 Smartphone vendor market share, 2016 Q3 [Internet]. IDC; 2016 [cited Nov 21, 2016]. Available from: http://www.idc.com/prodserv/smartphone-marketshare. jsp

28 Caddy B. Here's how your phone is tracking you right now [Internet]. TechRadar; Apr 9, 2016 [cited Nov 22, 2016]. Available from: http://www.techradar.com/news/phone-and-communications/mobile-phones/sensory-overload-howyour-smartphone-is-becoming-part-of-you-1210244

29 Maisto M. Apple CareKit, ResearchKit: 6 apps aiming for a healthier world [Internet].

InformationWeek; Mar 7, 2016 [cited Nov 21, 2016]. Available from: http://www.informationweek.com/mobile/apple-carekit-researchkit-6-apps-aimingfor-a-healthier-world/d/d-id/1324852

30 Gruessner V. 41% of consumers stress over smartphone mobile health security. mHealthIntelligence; Sep 2, 2015 [cited Nov 21, 2016]. Available from: http://mhealthintelligence.com/news/41-of-consumers-stress-oversmartphone-mobile-health-security

31 Sprague H, Sternblitz-Rubenstein MS. One-quarter of consumers have privacy concerns about using connected health devices. Parks Associates; Aug 4, 2015 [cited Nov 21, 2016]. Available from: http://www.parksassociates.com/blog/article/pr-aug2015-health-privacy

第14章

精准医疗遍及全球

中东地区

从空中俯瞰迪拜机场,其景象令人惊叹。空旷的沙漠和广阔的大海碰撞在一起,清凉的蓝色和明亮的黄色交相辉映,岸边一排排闪闪发光的建筑物看起来像是直接坐落于沙滩之上,仿佛它们来自另一个世界,被精心摆放在那里。在穿行于机场,以及其间的购物亭和豪华休息室时,我思考着这个地区的悠久历史和众所周知的挑战,却又对身边所呈现的崭新和明亮的一切感到惊讶。从住宿到餐饮,还有这里的纪念品,一切都显得奢华、富足并且唾手可得。然而一走出门,来到中东110°F(约37.8℃)高温的现实当中,感觉就完全不一样了。

中东国家以石油和其他出口产品著称,但这些国家从埋藏于整个地区地下大量的油气资源的获益情况却大相径庭。不均衡是该地区资源分布及经济的典型特征。最富裕的国家,如卡塔尔的人均国内生产总值(GDP)达132 000美元,该国的经济和社会政治基础与其他一些国家如沙特阿拉伯截然不同,后者的人均GDP仅为54 000美元[2](图14.1)。前者的特点是对科学地掌控自然抱有几乎无边的追求。例如,阿拉伯联合酋长国(以下简称阿联酋)正在通过建造人造山来最大限度地提高降雨量,从而应对气候变化[3]。它还在施行一项增加降雨的技术,称为"云种散播",其中将微小的银粒或盐粒由飞过云层上升气流的飞机喷入到现有云层之中。随后这些"种子"会加入到积聚的尘埃中产生雨水。到2013年初春,已经实施了47个云种散播作业,其过程是向天空发射盐弹,为原本炎热荒凉的沙漠地域带来降雨[4]。

天气并非感知不同于现实的唯一例子。一些癌症流行病学趋势困扰着中东地区的人们,而更好地获得诊断和早期治疗可以改善结果。中东妇女中,初次诊断患有乳腺癌的年龄一般比美国妇女小近10岁。

中东概况

定义：中东地区的17个国家

人口：420 931 756

癌症发病人数：538 000（IARC全球癌症数据库2012年估计值）

地图：

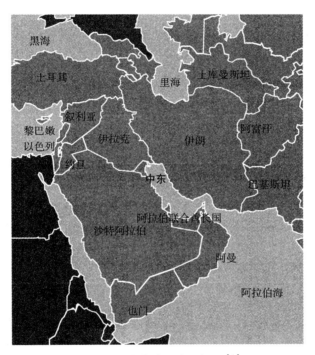

图14.1　中东地区人口概况[1]

此外，中东某些地区的结肠癌发病率远高于美国①。此外，肿瘤医生也供不应求。在一些中东国家，每10万人仅有0.4名肿瘤科医生[5, 6]。整个地区人口构成情况多样，甚至在一国之内人口结构也不尽相同，也为获得医疗产品和护理增添了复杂因素。例如，在沙特阿拉伯王国（KSA），67%的人口是本地人，或者是在本地出生的人，而其余为外籍人士。但是在阿联酋，只有11%的人口是本地人，其余均为外籍人士[2]。这种因国家而异的人口组合改变了健

---

①http://innovatemedtec.com/content/genomics

康保险的构成和自付医疗费用的能力,并影响了对于特定精准医疗服务的总体需求。

直到最近,中东在精准医疗方面还出现了大规模反向医疗旅游的趋势,这种趋势常被谈论而引用较少。我能找到的少数几个公开引用的事实如下。

(1)在沙特阿拉伯王国,2014年出国就医的患者中有55%是癌症患者[7]。

(2)在迪拜,出国就医最普遍的原因是肿瘤,2013年迪拜全部海外患者中有超过1/5是寻求肿瘤治疗[4]。

(3)在卡塔尔,与2013年相比,2014年国外接受癌症治疗的患者减少了11%[8]。

在与该地区的医生交谈时,他们解释说,在这3个国家,出国进行治疗的患者主要是在各国卫生部门资助下在国外寻求治疗的国民。然而,由于油价下降和随后包括医疗保健在内的预算限制,这些国家减少了送往国外接受治疗的患者人数。因此,出境医疗旅游的做法现在仅限于一些有能力自费寻求治疗的富裕国民,而该地区的医疗机构正在开发更多医疗产品以服务本国人民。

或许并不令人意外,随着这些国家在国内建立起所需的医疗保健服务,最近精准医疗在这些国家取得了重大进展。要了解该地区的精准医疗格局,有3项主要举措值得特别注意:阿拉伯人传递遗传学目录(CTGA)、沙特人类基因组计划和卡塔尔基因组计划。迪拜的CTGA数据库是全球最大的基于种族的遗传数据库,目前保存着超过1600条遗传性疾病及其相关基因和临床分支的记录集。在沙特阿拉伯王国,沙特人类基因组计划作为一个国家科研项目,研究沙特和整个中东地区所有疾病的遗传基础,旨在提供最优质的个人护理治疗。卡塔尔基因组计划雄心勃勃,旨在提供全体卡塔尔人口的全基因组序列,以此作为个体化医疗的基础。该计划的生物样本库通过招募大量卡塔尔人贡献生物样本和有关其健康及生活方式的信息,为健康研究充当平台和推动力量[9]。

与这些国家措施同步开展的还有一些其他项目,如Tawam医院目前正通过在其胸外科诊所进行的低剂量计算机断层扫描(LDCT)开展肺癌诊断筛查,在阿布扎比和阿联酋提供首个肺癌筛查项目[10]。在临床实验室领域,国家参考实验室(NRL,与LabCorp合作的Mubadala公司)在阿布扎比和迪拜运行着两个最先进的临床诊断实验室,并在该地区的一些机构管理多个其他实验室。NRL的使命是提高本地区实验室检测的范围、覆盖率和整体效率,同时实施国际最佳参考实验室流程规范,并为质量标准设定新的标杆[11]。除了继续发展临床诊断能力及研发产品外,NRL还投入资源举办培训和研讨会,以传播知识和保证质量,从而增加通过诊断更早发现患者的积极经验。其目标是实现更好的临床结果,从而推进精准医疗在整个地区的前景。

沙特阿拉伯王国

为了聚焦中东一些具体地区,让我们从中东最大的国家沙特阿拉伯王国(KSA)开始,这个国家拥有2 149 690平方公里的辽阔国土,但只有2700万人口。在沙特,目前精准医疗的可用性和诊断测试的可获得性很难衡量,也很难获得有关的公共数据。然而,与当地居民一起旅行和电话沟通使我们了解到当地人群有越来越多获得精准医疗的机会,特别是在诊断测试方面。Al Borg是在为沙特及周边地区提供全面测试方面走在前列的一家临床诊断实验室。Al Borg医学实验室是中东/北非(MENA)最大的私人连锁实验室,在沙特、阿联酋、卡塔尔、巴林、科威特、阿曼和埃塞俄比亚都设有实验室。通过与Al Borg的管理团队交谈了解到,他们的愿景体现了精准医疗带给人们的挑战和希望。除了不断增加的检测选项外,Al Borg还创造性地使患者能够往返实验室,以便更好地获得测试。在2015年11月,它与优步(Uber)建立了为期2周的合作伙伴关系。在此期间,Al Borg为当地所有的优步司机提供免费的糖尿病筛查。与此同时,优步也为在沙特的所有司机往返实验室提供一次性20%的折扣。Al Borg首席执行官萨迈赫·沙姆沙伊赫(Sameh El Sheikh)博士表示:"在Al Borg,我们致力于为沙特及周边地区提供越来越多的诊断选项,并且我们有明确的发展愿景,那就是让更多的人能够获得精准医疗所需的诊断测试。"这次会谈诚实地指出了沙特地区面临的挑战,同时也突出了企业的活力和坚韧,他们将继续为本地区服务,并希望在未来几年取得更快的进展。

在沙特,虽然测试的可及性和测试产品正在取得进展,但测试的实际支付仍然是一个挑战。目前,精准医疗测试的付款人的类型多种多样,而且其分类取决于具体的测试类型。患者可以通过多种方式支付单一用途的非基因组诊断测试,如自费、私人保险或机构报销。基因组测试主要靠自费,但只占整个市场的一小部分。要记住,这里约14%的家庭收入超过10万美元,因此基因组测试等自费支付并没有太大问题,但与阿联酋、卡塔尔和科威特相比,大部分人口的负担能力相对较低。此外,报销方式可能会因公民身份而有所不同。一方面,虽然目前报销覆盖到国民在公立医院接受肿瘤治疗,但他们为精准医疗测试获得报销需根据具体情况而定。另一方面,非国民可根据其保险等级支付肿瘤治疗费用,但必须自费支付精准医疗测试的费用。

展望未来,沙特有机会与公共支付方、机构和私人保险公司合作,以推动诊断报销和增加患者可获得性。在短期内，可以寻找有意愿的肿瘤学家和病理学家，以便将来在研究和最佳实践共享方面进行合作。在私人保险方面，可获得性的扩大将取决于建立报销先例及将测试分为较细的类别，如区分遗传突变和非遗传突变。随着私人保险公司认识到测试的临床效用，合作将继续成为关键，从而激励更广泛的保险类别报销。公共和机构支付领域的短期成功取决于利用国际指导方针来促进精准医疗测试的应用。像Al Borg这样的先进实验室可以帮助沙特迅速采取行动，使精准医疗成为现实。

卡塔尔

卡塔尔是一个半岛国家，100英里（约为160.93千米）长的国土大部分是荒芜的风沙，是一个与沙特接壤的"小拇指"，平均而言，这里的少数居民是世界上最富有的人。该国只有很少的土地适宜居住，超过99%的居民都聚集在城市中，其中3/4居住在沿海首都多哈和艾雷亚恩周边的郊区。卡塔尔只有210万人，却享有超过132 000美元的人均GDP，比世界第二富裕的国家卢森堡高出30%以上。失业率仅有令人羡慕的0.4%，而且按美元计14%以上的家庭可能都是百万富翁[12]。卡塔尔本地公民不缴纳所得税，但由于卡塔尔还具有世界上最高的入境移民率，因此本地公民仅占居民总数的12%[1]。虽然移民通常承担地位较低的工作，如担任佣人或者投身多哈的建筑业热潮之中，但该国的基尼系数（衡量经济不平等的经典指标）适中[13]。

在过去几十年里，埋藏于风沙下的石油和波斯湾近海的天然气等这些卡塔尔拥有的自然资源为之带来了巨大的收益增长。这笔收入使多哈成为一个超现代化的城市，使其拥有一个上百亿的主权财富资金，并为卡塔尔赢得了2022年世界杯主办权——其中一个比赛场馆是由已故建筑巨星扎哈·哈迪德（Zaha Hadid）所设计。今天，卡塔尔的资源还有可能使这个面积不大的酋长国走在现代医学的最前沿。作为一个富裕的小国，卡塔尔有机会向公民提供精准医疗，这一比例或许比世界上任何其他国家都要高。然而，卡塔尔仍然面临的挑战证明了人类深层次的难题，这对于各国精准医疗的改革进程至关重要。

2010年前后，精准医疗在卡塔尔诞生，这一愿景被带到该国王妃面前。这对当时的卡塔尔似乎没有什么理由值得关注：石油收入稳定、现金充裕，而事实证明，王妃是个有同情心的听众。然而，根据哈立德·法赫罗（Khalid Fakhro）博士的说法，问题在于愿景本身。今天，法赫罗博士在锡德拉医学研究中心（Sidra Medical and Research Center）担任首席遗传学研究员，该中心正在执行2010年确立的宏伟计划。然而，像他这样的技术专家并没有参与该计划的酝酿阶段。因此法赫罗博士说:"卡塔尔精准医疗计划的目标不是由科学家设想和提出,而是由政治顾问。"因此,锡德拉中心被寄予期望,希望实现比大多数专业遗传学家所提议甚至梦想的更高的目标,即对卡塔尔的每个男人、女人和孩子的全基因组进行测序。

对业内人士来说,这个规模令人叹为观止。即使使用今天的技术,测序1000个基因组便可构成一个重大横断面研究。众所周知,卡塔尔基因组计划每年有能力测序高达18 000个基因组——这要归功于多个X10测序仪,它是一个工业级庞然大物,其成本与喷气式飞机不相上下(它们目前的标价约为1000万美元)。尽管如此,按照这个速度,对这个相当小的国家的全部人口进行测序仍需要超过一个世纪的时间。卡塔尔基因组计划被特许以前所未有的、几乎难以想象的规模进行。然而,正如我们所看到的那样,没有必要对每个可能的患者进行测序,包括健康的和不健康的,以拥有无价的基因组数据。为此,法赫罗博士和他在卡塔尔基因组计划的同事们勇敢地行动着。今天,该计划与卡塔尔医学研究生物库(Qatar Biobank for Medical Research)相关联。该生物库于2010年成立,是卡塔尔在精准医疗领域的巨大成就。卡塔尔居民可以在该生物库免费参加为期3~4小时的体检,包括一项涉及约60种不同检测的全面彻底的医学检查。患者接受全身MRI检查,测量体脂、肌肉和骨密度,并提供用于分析并在随后保存的血液、尿液和唾液样本(这就是为什么说它是一个生物库)。简而言之,生物库提供了持续不断的基因组样本来源以供分析。

不过,现今在锡德拉医学研究中心进行的分析是最近的进展。在这里,卡塔尔也向任何相信精准医疗前景的人提出了一个警告。在其存在的前两年左右,在法赫罗博士和他的同事们到来之前,卡塔尔基因组计划收集了大量的数据,却把它束之高阁。在人群或个体患者水平上都没有进行分析。卡塔尔有数据,但是它没有精准医疗。

在这方面,锡德拉中心的上一代人员回应其受众人群为卡塔尔的医生。"对于许多人来说",法赫罗博士表示,"精准医疗是一个黑匣子,输入的是基因组数据,输出的是以患者个体情况为靶标并据此校准的治疗方法。很少有人了解分子信息如何能够揭示特定癌症的病理生理学"。罕见疾病的专家是个例外。但是总的来说,卡塔尔的临床医生不知道该要求什么,也没有意识到他们没有得到什么。

从某种程度上讲,是社会创造了条件使这种程度的不理解能够不受质疑地存在下去。卡塔尔的医生是具有终身工作保障的政府雇员,因此被视为此种现状的支持者。这种激励结构不会在任何方面鼓励其他富裕国家医疗系统的持续创新和改进。尤其缺少美国人所认为的改进医疗保健的最大呼声:患者本身。卡塔尔的医疗体系在鼓励患者积极参与自己的护理团队并倡导自己的最大利益方面仍然收效甚微。

简而言之，卡塔尔的精准医疗，即使是在今天，甚至在世界人均最为富裕的国家，仍然处于起步阶段。虽然这一地区人口少，并且几乎没有明显的财政资源限制（在这两方面与印度形成鲜明对比），但也没有简单的解决方案。但如果今天的患者是问题的一部分，那么明天他们也可能成为解决方案中必不可少的一部分。做好准备工作、了解自己的疾病（或可能的疾病）、查询数据、询问风险和选择个体患者是临床医学变革的迫切动力。

阿拉伯联合酋长国

考虑到阿拉伯联合酋长国（UAE）相对于其他中东国家的家庭年均收入，其对精准医疗测试的承受能力很高。与沙特相比，目前阿联酋的私人保险公司对肿瘤学家要求的基因组测试予以报销，且不限癌症类型。事实上，肿瘤学家已经从仅使用生物标志物测试发展到使用更全面的基因组测试来选择治疗方案。与之相反，公共机构仍然不愿意为全面基因组测试提供报销，而且也没有介入其他精准医疗测试的意愿。鉴于施行的大量基因组学测试，以及肿瘤学家对精准医疗测试的深层次临床认识，阿联酋的精准医疗测试与同等中东国家相比最成熟。

阿联酋精准医疗测试市场的发展将取决于医疗服务差异化，以及通过记录良好的临床证据增加支付方采纳的可能性。病理学家和肿瘤学家之间的定期科学共享可以促进保险公司对治疗途径的深入理解，从而为纳入更多种类的精准医疗测试提供依据。据在中东经营一家制药公司的负责人表示："在中东开展精准医疗工作真令人兴奋，因为医生和政府机构对在这个方向上开发患者医疗抱有浓厚兴趣。话虽如此，在证据产生、支付能力，以及指导方针和法规所需的转变方面仍有障碍需要克服。然而，我相信精准医疗未来5～10年内将在中东主要市场成为现实，我很自豪能成为先驱者，并且在塑造这个新市场的过程中占有一席之地。"

结论

中东地区精准医疗的发展和可及性正如其组成国家一样各不相同。但是，对科学发现的日益关注，整个地区开展的各种项目，以及最近在区域内服务人口的医疗机构和临床实验室的后续发展，使人们无须背井离乡就能得到服务，这些都朝着正确的方向迈出了一大步。然而，尽管这些新医疗机构和实验室展现出希望和成就，我在本章开始时提到的另一面仍然存在。中东的基本生活问题和不平等问题的挑战仍然存在，特别是对妇女而言。人道主义和战争相关危机正在对整个地区造成严重影响，因此与世界其他地区相比，精准医疗所固有的复杂产品可能需要更长的时间才能实现。

参 考 文 献

1 Current world population [Internet]. GeoHive; [cited Aug 3, 2016]. Available from: http://www.geohive.com/earth/population_now.aspx

2 The World Factbook [Internet]. Central Intelligence Agency; [cited Aug 3, 2016]. Available from: https://www.cia.gov/library/publications/the-world-factbook/

3 Al Heialy Y. UAE mulls 'man-made mountain' in bid to improve rainfall [Internet]. Arabian Business; May 1, 2016 [cited Aug 3, 2016]. Available from: http://www.arabianbusiness.com/exclusive-uae-mulls-man-made-mountainin-bid-improve-rainfall-630079.html

4 Butalia N. Cloud seeding: making it rain [Internet]. Khaleej Times; May 8, 2013 [cited Aug 3, 2016]. Available from: http://www.khaleejtimes.com/nation/weather/cloud-seeding-making-it-rain

5 Efrati I. As number of cancer patients in Israel grows, oncology experts on decline. Haaretz [Internet]; Jun 10, 2015 [cited Apr 11, 2017]. Available from: http://www.haaretz.com/israel-news/culture/health/1.660449

6 Parikh P, Mula-Hussain L, Baral R, Ingle P, Narayanan P, Baki M, et al. Afro Middle East Asian Symposium on Cancer Cooperation. South Asian J Cancer [Internet]. Jun 2014;3(2):128-31 [cited Apr 11, 2017]. Available from: https://www.ncbi.nlm.nih.gov/pmc/articles/PMC4014644/table/T3/

7 Ministry of Health [Internet]. Kingdom of Saudi Arabia; [cited Aug 3, 2016]. Available from: http://www.moh.gov.sa/en/pages/default.aspx

8 SCH annual report 2014 [Internet]. Supreme Council of Health, Qatar; Mar 2015 [cited Aug 3, 2016]. Available from: https://www.moph.gov.qa/news/sch-issues-the-annual-report-2014

9 Precision medicine paving the way to better healthcare in Qatar [Internet]; [cited Apr 11, 2017] http://www.internationalinnovation.com/precision-medicine-paving-the-way-to-better-healthcare-in-qatar/

10 Montgomery S. How genomics is making precision medicine possible in the GCC [Internet]. Innovatemedtec; May 3, 2014 [cited Aug 3, 2016]. Available from: http://innovatemedtec.com/content/genomics

11 National Reference Laboratory [Internet]; [cited Aug 3, 2016]. Available from: http://www.nrl.ae/en.html

12 The haves and the have-nots [Internet]. The Economist; Jul 13, 2013 [cited Aug 3, 2016]. Available from: http://www.economist.com/news/special-report/21580630-even-rich-arab-countries-cannot-

squander-theirresources-indefinitely-haves-and

13 GINI index (World Bank estimate) [Internet]. The World Bank; [cited Aug 3, 2016]. Available from: http://data.worldbank.org/indicator/SI.POV.GINI

第15章

科幻成为现实

CRISPR是精准医疗的下一新前沿

我第一次了解到CRISPR是在几年前,当时我在斯德哥尔摩参加瑞典-美国生命科学峰会(Swedish-American Life Science Summit),我因时差感到困顿不已,但是考虑到我几天前就已经到了,所以又有点尴尬。此次峰会精彩绝伦,有约100名临床研究人员参与,他们大多来自欧洲,且几乎每年都会参加一个小型会议,分享他们最新的见解,对所有与会者来说同样重要的是在实验室之外的交流。埃曼纽尔·夏庞蒂埃(Emmanuelle Charpentier)[现为马克斯·普朗克(Max Planck)感染生物学研究所所长]登上讲台,简单介绍了自己团队发现能够使用名为CRISPR/Cas9的细菌系统在任何类型的细胞中添加或删除基因,这一发现震惊四座。在演讲结束后我们一起吃了午餐。我注意到,在我们正吃着鱼肉、黄瓜、土豆及蛋黄酱午餐沙拉时,夏庞蒂埃已经迅速电话联系上投资者,进行攀谈。

但让我们先退一步。到目前为止,对活体生物进行工程学设计的故事已经融入到我们的文化中。几十年来,我们早已在电视上播放《变种异煞》(Gattaca),将像《美丽新世界》(Brave New World)这样的书籍作为必备的学校读物,并在杂货店中使用转基因生物(GMO)标签。但是,我们如何修饰人类、我们的动物伙伴及食物呢?这会帮助或伤害我们吗?全球政府和技术限制会设定怎样的边界呢?

让我们回到起点:什么是基因编辑?从本质上讲,基因编辑是修饰细胞中的DNA序列,无论是植物、动物还是细菌。由于DNA编码RNA和蛋白质,修饰DNA可以改变细胞的物质组成,从而改变细胞的行为方式。随着时间的推移,科学家们设计出许多基因编辑方法。大多数方法涉及"剪切"DNA并在切口处拼接所需的基因序列。想象你拍了一部电影,电影中有这样一个场景—— 一个男人和一个女人走在沙滩上,他们亲吻,女人对男人微笑,然后我们看到他们离开彼此。现在,想象一下你删掉那个微笑,并且女人给男人一记耳光。场景大部分一致,但信息却大不相同了。或者,假设你在场景中插入一个新片段,其中你可以看到女人戴着结婚戒指,而男人却没有。这仍然与原场景相似,但它为情节添加了更多信息。

这就是基因编辑的作用。它可以将基因序列的一部分替换为其他的,或者将全新的序列添加到基因组中。在本章,我们将回顾操纵基因的不同工具,深入研究它们对人类健康的应用,并着重强调这一切的伦理和政治后果。

多年来,基因编辑领域最大的进展是在20世纪90年代中期引入锌指技术[1]。与许多生物学工具一样,该技术利用了现有的生物学机制。细胞中的所有基因都可以通过称为转录激活和抑制的过程"打开"和"关闭"。当基因被转录激活或"打开"时,遗传密码(即DNA)被作为产生RNA的"主蓝图",并且这些RNA中的一部分被作为编码蛋白质的"蓝图"拷贝。当基因被转录抑制或"关闭"时,此时没有RNA,因此也没有蛋白质通过DNA产生。这样,细胞可以动态响应环境,并在需要时生成所需的物质。

为了使这个过程起作用,特殊的蛋白质需要能够与DNA结合以"打开"和"关闭"转录。"锌指基序"是一种特殊的蛋白质形状,可以结合DNA,而科学家已经制作了专门设计的锌指变体,可以与任何需要改变的DNA结合(图15.1)[2, 3]。然后,他们可以将这种DNA结合工具连接到剪切DNA的蛋白质片段,产生名

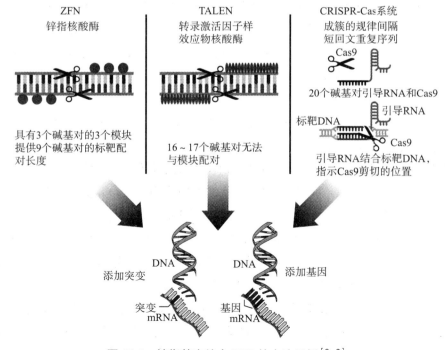

图15.1 锌指基序结合DNA的方法示例[2, 3]

为"锌指核酸酶"（ZFN）的结构，这是一种定制剪刀，可以在想要的位置剪切DNA。在我们类比的电影中，我们可以将其想象成在接吻场景后直接进行的剪切。

这是另一自发过程开始发挥作用的地方。当DNA损伤时，细胞具有修复损伤的各种方式。如果科学家在添加ZFN的同时将一小段DNA或供体DNA放入细胞中，细胞可以正好在剪切发生的地方粘上供体DNA。这种情况就是添加了一段新的DNA，但没有DNA被替换。在我们类比拍电影的例子中，这类似于在接吻之后加入女人的手戴着戒指而男人没戴的场景。科学家们还可以同时放入2个ZFN，允许它们切出一整段DNA，并提供一个供体DNA代替被切除的原片段，类似于用扇耳光场景取代微笑场景。在这种情况下，可以切除一些DNA并用供体DNA替换。

你可以想象得到，这是科学领域的一大惊人进步，但它并非不存在问题。首先，这个过程并不完全有效。当剪切DNA时，可能发生各种方式的修复，将不期望的突变或错误粘上的供体DNA。另一个问题是所谓的"脱靶效应"，即ZFN在错误的地方剪切DNA。例如，在番茄基因组有9亿个碱基对，而人类基因组有超过30亿个碱基对，这在基因编辑中是一个常见问题。这两个因素都意味着只会有一部分细胞会以科学家想要的方式发生改变。虽然这对于修饰人类来说并不理想，但对于在培养皿中检测哪些细胞被正确改变，或者如某些番茄植物胚胎以正确的方式发生改变的情况，已经足够了。最后，ZFN可能非常昂贵，这也会限制它们的应用。

在ZFN出现整整15年后，科学家们设计了另一种工具——转录激活因子样（TAL）效应物核酸酶（TALEN）[4]。这种工具通过结合和剪切DNA以类似于ZFN的方式起作用。不幸的是，尽管科学家们设计起来要容易得多，但它们的效率相对较低，并且面临许多与ZFN相同的问题。一些公司目前正在使用该技术来修饰基因用于潜在的临床应用。

回想我在瑞典的经历，最新的进展是CRISPR。CRISPR涉及一种名为Cas9的DNA剪切蛋白和一种名为"引导RNA"的一小段RNA，引导RNA指示Cas9剪切的位置。CRISPR是作为细菌防御病毒的一部分被发现的。在20世纪80年代，细菌基因组被证明含有未知意义的重复序列。几十年后，人们发现这些重复序列与某些病毒的DNA编码相匹配，并且它们位于与DNA剪切Cas蛋白的编码非常接近的基因组中。通过将这些发现结合在一起，科学家发现细菌以这些与病毒基因相匹配的重复序列为指令，指示其Cas9蛋白应该剪切入侵病毒并有效"杀死"病毒的位置。这是一种简单漂亮的细菌免疫系统，可以抵御病毒。科学家们能够设计出这种天然防御来制造可定制的DNA剪切工具。

CRISPR的美妙之处在于它易于定制。TALEN和ZFN需要科学家花费数周或数月设计一种全新的蛋白质来抓住感兴趣的DNA区域,与这两种工具不同,CRISPR技术中的蛋白质始终相同。科学家只需要制作一小段引导RNA,这是一个只需几天时间且成本也很低廉的简单过程。从本质上讲,ZFN和TALEN就像是要为每一件裁剪的织物制作全新的剪刀和全新的图案指南,而CRISPR为每个新的图案指南使用相同的剪刀。

现在,你如何将CRISPR/Cas9用于患者以解决遗传疾病,如囊肿性纤维化?为了实现这一目标,需要将基因编辑技术递送到患者细胞。科学家能够将基因插入患者细胞的最成功方法是使用一种非常方便又古老的工具——病毒。病毒通过被不知情的细胞吞噬或附着到细胞,并将其DNA或RNA注入细胞,促使细胞产生更多的病毒拷贝来发挥作用。病毒通常会引发免疫反应,并可能致人生病。幸运的是,有一种名为腺相关病毒(AAV)的病毒,科学家们已经能够对其进行修饰以提高其安全性并最大限度地降低患者的免疫反应,同时保留其将遗传物质递送到细胞中的能力。AAV递送载体是非致病性的,这意味着它们不会引起疾病。此外,AAV具有出色的持久性,可以有效地递送基因许多年。

AAV的问题在于这种病毒非常小,因此不能携带很多DNA。因从历史上看,这意味着CRISPR/Cas9太大而不能使用这种递送机制。幸运的是,科学家已经发现能用这种病毒递送的较小的Cas9版本[5]。2015年12月,这种组合被用于进行概念验证:科学家使用AAV和CRISPR/Cas9靶向突变的肌营养不良蛋白基因,这种基因导致杜氏肌营养不良(DMD)小鼠发生疾病,而通过基因编辑能够增加小鼠全身的肌肉力量[6]。这是一个重大成功,因为DMD是一种严重的退行性肌肉疾病,每5000名新生男孩中就有1名受到影响,而这种疾病是由单个基因突变引起的[7]。另一种插入CRISPR/Cas9的方法涉及使Cas9 DNA剪切蛋白和引导RNA形成名为核糖核蛋白颗粒(RNP)的复合物。这种复合物可以与允许RNP通过的溶液混合。这种方法不具有病毒持续繁殖的潜力,但它确实能使CRISPR/Cas9很容易地插入到独立于复杂生物体的细胞中。

使用基因编辑技术进行人体试验的例子包括癌症治疗,可以从癌症患者的血液中提取一种叫做T细胞的免疫细胞,然后进行基因重组以攻击患者的癌细胞[8,9]。这些细胞被称为"嵌合抗原受体"或CAR-T细胞(图15.2)。化学疗法使包括非癌症细胞在内的体内细胞中毒,不同的是,CAR-T细胞被改造成识别癌细胞表面的特定蛋白质。2016年,来自华西医院(West China Hospital)的研究人员使用CRISPR技术通过去除T细胞中阻止细胞攻击人体自身细胞的基因来对抗癌症。虽然这可能听起来违背常理,但是当身体自身细胞繁殖并累积到不健康的水平时,就会发生癌变。对于对化学疗法和其他治疗手段(药物及手术治疗)

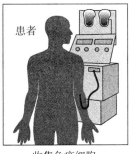
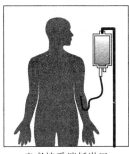
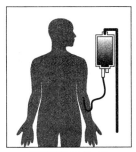

患者

收集免疫细胞用于基因修饰　　患者接受消耗淋巴细胞的化疗　　基因修饰后的T细胞回到患者体内

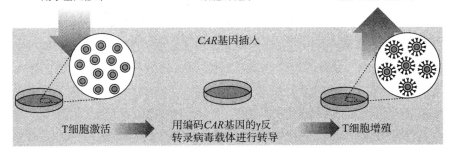

CAR基因插入

T细胞激活　　用编码CAR基因的γ反转录病毒载体进行转导　　T细胞增殖

图15.2　*CAR*基因离子（改编自 Kochenderfer and Rosenberg[10]）

没有反应的患者，去除防止对自身细胞攻击的基因可能是唯一的解决方法。然而，这种基因治疗带来了一系列严重的风险。这些基因改变的细胞可能攻击健康细胞而不是癌细胞，而引发致命的自体免疫反应，或在患者中产生其他有害的副作用[11]。

上述技术可能对已经受遗传疾病影响的人有用，但问题是，我们是否应该在一开始就防止疾病发生？目前，想要生孩子的父母可以进行基因检测，以确定他们是否含有可能导致孩子生病的基因拷贝。这些突变中有许多是隐性的，其中父亲（或母亲）会拥有该基因的一个良好拷贝和一个突变体，并且不会有任何症状。这样的父亲（或母亲）被称为携带者。如果这样的父亲（或母亲）与非携带者生孩子，他们的孩子将没有患病的风险。然而，如果一个携带者与另一个携带者有了孩子，那他们的孩子有25%的概率同时具有2个致病基因变体。美国医学遗传学学会（ACMG）和美国妇产科医师学会（ACOG）定期综述当前的文献，并向医生和遗传咨询师提出建议，哪些人群建议进行哪些检测；例如，德系犹太血统的人更可能具有某些可能导致疾病的遗传基因变异（如Tay-Sachs病）[12]。

体外受精（IVF）可以允许父母选择仅移植没有特定遗传致病突变的受精卵（图15.3），这被称为"植入前胚胎遗传学诊断"（PGD）。通过"胚胎植入前遗传学筛查"（PGS），可以使用相同的方法选择具有正常染色体的胚胎，如PGS可以检测出会导致唐氏综合征的21号染色体的3个拷贝。为了进行PGD/PGS，医生必

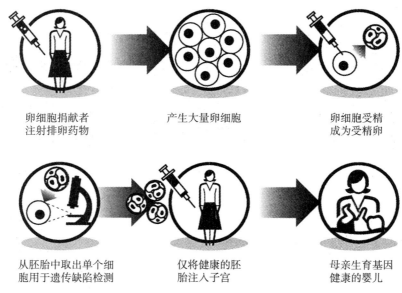

图15.3 体外受精[24, 25]

须使受精卵发育至成为少量细胞的细胞团,然后取出一些细胞进行基因检测,并确定受精卵是否会发育为患病儿童。只有这样,医生才能植入非携带致病基因的受精卵。这种方法非常昂贵,但在能够负担得起的人群中,该方法通常用来预防许多疾病。IVF在美国和其他许多国家是合法的。此外,国际生育协会联合会(International Federation of Fertility Societies)在2013年指出,46个国家中有38个国家允许PGD,并且有具体的指南,46个国家中有26个国家允许PGS[13]。德国等一些国家除非在高风险情况下,都要严格限制该技术的应用,以防止选择理想的性状,如性别[14]。在美国,使用这些方法选择胚胎的性别是合法的。

这些方法涉及在从未修饰的精子和卵细胞产生的胚胎中选择有利的胚胎。现在,如果你要进一步利用这一方法,你可以对胚胎进行基因修饰。对此,研究人员已经展示出成功的概念验证。例如,2015年,中国科学家成功地去除了犬的肌肉生长抑制素基因,从而极大地提高了犬的力量。这种突变是在自然出现的肌肉发达的牛中发现的,并且也已经在其他物种中发现[15]。这一成功发现意义重大,因为犬由于与人类的相似性(在解剖学、生理学和新陈代谢方面)而经常被用于生物医学研究。随着时间的推移,CRISPR可能允许科学家操控基因使犬感染人类疾病,这最终将使科学家能够进行潜在的可以挽救生命的研究,这些研究可能会治愈各种致命疾病[16]。相同的技术也能用来创造经过设计的婴儿,通过使用基因编辑来移除导致某些疾病的基因或添加可产生优选性状的基因。值得注意的是,我们仍远未拥有能够在人类胚胎中有效和安全地发挥作用的基因编辑技术。

2015年,中山大学的科学家率先在人类胚胎上使用CRISPR技术。他们在不能存活的胚胎中使用CRISPR去除导致常见致命血液病β-地中海贫血的基因。在86个胚胎中，只有28个显示发生了成功的剪接，而只有更小的部分显示CRISPR成功替换了要改变的基因。虽然这项工作本身并不是一项巨大的成功，但它是CRISPR应用于人类的重大进步，并且引发了激烈的关于改变人类胚胎细胞的道德含义的伦理争论。目前，科学家正在研究如何通过改进靶向机制和改变酶进入细胞的方式来提高CRISPR技术的效率，靶向机制有助于酶确定剪接应该发生的位置，而酶进入细胞的方式会影响酶的寿命长短和突变的累积[17]。

即使在非人类受试者身上使用，CRISPR也能对人类健康产生巨大影响。由于来自活体捐献者和尸体的捐赠器官严重缺乏，世界各地的患者们在器官移植名单上等待的同时面临死亡。但是，加州大学戴维斯分校的研究人员使用CRISPR技术，一直致力于用猪来培养人体器官。到目前为止，戴维斯团队已经使用CRISPR技术去除胚胎猪的部分DNA，使其能够发育出胰腺。作为替代，他们将人诱导多能干细胞iPS放入胚胎猪，iPS可以发育成任何类型的器官细胞。通过植入iPS细胞，科学家想让胎猪发育出人类胰腺，有朝一日可用于人体器官移植[18]。医疗技术的惊人进步带来了各种道德问题。用猪来培养人体器官引起了一些恐惧，认为发育中的猪可能更像人类而不像猪——真是夸大而又过度的恐惧[19]。

然而，一旦患者得到救命的移植器官，他们的宿主免疫反应可能将新器官识别为外来物并认为具有潜在危险而进行攻击，使身体排斥器官。不过，研究人员正在使用CRISPR来尝试开发防止器官排斥的技术。科学家发现，使用CRISPR技术可以删除促使动物排斥外来器官的基因——实现异种移植的显著进步，即将一种动物的器官移植到另一不同物种中[19]。科学家已经见证了诸如胰岛细胞等单个细胞移植比整个器官移植取得了更大的进步，并且他们成功地使用基因编辑技术通过一种物质来保护猪胰岛细胞，而这种物质能防止猪细胞干扰人体免疫系统[19]。然而，这项技术很复杂，并且有一个问题是猪等动物的器官移植到人体中也会带来动物疾病。此外另一个问题是，由于动物的寿命比人类短得多，移植的动物器官可能不会持续到人类的寿命。更不幸的是，在可以得到人体器官之前使用动物器官作为保持器官也具有挑战性，因为人体会在新器官周围生长出致密组织，阻碍第二次移植手术[20]。

CRISPR技术正在进步，而科学家们正在实现飞跃，特别是在非人类受试者方面。科学家们成功地使用CRISPR来保护猪免受猪繁殖与呼吸综合征病毒PRRSV的侵害。通过使用这种基因编辑工具，科学家们去除了猪DNA中的一个基因，该基因使病毒进入并感染其宿主。科学家们还使用CRISPR来培育没有角的奶牛。这尤其重要，因为农民经常被迫去除对他们而言意味着危险的牛角。

CRISPR通过使奶牛在没有角的情况下出生来保护其免受除角的痛苦过程，并为农民节省了金钱[20]。

基因编辑也可用于制造更有营养或更容易培育的食物，以预防饥荒和营养不良引发的疾病。科学界的普遍共识是转基因食品是安全的[21]。一个典型的例子是黄金大米，一种含有β-胡萝卜素的转基因食品，β-胡萝卜素是维生素A的主要来源。对于全世界千百万人来说，大米是他们主要的饮食构成，而大米粥经常作为幼儿的首种固体食物。因此，这些幼儿可能会出现维生素A缺乏症，这对他们的发育和整体健康非常不利。由于对转基因食品的争论，黄金大米的引入有时会引起争议，但却为这些大脑飞速发育中的幼儿们提供了宝贵的维生素A来源[22]。历史上，转基因作物是通过将小单位的外源DNA插入植物中而产生的，通常是使用病毒或电脉冲通过所谓的"基因枪"将DNA打入植物胚胎。然而，这种方法非常低效，基因编辑是获得理想结果更快的方法。

使用CRISPR技术是植物修饰领域更进一步的发展。2015年，来自宾夕法尼亚州立大学的科学家杨亦农成功地采用CRISPR技术产生了一种褐变减少的白蘑菇。他通过去除产生多酚氧化酶的6个基因改变了蘑菇的基因序列，这种酶刺激了蘑菇的变色。由于该基因编辑过程没有引入外源DNA，美国农业部决定仅使用天然基因通过CRISPR技术进行基因修饰的作物不是转基因生物，并且他们不会将这种蘑菇作为转基因生物加以控制。这为农作物公司修饰植物中的现有基因并避免管控提供了一个重要的先例，但前提是这些公司不在此过程中添加来自其他物种的基因。这对于植物生物学家来说是一个福音，并且如果杨亦农或其他方出售他的转基因蘑菇，也可能会带来巨大的商业回报，因为为了保持其颜色而进行基因工程改造的水果和蔬菜的保质期比非基因改造的同类产品更长，这使得杂货商店不用经常补货，能节约成本[23]。

最后，基因修饰可用于阻断疾病传播。每年，蚊子使数百万人感染疟疾，其中有数十万人死亡。WHO表示，仅2015年就有2.14亿人感染疟疾，其中近50万人死于疟疾。不过，马萨诸塞州剑桥市哈佛大学的科学家计划使用CRISPR技术对蚊子进行基因改造，以防止它们使人类感染疟疾，并限制传播疟疾蚊子的种群数量。科学家已经开发出一种控制种群的方法，称为基因驱动。为了构建基因驱动，科学家们选择了所谓的"自私遗传元素"，以确保超过99%的亲本后代拥有该基因的拷贝。该基因可以是限制生育能力的基因，也可以是限制蚊子携带特定疾病能力的基因。自私元素通过在受精卵中从一个亲本染色体自我复制到另一个亲本染色体，这样在子代和所有后代中就只有一个亲本的基因。这种基因将通过种群传播，并最终改变该物种种群中大部分的基因组成。虽然这项努力尚未全面实施，但它是将来使用CRISPR技术来挽救生命的宝贵机会[26]。此外，一些组织正在大力发展这一巨大潜力。例如,2016年底,盖茨基金会大大增加了开发蚊子基因驱动的投资,总额达到7500万美元[27]。

> **你知道吗?**
>
> 　　很快,有三个父母的人将不再是虚构。不是2个需要精子的女性或2个需要卵细胞的男性所生的孩子,而是真正的有3个亲生父母的人。
>
> 　　其原因如下所述。在美国,每4000人中就有1人受到线粒体疾病的影响。虽然罕见,但有时它的影响是毁灭性的。除红细胞外,线粒体是人体内每个细胞的"动力车间",为细胞产生能量或ATP。在患有线粒体疾病的人中,线粒体受到损伤(突变),导致从肌无力和协调性丧失,到心脏、肝脏和肾脏疾病,再到完全痴呆等各种疾病。几乎没有能帮助这些孩子的治疗方法,更无法治愈。
>
> 　　但是现在有机会避免线粒体疾病。由于纽卡斯尔大学的深入研究及2016年英国通过的一项法律(英国每年约有100名儿童患有线粒体疾病),英国将成为首个允许使用线粒体捐赠的婴儿出生的国家,线粒体捐赠使孩子具有3组遗传基因而不是2组[28]。
>
> 　　其工作原理如下所述。所有的线粒体都是从母亲那里继承而来的。研究人员可以通过体外受精(IVF)从受精卵[来自母亲(亲本1)和父亲(亲本2)]中取出细胞核。然后将细胞核放入来自健康的线粒体DNA女性(亲本3)捐献的未受精的卵细胞中,该卵细胞的细胞核已被移除。亲本3仅占总DNA的0.2%,因为来自细胞核的DNA构成人类基因的99.8%。但正因这0.2%携带线粒体DNA,现在这个健康的受精卵可以植入亲本1中,且不会患病[29]。
>
> 　　虽然出于道德和宗教原因这一技术仍然处于热议之中,但我们已经为线粒体疾病携带者生育健康儿童提供了一种科学和技术选择。
>
> 　　所以,当下次你听到有人有3个父母时,这不是肥皂剧,而是科学。

　　基因工程有可能给农业、医疗和健康带来巨大的益处,但这些益处也带来了巨大的风险。关于转基因生物的现有规范不影响使用CRISPR技术进行基因工程的生物,因为CRISPR不需要将外源DNA引入生物体。因此,许多科学家正在敦促新的监管结构和限制。

　　截至2013年,来自加拿大植物和生物技术风险评估部门(Canada's Plant and Biotechnology Risk Assessment Unit)的监管者认为,当在常规受精和繁殖期间引入新基因时,转座有时会自然发生,并且认为当科学家介入对植物或其他生物体进行基因改造时,出现类似的意外和可能有害的转座并非是不合理的。相反,科学家威廉姆斯·普利斯(Williams Price)和林恩·安德希尔(Lynn Underhill)的研究表明,转基因植物没有出现负面和意外的成分变化,因此针对转基因植物一贯要求的额外审查是没有必要的。围绕这些新转基因生物的监管结构和限制存在广泛的分歧。虽然陪审团仍未确定基因改造的确切风险，但这一争论清楚地表明了确定监管限制的挑战性[26]。同样在2013年，作为美国国家科学院（the National Academy of Sciences）一部分的医学研究所（the Institute of Medicine）呼吁成立一个新的团体来取代重组DNA咨询委员会（Recombinant DNA Advisory Committee），以便更好地监管潜在的危险，以及有望出现的能够挽救生命的临床研究[30]。

许多著名的科学和生物伦理学团体正在编写关于基因编辑的科学和伦理学尤其是关于先进的CRISPR基因工程工具的影响报告。在美国国家科学院举办的2015年人类基因编辑国际峰会（the 2015 International Summit on Human Gene Editing）上，生物伦理学家、哲学家、科学家和相关人员都对基因工程的道德挑战表示担忧。虽然唯一达成的共识是谨慎和监管，但各方都在争论对人类胚胎与人类精子或卵子进行基因修饰的伦理和生物学影响[31]。此外，2016年秋季，纳菲尔德生物伦理学委员会（the Nuffield Council on Bioethics）发布了一份报告，指出将人类胚胎及家畜作为基因工程的实验对象需要更深入的研究。

美国国家科学、工程与医学研究院（the US National Academies of Sciences, Engineering, and Medicine）预计将于2017年发布一份关于人体细胞基因工程标准的重要报告。此外，欧洲的一个伦理学家团队计划召集一个独立的欧洲小组在CRISPR用于医学领域前明确其指南和规程。所有这些信息都显示出基因编辑的强大及影响程度。然而，实际上有许多工程学问题限制了我们将基因编辑安全地用于人类的能力。如本章前面所述，CRISPR技术存在准确性问题[32]。科学家很早就知道"脱靶效应"，针对特定DNA序列的化合物最终会结合非预期的靶点。即使不是最适合的配对，但也足以扰乱原始实验。对CRISPR来说，这可能导致DNA在非预期区域被剪切，可能会干扰其他对健康生活和生存至关重要的基因。

此外，在我们真正了解改变一个基因的影响之前，科学还有漫长的路要走。单个基因可能会引起连锁反应，如杀死捕食者可能会导致害虫过多，进一步扰乱生态系统。可能需要几代人我们才能了解改变一个基因的后果——虽然在快速繁殖的作物和牲畜中试验相当容易，但在寿命较长的人类中进行评估却要困难得多。

最后，正如之前提到的，有无数的疾病受到各种基因的影响。比起自闭症等具有多种可能性且高度复杂化基因背景的疾病，解决像囊性纤维化这样的单一基因驱动疾病要简单得多。修饰多个基因会显著增加产生意外后果的风险。总之，我们对基因编辑技术的理解和生物学的复杂性意味着我们在治愈所有的遗传疾病方面任重道远。虽然我们为下一代创造一个真正的Designerome①意义重大，但基因编辑不一定意味着可怕或美好的未来即将来到。几千年来，人类已经取得了难以想象的巨大的科技进步，我们用这些工具建立了难以置信的文明。如果用正确的方式加以利用和监管，CRISPR可能对我们来说是另一份能够造福人类的礼物。

参 考 文 献

1 Kim YG, Cha J, Chandrasegaran S. Hybrid restriction enzymes: zinc finger fusions to Fok I cleavage domain. Proc Natl Acad Sci U S A. 1996 Feb;93(3):1156-1160.

2 Adapted from: Yin H, Kanasty RL, Eltoukhy AA, Vegas AJ, Dorkin JR, Anderson DG. Non-viral vectors for gene-based therapy. Nat Rev Genet. 2014;15:541-555.

3 Adapted from: Lewis T. We all kind of marvel at how fast this took off [Internet]. Business Insider; Dec 21, 2015 [cited Dec 1, 2016]. Available from: http://www.businessinsider.com/how-crispr-is-revolutionizing-biology-2015-10

4 Nemudryi AA, Valetdinova KR, Medvedev SP, Zakian SM. TALEN and CRISPR/Cas genome editing systems: tools of discovery. Acta Nat. Jul-Sep 2014;6(3):19-40.

5 Ran FA, Cong L, Yan WX, Scott DA, Gootenberg JS, Kriz AJ, et al. In vivo genome editing using Staphylococcus aureus Cas9. Nature. Apr 9, 2015; 520(7546):186-191.

6 Long C, McAnally JR, Shelton JM, Mireault AA, Bassel-Duby R, Olson EN. Prevention of muscular dystrophy in mice by CRISPR/Cas9—mediated editing of germline DNA. Science. Sep 5, 2014;345(6201):1184-1188.

7 Office of Communications and Public Liaison. Muscular dystrophy: hope through research [Internet]. National Institute of Neurological Disorders and Stroke; Aug 2013 [cited Dec 1, 2016]. Available from: https://www.ninds.nih.gov/Disorders/Patient-Caregiver-Education/Hope-Through-Research/Muscular-Dystrophy-Hope-Through-Research

8 Cyranoski D. Chinese scientists to pioneer first human CRISPR trial. Nat News. Jul 28, 2016;535(7613):476.

9 Qasim W, Amrolia PJ, Samarasinghe S, Ghorashian S, Zhan H, Stafford S, et al. First clinical application of TALEN engineered universal CAR19 T cells in B-ALL. Blood. Dec 3, 2015; 126(23):2046.

10 Adapted from: Kochenderfer JN, Rosenberg SA. Treating B-cell cancer with T cells expressing anti-CD19 chimeric antigen receptors. Nat Rev Clin Oncol. May 2013;10:267-276.

11 Raphael J. First ever CRISPR gene-editing trial on human to begin in China [Internet]. Nature World News; Jul 25, 2016 [cited Dec 1, 2016]. Available from: http://www.natureworldnews.com/articles/25743/20160725/first-crispr-geneediting-trial-human-begin-china.htm

---

① "Designerome"（分解读为Designer-Ome）目前是一个虚构的基因组，按照其创造者"设计"超级人类的具体要求人工制造。我创造了这个术语，以反映科学当前的轨迹，以及在未来创造完美定制人的潜力，我们将继续讨论其后果的潜力。

12 ACOG Committee on Genetics. ACOG Committee opinion no. 442: preconception and prenatal carrier screening for genetic diseases in individuals of Eastern European Jewish descent. Obstet Gynecol. Oct 2009;114(4):950-953.

13 Surveillance [Internet]. International Federation of Fertility Societies; [cited Oct 20, 2016]. Available from: http://www.iffs-reproduction.org/?page=Surveillance

14 Controversial genetic tests: German Parliament allows some embryo screening [Internet]. Spiegel Online; Jul 7, 2011 [cited Oct 20, 2016]. Available from: http://www.spiegel.de/international/germany/controversial-genetic-testsgerman-parliament-allows-some-embryo-screening-a-773054.html

15 Mosher DS, Quignon P, Bustamante CD, Sutter NB, Mellersh CS, Parker HG, et al. A mutation in the myostatin gene increases muscle mass and enhances racing performance in heterozygote dogs [Internet]. PLoS Genet; May 25, 2007 [cited Oct 20, 2016]. Available from: http://journals.plos.org/plosgenetics/article?id=10.1371/journal.pgen.0030079

16 Regalado A. First gene-edited dogs reported in China [Internet]. MIT Technology Review; Mar 15, 2016 [cited Dec 1, 2016]. Available from: https://www.technologyreview.com/s/542616/first-gene-edited-dogs-reported-in-china/

17 Cyranoski D, Reardon S. Chinese scientists genetically modify human embryos [Internet]. Nature; Apr 22, 2015 [cited Dec 1, 2016]. Available from: http://www.nature.com/news/chinese-scientists-genetically-modify-human-embryos-1.17378

18 Eck A. Scientists use CRISPR to grow human organs inside pigs [Internet]. PBS; Jun 6, 2016 [cited Dec 1, 2016]. Available from: http://www.pbs.org/wgbh/nova/next/body/scientists-use-crispr-to-grow-human-organs-inside-of-pigs/

19 Reardon S. New life for pig-to-human transplants [Internet]. Nature; Nov 10, 2015 [cited Dec 1, 2016]. Available from: http://www.nature.com/news/new-life-forpig-to-human-transplants-1.18768

20 Brouillette M. Scientists breed pigs resistant to a devastating infection using CRISPR [Internet]. Sci Am; Feb 4, 2016 [cited Dec 1, 2016]. Available from: https://www.scientificamerican.com/article/scientists-breed-pigs-resistantto-a-devastating-infection-using-crispr/

21 Ryder D. Infographic: climate change vs. GMOs: comparing the independent global scientific consensus [Internet]. Genetic Literacy Project; Jul 8, 2014 [cited Dec 5, 2016]. Available from: https://www.geneticliteracyproject.org/2014/07/08/climate-change-vs-gmos-comparing-the-independentglobal-scientific-consensus/

22 Charles D. In a grain of golden rice, a world of controversy over GMO foods [Internet]. NPR; Mar 7, 2013 [cited Dec 1, 2016]. Available from: http://www.npr.org/sections/thesalt/2013/03/07/173611461/in-a-grain-of-golden-ricea-world-of-controversy-over-gmo-foods

23 Waltz E. Gene-edited CRISPR mushroom escapes US regulation [Internet]. Nature; Apr 14, 2016 [cited Dec 1, 2016]. Available from: http://www.nature.com/news/gene-edited-crispr-mushroom-escapes-us-regulation-1.19754

24 Adapted from: Bonser K, Layton J. How designer children work [Internet]. How Stuff Works; Ma 10, 2001 [cited Oct 20, 2016]. Available from: http://science.howstuffworks.com/life/genetic/designer-children2.htm

25 PGD—genetic testing of the embryo [Internet]. LifeInvitro; [cited Oct 20, 2016]. Available from:

http://www.lifeinvitro.com/pgd.html

26 Powledge TM. Can we regulate gene editing without killing it? [Internet]. Genetic Literacy Project; Aug 1, 2014 [cited Dec 5, 2016]. Available from: https://www.geneticliteracyproject.org/2014/07/29/can-we-regulate-geneediting-without-killing-it/

27 Regalado A. Bill Gates doubles his bet on wiping out mosquitoes with gene editing [Internet]. MIT Technology Review; [cited Oct 20, 2016]. Available from: https://www.technologyreview.com/s/602304/bill-gates-doubles-hisbet-on-wiping-out-mosquitoes-with-gene-editing/

28 Hogan E. Baby leaps into a brave new world [Internet]. The Economist; Nov 2, 2015 [cited Dec 1, 2016]. Available from: http://www.theworldin.com/article/10461/baby-leaps-brave-new-world

29 About mitochondrial disease—mito FAQ [Internet]. Mito Action; [cited Oct 20, 2016]. Available from: http://www.mitoaction.org/mito-faq

30 Powledge TM. Scientists urge revamped regulations for genetic engineering [Internet]. Genetic Literacy Project; Jan 6, 2015 [cited Dec 1, 2016]. Available from: https://www.geneticliteracyproject.org/2015/01/06/scientists-urgerevamped-regulations-for-genetic-engineering/

31 Travis J. Inside the summit on human gene editing: a reporter's notebook [Internet]. Science; Dec 4, 2015 [cited Dec 1, 2016]. Available from: http:// www.sciencemag.org/news/2015/12/inside-summit-human-gene-editingreporter-s-notebook

32 Ledford H. UK bioethicists eye designer babies and CRISPR cows [Internet]. Nature; Sep 30, 2016 [cited Dec 1, 2016]. Available from: http://www.nature.com/news/uk-bioethicists-eye-designer-babies-and-crispr-cows-1.20713

第16章

精准医疗遍及全球

中国

在一个气温高达华氏90°F（约32.2℃）的闷热的六月，我来到了位于香港近郊的威尔斯亲王医院（Prince of Wales Hospital）。我没有按照合作者严格要求的那样在指定地点见他，而是径直漫步到了一般入口区域，这里熙熙攘攘，偶尔会出现几处英文指示牌，但大部分指示牌都不是英文，这里还有医生、护士、看护人、儿童和父母夹杂在一起的嗡嗡声，这些与高温和我那没完没了的时差搅在一起，让我感到十分不适，只想要坐下来。但是，一旦经过门厅，找到我的合作者并真正步入医院，一切都井然有序，这表明医院的结构已经很好地适应了人群。这家医院于1984年启用，是公立医院和香港中文大学（CUHK）医学院的教学医院。全院有约1500张床位，提供急诊、住院和门诊服务，并且专设有一个大型癌症部门［包玉刚爵士癌症中心（Sir Yue-kong Pao Cancer Centre），于1994年启用］。包玉刚爵士癌症中心与香港中文大学香港癌症研究所（Hong Kong Cancer Institute at the CUHK）紧密合作，运营着3个楼层共3500平方米的实验室以供癌症研究。该中心的综合癌症治疗试验单位（Comprehensive Cancer Trials Unit）是香港在2002年获得美国国家癌症研究所（NCI）批准的首个开展NCI新药临床研究的中心，由香港中文大学的研究人员担任主要研究者。香港中文大学病理学系还在威尔斯亲王医院之外运营，每天接受3000～4000例患者样本，并获得澳大利亚国家检测机构协会（the National Association of Testing Authorities，NATA）和澳大利亚皇家病理学院（the Royal College of Pathologists of Australasia，RCPA）的认可。最后，这里是享有盛誉的研究者卢煜明（Dennis Lo）博士的本职机构。他是香港中文大学化学病理学系主任、李嘉诚健康科学研究所（the Li Ka Shing Institute of Health Sciences）所长和医学院副院长（研究），早在20多年前，就认识他了，到他的大本营去拜访他是我这一天的重头戏。

虽然中国当地人很容易就会指出香港不能代表中国大陆,但是包括中国在内的亚太地区已经掀起了精准医疗的浪潮(图16.1)。这些地区在投资和创新方面经常与美国不相上下,对精准医疗进行了大量的新投入,以便为特定的人群提供保健,同时也在寻求成为世界领导力量的机会。美国前总统奥巴马在2015年国情咨文演讲中宣布,将会在新的"精准医疗计划"中投资2.15亿美元,这在生命科学界内外引起了相当大的轰动。总统2016年预算中的这一投入是通过NIH、FDA和国家卫生信息技术协调员办公室(ONC)的行动,来广泛支持研发和其他创新工作[1]。迄今为止,奥巴马的精准医疗计划一直是美国专项支持精准医疗的资金中最大手笔的联邦政府投入。

中国概况

定义:中华人民共和国(包括香港和澳门,尚未纳入台湾省的数据)

人口:14亿(2015年联合国估计值)

国内生产总值:11.5万亿美元(2015年联合国估计值)

癌症发病人数:4 292 000(2015年)

图16.1 中国人口概况

然而,中国不甘示弱,在2016年1月公布了自己的精准医疗计划,仅比美国公布的计划晚几个月。中国官方媒体宣布,作为一项重要的国家战略研究计划,从2016年开始,中国将在15年内为精准医疗计划拨款高达600亿人民币(约90亿美元)[2]。中国平均每年的投入约为6亿美元,这使美国的计划相形见绌——鉴于新的领袖和政治转变,美国的计划可能会面临改变。

在中国目前的医疗体系背景下,中国对精准医疗的大量投入具有相当重要的意义。例如,尽管癌症负担很高,但与西方相比,中国在肿瘤学等领域采用精准医疗还处于比较初期的阶段。根据WHO发布的《世界癌症报告》,中国占全球新增癌症病例的22%(或超过400万),并且占到世界癌症死亡率的27%[3]。此外,中国的5年癌症生存率目前为15%,而相比之下美国约为85%[4]。缺乏高质量的诊断服务和治疗无疑是造成了这些数字的原因。在中国,每10万人有0.6名肿瘤科医生,这类似于日本每10万人有0.7名肿瘤科医生,但这2个国家在国土面积、综合健康、医疗服务可及性和人口密度方面的巨大差异使中国肿瘤科医生的短缺更加严峻[5]。正如前面章节所述,中国40%以上的居民生活在农村地区,而大多数肿瘤科医生聚集在主要城市,这使得肿瘤科医生短缺更加成为全国性的医疗服务获得问题。中国政府承认这个问题,并承诺通过最近的举措加以解决,如通过这项专注于精准医疗的计划。但是尽管有这些承诺,将医疗服务的可及性和质量提升到西方水平看起来是巨大的挑战。

尽管在过去几十年取得了巨大的经济增长,但中国的基尼系数表明,从20世纪80年代至今,中国已经转变成一个经济更加不平等的社会。更具体地说,在这段时间里,基尼系数从0.3上升到0.5,而有一些估计值甚至超过0.6[6]。

这种财富不平等导致医疗服务的缺乏，因为中国较贫困人口中的大部分人连相对基础的医疗服务都负担不起，更不用说复杂的测试和创新的治疗方法。虽然最基础的手术和治疗确实能够报销，截至2013年覆盖率超过98%的人口，但当前的报销制度留下了很大的覆盖面空白，使中国的贫困人口无法接触到更高级的医疗服务和治疗（如基因检测和靶向抗癌药物）[7, 8]。私人保险计划也许能够填补这些空白，并且可供负担得起的人使用，但对于中国大部分贫困人口而言，私人保险根本不是一种选择。2014年，中国超过5000亿美元的医疗保健支出有34%是自付[9]，其中很大一部分是用于无法报销的处方药[7]。毋庸置疑，中国需要投入大量资金来缩小新疗法的覆盖空白，以便为大多数人口提供精准医疗。

与经济发展的步伐一致，中国也经历了现代历史上最快的城市化转型。1982年，只有20%的人口居住在城市，而今天其近14亿人口中50%居住在城市。虽然这种转变使更大比例的人口更接近专业服务，如先进医疗保健，但仍有40%以上的中国人生活在农村，相对于城市居民来说，他们在地理位置上与必要的医疗保健服务隔绝。从精准医疗的角度来看，我们可以看到这种医疗保健分配不均的后果体现在具体数字上，如分子检测率已然低于中国制定的全国标准。例如，在患者更容易获得诊断服务的中国八大城市地区，肺癌 $EGFR$ 突变的检测率为51%，但全国只有27%[8]。

由于国内医疗专业人员相对短缺，中国某些地区的先进医疗保健服务分配不平均的情况变得更加严重。据WHO估计，中国目前每1000人中约有1.5名医生，是除撒哈拉以南非洲地区之外医生密度最低的国家之一。相比之下，美国的医生密度比中国大约高出64%，而在一些欧洲工业化国家，这个数字可能高出2～3倍[10]。

中国医生的短缺还包括病理学家，他们负责进行必要的测试，以便将精准医疗与适当的患者相匹配。在最近的一次中国病理学会议上，第三军医大学（现陆军军医大学）病理学研究所所长、西南医院病理科主任、中华医学会病理学分会主任委员卞修武教授评论了这一需求，他说："目前中国的病理学家处于短缺状态……国内病理科需要改善设备配置，以满足精准医疗的要求。"[11]

数字病理学等创新和替代方法可以帮助更准确地分析和解读样本及进行远程咨询，这可能有助于在一定程度上缓解病理学家短缺的问题。数字病理学协会（the Digital Pathology Association）主席兼加利福尼亚附属病理学医学集团（the Affiliated Pathologists Medical Group）医学主任埃里克·格拉西（Eric Glassy）博士指出："对于像中国这样的国家，病理学家短缺并且法律禁止将组织送到国外检测……数字病理学提供了一种获得国外专家意见的途径。"[12]另一项创新是来自卢博士实验室的无创产前检测（NIPT）。在测试胎儿染色体异常时，通常会利用基于蛋白质的风险测试来对女性进行筛查。这项名为"四联筛查"的测试只能确定母亲身怀染色体异常胎儿的"风险",无法对胎儿给予明确的诊断。然后,如果被评估为高风险,患者将进行侵入性羊膜穿刺检测,用针穿刺羊膜囊对羊水进行取样以明确胎儿染色体的状态。卢博士等的发明是用母亲血液进行简单的血液测试,并提取胎儿游离DNA来代替羊膜穿刺,然后分析胎儿DNA以观察染色体异常,如唐氏综合征。自几年前推出以来,它已成为世界许多地区女性的新标准。事实上,中国、美国、欧盟大部分国家及拉丁美洲一些对此感兴趣的地区(由于该地区对终止妊娠的立场,通常较少进行产前检查),以及印度部分地区和中东地区都提供NIPT。总体来说,这种方法如此令人感兴趣是因为该技术可用于产前护理,也可用于检测循环肿瘤DNA,无须对肿瘤直接取样,从而为潜在的无创癌症检测开辟了道路。

总体而言,中国已经通过其癌症中心、香港中文大学等学术机构的研究,以及精准医疗计划,加大了对精准医疗的投入力度。所涉及的庞大数量的资金和多样化的机构使中国成为该领域未来的领导者。具体而言,公共支持的精准医疗计划将会同时吸引公共研究组织和私营企业参与。例如,四川大学华西医院、清华大学和复旦大学(其附属医院包括上海华山医院,每年为超过20 000名住院患者提供临床服务,此外每年还有150万次门诊和急诊接待,以其先进和享有盛誉的医护人员和服务而闻名)等机构计划合作建立一个精准医疗中心,将对100万个人类基因组进行测序。私营机构合作者预期会为这项工作提供技术平台和附加服务[2]。

在一个单独的项目中,华为技术有限公司和中国领先合作研究组织(CRO)药明康德集团(WuXi AppTec)计划合作开发基于云平台的精准医疗计划,该计划还包括测序行业巨头华大基因(BGI)和贝瑞和康(Berry Genomics),它们将提供基因组测序服务[13]。这些私营机构的参与者是中国规模最大、最负盛名的机构,这凸显了中国精准医疗计划的投入和重要程度。例如,华大基因是目前世界上最大的基因组测序供应商,而贝瑞和康作为中国第二大测序供应商,是中国唯一一家获得中国食品药品监督管理局(CFDA)批准向国内医院或诊所提供NIPT的公司[14, 15]。NIPT目前在中国临床新一代测序(NGS)检测中占据了很大部分,同时在肿瘤和罕见疾病中也在积极推行[16]。

在报销方面,最近有一些靶向癌症治疗覆盖范围的变化。例如,广州、深圳和青岛等一些富裕地区已经开始尝试对非小细胞肺癌(NSCLC)中的*EGFR*靶向治疗及其他靶向治疗给予报销。要得到报销,患者需要被诊断为非小细胞肺癌,并且在预先批准的医院检测*EGFR*突变呈阳性。只有在患者*EGFR*突变检测呈阳性的情况下,筛查才能被保险追溯覆盖。如果患者的*EGFR*突变检测结果为阴性,则必须自己支付检测费用[8, 17]。不过，到2017年底，针对癌症等严重疾病的一项新的特殊保险计划有望扩大在中国的覆盖范围，但目前尚不清楚这项改革是否能够覆盖大多数新型精准医疗治疗的费用[7]①。

中国最近另一项工作意在对精准医疗予以补充，这项工作就是围绕NGS建立相对较新的研究基础设施。2014年，NGS在中国遇到了暂时的障碍，当时由于对国产产品安全性和质量的担忧，中国监管机构禁止国内所有基于NGS的测试，直到NGS平台和测试能够获得CFDA批准。仅仅几个月后，在2014年7月，由华大基因制造的第一个NGS平台和试剂盒就在中国获批[18]。此后，在一系列快速进行的工作中，中国政府于2014年12月宣布了遗传病和NIPT临床NGS检测的首批7个试点。1个月后，中国政府宣布了109个单位获批试点进行NGS NIPT临床测试。最后，在2015年3月，首批20个肿瘤学NGS检测试点单位正式确定[16, 19]。从那时起，NGS越来越受欢迎，并且应该会成为未来几年中国基层医疗计划的战略重点。

在短短的几年里，中国不仅在精准医疗方面，还在整个医疗体系方面取得了进步，很多公司正在涌现，试图从有经济实力且有精力花费更多的时间在自己健康上的那一部分中国人身上获利。例如，像Prenetics，一家提供药物代谢和营养学实验室检测的以数据为基础，配合丰富的数据输出，引导患者过上更健康的生活方式的健康公司，正变得越来越受欢迎，在现今的市场占有很大比例。但是当我爬上香港楼梯街上老旧而看似没有尽头的楼梯试图前往历史悠久的东华医院（建于19世纪70年代第三次鼠疫之初）时，找到的却是文武庙，或者回顾一系列数以千计的医院和参观上海周边省份环境时，我陷入了深思，在中国的精准医疗服务向更加标准化的方向转变的过程中，还要走多远。诸如不平等、质量标准和医疗保健分布等系统性挑战可能会是持续多年的重大障碍。然而，中国凭借其丰富的资源、最近的投入及面向未来的眼光，应该仍然会是精准医疗未来的领导者。

参 考 文 献

1 FACT SHEET: President Obama's precision medicine initiative [Internet]. Whitehouse.gov; Jan 30, 2015 [cited Jan 4, 2017]. Available from: https://www.whitehouse.gov/the-press-office/2015/01/30/fact-sheet-president-obama-s-precision-medicine-initiative

2 China embraces precision medicine on a massive scale: Nature News & Comment [Internet]; Jan 6, 2016 [cited Jan 3, 2017]. Available from: http://www.nature.com/news/china-embraces-precision-

---

① 根据2015年的资料进行说明，且原版书 Personalizing Precision Medicine A Global Voyge from Vision to Reality 于2016年出版。

medicine-on-a-massive-scale-1.19108

3 Chen W, Zheng R, Baade PD, Zhang S, Zeng H, Bray F, et al. Cancer statistics in China, 2015. CA Cancer J Clin. Mar 1, 2016;66(2):115-132.

4 Stewart BW, Wild CP (eds.). World Cancer Report 2014 [Internet]. IARC Publications; [cited Jan 3, 2017]. Available from: http://publications.iarc.fr/Non-Series-Publications/World-Cancer-Reports/World-Cancer-Report-2014

5 Garfield DH, Brenner H, Lu L. Practicing western oncology in Shanghai, China: one group's experience. J Oncol Pract [Internet]. 2013;9(4); [cited Apr 11, 2017]. Available from: https://www.ncbi.nlm.nih.gov/pmc/articles/PMC3710181/

6 Inequality in China: up on the farm [Internet]. The Economist; May 14, 2016 [cited Jan 4, 2017]. Available from: http://www.economist.com/news/finance-and-economics/21698674-rising-rural-incomes-are-making-chinamore-equal-up-farm

7 Mossialos E, Wenzl M, Osborn R, Sarnak D (eds.). 2015 international profiles of health care systems [Internet]. The Commonwealth Fund; Jan 2016 [cited Jan 3, 2017]. Available from: http://www.commonwealthfund.org/~/media/files/publications/fund-report/2016/jan/1857_mossialos_intl_profiles_2015_v7.pdf

8 靶向药在中国:规范治疗是难题_医生专访_39健康网 [Internet]. Jbk.39.net; 2016 Mar 1 [cited 2017 Jan 3]. Available from: http://jbk.39.net/fa/yszf/160301/4777431.html

9 Health expenditure per capita (current US$) [Internet]. The World Bank; [cited Jan 4, 2017]. Available from: http://data.worldbank.org/indicator/SH.XPD PCAP

10 Density of physicians (total number per 1000 population): latest available year [Internet]. World Health Organization; [cited Jan 3, 2017]. Available from: http://gamapserver.who.int/gho/interactive_charts/health_workforce/PhysiciansDensity_Total/atlas.html

11 The first China digital pathology summit ringing the construction of digital pathology horn for the first time [Internet]. UNIC-Healthcare; Mar 11, 2016 [cited Jan 3, 2017]. Available from: http://www.unic-tech.com/english/news/companyNews/pic/20160311/firstDigitalPathCon.jsp

12 Nierengarten MB. Pathology in the digital era [Internet]. ENTtoday; Aug 9, 2016 [cited Jan 3, 2017]. Available from: http://www.enttoday.org/article/pathology-digital-era/2/

13 Huawei, WuXi AppTec to provide cloud platform for China precision medicine initiative [Internet]. GenomeWeb; Mar 17, 2016 [cited Jan 3, 2017]. Available from: https://www.genomeweb.com/informatics/huawei-wuxiapptec-provide-cloud-platform-china-precision-medicine-initiative

14 Trans-omics for a better life [Internet]. BGI; [cited Jan 4, 2017]. Available from: http://www.genomics.cn/en/index

15 贝瑞和康 | 北京贝瑞和康生物技术股份有限公司 [Internet]. Berry Genomics; [cited Jan 4, 2017]. Available from: http://www.berrygenomics.com/

16 Heger M. Clinical NGS market in China poised to take off as China FDA looks to establish guidelines [Internet]. GenomeWeb; Sep 18, 2015 [cited Jan 3, 2017]. Available from: https://www.genomeweb.com/sequencing-technology/clinical-ngs-market-china-poised-take-china-fda-looks-establish-guidelines

17 11种靶向药纳入深圳重疾补充医保报销目录---深圳晚报 [Internet]; [cited Jan 3, 2017]. Available from: http://wb.sznews.com/html/2015-11/04/content_3377167.htm

18 CFDA approved next generation sequencing diagnostic products [Internet]. New Center; Jul 2, 2014 [cited Jan 4, 2017]. Available from: http://www.genomics.cn/en/news/show_news?nid=100050

19 卫计委第一批高通量测序技术临床应用试点单位(附名单) - 遗传 - 艾兰博曼医学网—从检验到临床,从临床到检验 [Internet]; [cited Jan 3, 2017]. Available from: http://www.alabmed.com/content-147-13970-1.html

第17章

新希望

精准医疗的未来

> 精准医疗诊断是医疗行业最大的投资套利机会之一。这使得我们能够获取基因密码用于保持人体健康,同时对抗代谢、生活方式和环境的变化。这是通向可观的下游成本控制和治疗成功应用的途径。不论是短期还是长期,我们总体上非常看好诊断和精准医疗。
>
> ——詹姆斯·麦卡洛(James McCullough)
> Renwick Capital 合伙人

读到这里,希望你能够认可精准医疗,特别是精准医疗在癌症领域中的重要性。事实上,在可预见的未来里,肿瘤学可能仍然处于个体化医疗保健领域创新的前沿,而过去20年的癌症治疗已经证明了正确的药物、正确的患者、正确的时间这一方法的价值。癌症在精准医疗领域的突出地位也将受到市场力量的驱使。肿瘤学是一个巨大的药物市场,仅2015年就在世界范围内销售了超过800亿美元的抗癌药物[1]。因此,通过精准医疗实现的肿瘤治疗可能会在公司的资产负债表上占据突显的位置,并且继续开发的势头将持续强劲。

然而,精准肿瘤学所拥有的未来不仅仅出于历史及经济角度。近10年一种新类别治疗方法的一系列突破,对当今的市场带来了冲击,这一系列突破统称为免疫肿瘤学,它们重新定义了几种特别致命癌症的成功治疗的意义,并且给患者带来渴望已久的希望。迄今为止,这些疗法主要影响一小部分患者,但临床试验的浪潮正在进行中,以寻找越来越多可能使用该疗法的病例。同样重要的是,精准医疗在免疫肿瘤学治疗中的应用正处于初期阶段,这意味着,正如我们所看到的那样,针对正确的患者使用正确的药物的能力将只会得到改善。

免疫肿瘤学

一般来说，免疫肿瘤学治疗是调动体内自身的免疫系统来攻击肿瘤的任何治疗方法，如药物疗法，或正如我们将看到的，疫苗疗法或基于细胞的疗法。治疗不直接伤害肿瘤；相反，它组织、授权或指导正常存在的免疫细胞和过程来造成损害。它们工作起来像激光制导的精确炸弹一样，弹头跟随其照射的（在其他方面无害的）激光束来找到它的目标。T细胞（免疫系统最复杂和适应性强的防御系统）是所述的炸弹；免疫疗法是所述的激光。

这个基本想法并不新鲜，免疫疗法的新近成果，从2011年由Bristol-Myers Squibb（BMS）推出的Yervoy开始，实际上并非首批可用成果。事实上，癌症的免疫疗法首先出现在二十世纪八九十年代，当时有2种物质，即干扰素和IL-2被批准用于癌症。严格来说，这两者都不是药物，而是通常存在于体内的蛋白质。它们属于一类称为细胞因子的蛋白质（一组在血流中循环的信号转导分子）。许多细胞因子参与控制免疫系统，激活或使免疫系统的各种成分失活。干扰素和IL-2的作用是在体内以一般的方式打开响应外来组织（如细菌）的炎症应答和其他防御应答。这些是对肿瘤有响应的相同细胞群，因此你可以看到使用它们治疗癌症的逻辑性。然而，问题在于它们过于笼统。虽然它们提高了免疫系统的总体活动水平，但是对于特异性靶向肿瘤却没有提供任何帮助。因此，它们仅在一小部分患者中非常有效。更糟糕的是，它们是有毒性的，持续普遍的免疫应答状态会对体内的许多终末器官造成伤害（干扰素和IL-2均涉及被称为内源性热原的IL-1，并且通常与其相关联。内源性热原正是让你发热的原因。这就是为什么服用干扰素的患者感觉他们感染了可能持续几个月的流感）。

与20世纪80年代的干扰素和IL-2技术相比，目前免疫疗法的成果可以达到极好的平衡。它们不像细胞因子治疗那样攻击人体；然而，它们也不是针对可能仅存在于一小部分患者中的突变，如肺癌中的*EGFR*突变。它们是肿瘤特异性的，但可以在患者中广泛推广。这是突破的本质所在，并且再次参考我最喜欢的《星球大战》（*Star Wars*）系列电影之一，免疫疗法是我们个体化抗癌兵工厂中的"新希望"（译者注：此处指《星球大战4：新希望》）。

目前的免疫肿瘤学治疗采用多种形式并且通过许多机制起作用。它们的共同之处在于通过基础科学的最近进展得以实现。一个主要的研究领域是肿瘤微环境，即紧邻肿瘤的体内区域，研究证实该区域充盈着各种与肿瘤进行大量通信的细胞。另一个研究领域是这些细胞的基础生物学特性。由于这些研究，现在至少有6种可以用免疫肿瘤学来治疗肿瘤的方法（图17.1）[2]。根

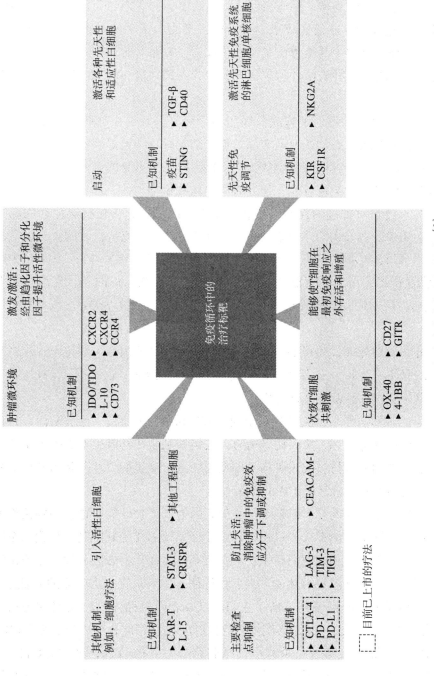

图 17.1 免疫肿瘤学中的治疗标靶[2]

据你希望见到的在有效免疫响应中发生的过程，这些方法大致按时间顺序排列。

首先，需要使用趋化因子（一种涉及将细胞定位于身体特定区域的信号转导分子）将你需要的细胞带入肿瘤微环境。还需要确保它们是分化的。大多数细胞通过从干细胞开始，逐渐变成更具特异性的细胞类型，从而达到其最终活跃状态，这是一种由身体中其他分子驱动的被称为"分化"的过程。换句话说，你希望例如T细胞既处于肿瘤微环境中，又分化为对肿瘤进行有效应答的T细胞亚型之一。

其次，需要启动免疫细胞或白细胞用于应答。不仅在肿瘤学领域而且在传染病领域，疫苗都是启动的典型实例。免疫细胞有条件地识别特定类型的细菌或病毒或肿瘤细胞，使得免疫细胞认为它们是敌对的并且立即开始有效的响应。疫苗激活所谓的适应性免疫反应，是针对特定标靶免疫力的一部分。通过适应性免疫力，对于之前对抗过的任何入侵者，几乎可以立即获得包括抗体在内的完整响应，而如果身体尚未暴露于病原体，则可能需要4天或更长时间。这就是为什么一般不会得2次水痘，甚至是同株的感冒病毒（但不要太兴奋，因为至少存在100种感冒病毒，所以你可能会继续感冒）。稍微复杂一点的是，先天性免疫反应（对特定病原体不具有特异性的一部分免疫系统），也可以被启动以对肿瘤做出响应。

这种相同的先天性免疫响应，包括巨噬细胞或单核细胞（消化碎片甚至整个生物体的身体清洁队），不仅可以被启动，也可以被激活。它们不只是在寻找入侵者；一旦激活，它们就会火力全开。

响应的第四阶段——次级共刺激则稍有些微妙。T细胞一旦被激活，将在大约几天内保持激活状态，然后耗尽精力。次级共刺激在其繁殖增加生力军的同时为其提供额外刺激以持续攻击肿瘤（顺便说一下，这里的"共"是指其他信号转导分子可能朝着同一目标起作用的事实）。

抗肿瘤免疫响应的第五阶段至关重要，因为许多肿瘤能够进行特别狡猾的适应。与体内的许多其他系统和过程一样，免疫系统需要受到限制，与我们系统的其他部分保持平衡。正如我们所见，干扰素和IL-2几乎不做区分地在免疫系统中发挥作用，这既有好处也有坏处。因此，即使是主要负责攻击肿瘤的T细胞，也应该在不再需要的时候使其失活。它们通过其表面被称为PD-1的受体失活，其中PD代表"程序性死亡"。当其配体（结合PD-1的蛋白质且被适当地称为PD-L1）锁定到位时，细胞启动其自杀程序，细胞凋亡（除PD-1外，被称为CTLA-4的第二种受体也需要得到结合）。通常，PD-L1出现在其他细胞的表面，这些细胞在威胁结束后参与恢复平衡并关闭免疫响应。这就是为什么这个过程被称为免疫检查点。然而，不幸的是，这是一个肿瘤能够利用的致命弱点。事实上，一些最危险、扩散最快的肿瘤，如转移性黑素瘤等表达PD-L1，这使得它们几乎不受影响。

与我们迄今为止所评述的其他免疫途径一样，PD-1/PD-L1信号转导也是大量研究的重点。但是有一个重要区别：称为检查点抑制剂的PD-1/PD-L1治疗已经存在。Yervoy（针对CTLA-4）、Opdivo（针对PD-1）、Keytruda（PD-1）及Tecentriq（PD-L1），可以处方获得，并广泛用于各种致命癌症，包括皮肤癌、肾癌和肺癌。当它们能够起作用时，可以为本来没有多少剩余时间的患者延长寿命，有时甚至是很长的寿命[①]。

迄今为止，这些治疗仍然占据癌症市场相对较小的份额，即全球总计800亿美元中约有30亿美元[1]。然而，到目前为止，这些治疗获得的成功已经鼓励其发明人探索针对其进行治疗可能存在合理性的任何癌症。它们甚至提供了一种光环效应，增强了其他旨在指导免疫系统对抗肿瘤的治疗方法的合理性。药物分析师预计，该成果将是巨大的。到2020年，由检查点抑制剂占主导的免疫肿瘤治疗可能从约占市场的4%增长到15%。随着整个癌症市场的增长（从800亿美元增长到1420亿美元），免疫疗法的销售额可能达到近260亿美元。这意味着每年有54%的增长。尽管如此，更加重要的是，基于我们目前所知道的，这些治疗方法会触及数百万人。

要实现这一预测需要在研发方面付出巨大努力。2016年秋季，6家公司［百时美施贵宝（BMS）、默克（MRK）、罗氏（RHHBY）、阿斯利康（AZN）、诺华（NVS）及辉瑞（PFE）］在免疫肿瘤学领域有106种临床方案，包括两种疗法与一种单一疾病的组合（图17.2）（请注意，这仅涵盖"晚期"项目，即2期和3期临床试验，其中治疗已被证明是安全的并且正在研究其疗效）。

检查点抑制剂是一个主要的关注焦点，但不是唯一。整个肿瘤学管线如图17.3中所示一样，稳健而又多样[3]。

如你所见，正在开发的药物分为三大类，分别为针对免疫系统的药物（如检查点抑制剂）、肿瘤细胞特异性药物（如赫赛汀或其他靶向治疗治疗剂）及非特异性但对肿瘤细胞有不同程度影响的药物（如干扰素和IL-2）。事实上，新一代免疫肿瘤学治疗可能依赖于联合治疗，将使T细胞失活的免疫检查点和其他途径同时作为目标，以期产生协同效应。事实上，联合疗法的前景在制药行业激发了前所未有的合作，即使在通常彼此竞争激烈的公司之间也是如此。公司正在达成协议，共同开发某些药物，希望通过已有药物创造强大的联合疗法。实际上，它为

---

① 其余类别的治疗，包括基于细胞和基因疗法的治疗，不会成为这里的重点；这个领域变化如此之快，以至于我写的任何内容明天都可能成为陈词滥调。

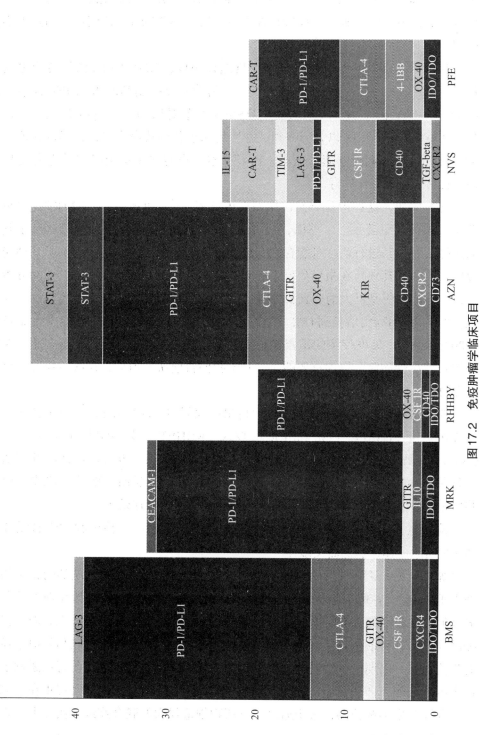

图17.2 免疫肿瘤学临床项目

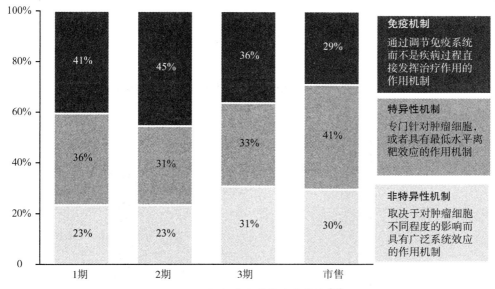

图17.3　免疫肿瘤学的治疗管线[3]

公司提供了范围更广阔的管线，而无须在已经投入研究之外花费任何附加费用，因此费用分摊降低了每家公司的风险[3]。

这就是为什么公司在这10年间在肿瘤学领域达成的约400项交易中，有约250项是有关免疫疗法的。请记住，这些药物仅占肿瘤学整体销售额的4%左右。在未来，投资将是巨大的（图17.4）。

简而言之，免疫肿瘤学代表了医药领域的巨大机遇。展望未来，它也代表了精准医疗的巨大机遇——迄今为止几乎未经检测。值得注意的是，尽管PD-1和PD-L1的生物学看起来似乎很复杂，但最近的研究结果表明，现实一如既往比我们想象的要复杂得多。尽管检查点抑制剂的"正确患者"是其肿瘤表达PD-L1的患者，这看似显而易见，但却并不总是很奏效。PD-L1较多的患者对大多数相关药物的响应更好，但没有PD-L1的患者仍然获益，从表面上看不应如此。这就是为什么虽然伴随诊断可以用于某些检查点抑制剂，但检测PD-L1的价值是一个激烈争论的话题。一件似乎很清楚的事情是，随着我们对免疫系统了解的加深和我们操纵免疫系统以拯救生命的能力的发展，我们的诊断技术将不得不跟上步伐。精益求精的潜力是无限的，在精准医疗中，这正是我们的追求。

如果没有负责开发、传播和接受精准医疗的所有利益相关者共同努力以实现这一共同目标，这种潜力将无法实现。精准医疗的兴起促使越来越复杂、多样的利益相关者之间加强合作，这些利益相关者需要跨生命科学和医疗保健领域并在全球范围内开展合作。在过去5年中，我每年都会绘制精准医疗领域的利益相关者地图。每年，利益相关者的范围都会变得更广泛（图17.5）。

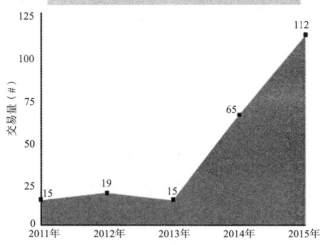

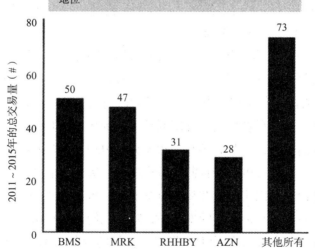

图17.4 免疫肿瘤学领域的市场亮点

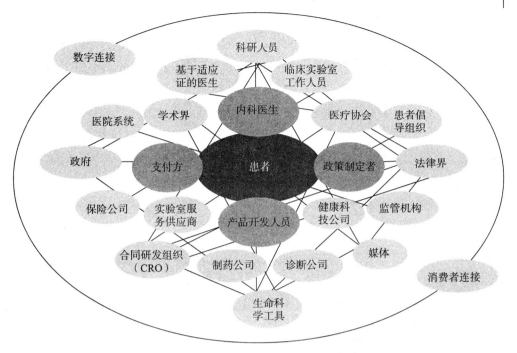

图17.5 2017年精准医疗利益相关者地图

在大多数发达国家,医生和患者之间进行一对一交流以治疗癌症的日子已经过去,尤其是在精准医疗中。事实上,发明、转化并向全球患者提供精准医疗所需要的利益相关者的数量不断增加,带来了一系列需要克服的结构、文化和商业相关挑战。利益相关者组合是无穷无尽且相互联系的。作为肿瘤学家、核心实验室人员、病理学家和精神病学家的医生相互联系,从而以整体方式治疗癌症。药物开发人员和诊断方法开发人员最终更加和谐地合作,共同目标是使用诊断方法为患者提供正确的靶向治疗。支付方正在与医疗机构、药物和诊断方法开发人员及患者本身合作,以经济的方式支付这些进展成果。政策制定者正在与监管机构合作,努力简化流程,以确保这些产品和服务的安全性和上市速度。患者权益团体正在策划并游说,为患者、家属和护理人员在癌症患者的整个过程中提供更多的经济和辅助支持。基于消费者和数字的公司正在与这些利益相关者合作,使信息和技术流动,以迎接精准医疗的到来。所有这些利益相关者都在全球范围内兴起。正如本书各章所强调的那样,世界各地的市场都在呼唤精准医疗,以更好地治疗国内人群的传染病、心血管疾病和肿瘤。然而,世界各地区的实施和获取挑战差异很大,利益相关者在每个地区都扮演着不同的角色,并且需要进行大量工作以确保不论身在何处都能够获得平等治疗。正如患者与医生之间的关系发生了巨大变化一样,医疗的其他方面也必须接受全球推动者、合作伙伴关系和各种类型护理的多样性。

在整本书中，我试图为第一次接触该领域的人士详细介绍精准医疗的过去、现在和未来。当我们迈入全球范围内以患者为主导的、数字化的新一代护理领域时，我已经在精准医疗的兴奋和进步与我们面临的主要挑战之间找到了平衡。我希望实现了为所有读者"个体化介绍"精准医疗的目标，并且无论读者身在世界何处，都将在读者中激发新的兴趣和参与浪潮。在精准医疗方面，我们将继续从愿景到现实的全球之旅，事实上，我们的航程才刚刚开始。

参 考 文 献

1 Evaluate Pharma. World Preview 2016, Outlook to 2022; Sept 2016 [cited May 8, 2017]. Available from: http://info.evaluategroup.com/rs/607-YGS-364/images/wp16.pdf.

2 Adapted from: Chen DS, Mellman I. Oncology meets immunology: the cancerimmunity cycle. Immunity. Jul 23, 2013;39(1):1-10.

3 Adapted from: Palmer S, Kuhlmann G, Pothier K. IO nation: the rise of immuno-oncology. Curr Pharmacogenomics Pers Med. 2014;12(3):176-181.

后　　记

除了我的祖父安吉洛·奇列洛（Angelo Ciriello），我已经更改了本书所有此前未发表的患者姓名，以保护他们的身份。奇列洛祖父与转移性肺癌的斗争勾画了我的童年岁月。如果他现在被诊断出患有癌症，将会有更多专为他和他所抗争癌症的个体化选择。

祖父总能熟练地驾驭和征服他面前的惊涛骇浪，但那时却没有能力去驾驭和征服他的癌症。他是我们家最受尊敬的人，即使是30多年后的今天，我们仍然怀念他。对于有一位或多位亲人患有癌症的人们，我鼓励你们花时间阅读并分享本书中的故事。多花点时间来帮助那些难以理解诊断的人来理解它。通过我在世界各地的所有旅行，以及我与利益相关者的所有对话，无论他们是从波士顿到迪拜再到圣保罗的医生、纳税人、商业领袖或实验室工作人员、医护人员或患者，所有人都呼吁需要对精准医疗及如何获取具有更多的基本了解。你可以在此过程中挽救生命，或者作为开始，让你周围的人更好地理解他们对于一个更健康的未来所具有的选择。

克里斯汀·奇列洛·波蒂埃
2017年2月